Energy Medicine:

Heilung aus dem Königreich der Natur

von Sabina Pettitt

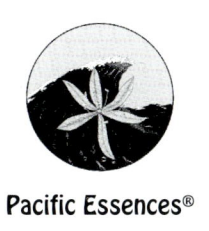

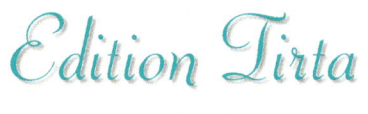

Pacific Essences®

Edition Tirta

Bielefeld

Edition Tirta

Impressum:

Sabina Pettitt
Energy Medicine – Heilung aus dem Königreich der Natur
erschienen in der
Edition Tirta im Reise-Know-How Verlag Peter Rump GmbH, Bielefeld

© Copyright der deutschen Ausgabe 2000: Peter Rump
Erstmals veröffentlicht 1999 (2. Auflage) von Pacific Essences®
Box 8317, Victoria, B.C., V8W 3R9 Canada
© Copyright Sabina Pettitt, 1999
Alle Rechte vorbehalten. Dieses Buch darf ohne vorherige schriftliche Genehmigung des Verlages, abgesehen von kurzen Zitaten zum Zwecke der Kritik oder Berichterstattung, auch nicht auszugsweise reproduziert werden.

ISBN 3-89416-790-4

Fotos:
Sabina Pettitt, Cassia Morina Morena (Diatoms, Seahorse), J. L. de J. Nunes (Turtle)
Gestaltung der deutschen Ausgabe: Michael Luck, Hohenthann; nach dem Original-Layout von Alan Bagshaw – Apogee Communications
Umschlag: P. Rump, Bielefeld
Übersetzung aus dem Englischen: Dirk Albrodt, Wuppertal
Druck: Franz Spiegel Buch GmbH, Ulm

PRINTED IN GERMANY

Dieses Buch ist erhältlich in jeder Buchhandlung der BRD, Österreichs, der Benelux-Staaten und der Schweiz oder über die Barsortimente.
Bitte informieren Sie Ihren Buchhändler über folgende Bezugsadressen:
Deutschland: Prolit GmbH, Postfach 9, D-35461 Fernwald (Annerod)
Schweiz: AVA-buch 2000, Postfach 27, CH-8910 Affoltern
Österreich: Mohr-Morawa Buchvertrieb GmbH, Sulzengasse 2, A-1230 Wien
Benelux: Nilsson & Lamm bv., Postbus 195, NL-1380 Weesp

Wer im Laden trotzdem kein Glück hat, bekommt unsere Bücher auch direkt bei:
Rump-Direktversand, Heidekampstr. 18, D-49809 Lingen (Ems)

Die Information dieses Buches bietet keinen Ersatz für professionelle medizinische Hilfe. Alle Informationen in diesem Buch sind von der Autorin mit größter Sorgfalt zusammengestellt worden und vom Lektorat des Verlages und dem Übersetzer gewissenhaft bearbeitet und überprüft worden. Da inhaltliche und sachliche Fehler nicht ausgeschlossen werden können, erklärt der Verlag, dass alle Angaben im Sinne der Produkthaftung ohne Garantie erfolgen und dass Verlag wie Übersetzer keinerlei Verantwortung und Haftung für inhaltliche und sachliche Fehler übernehmen.

Widmung

Dies Buch widme ich Dr. John G. LaPlante, Chiropraktiker, naturheilkundlicher Arzt, aber vor allem Mensch und Heiler. Danke für deine Liebe, Inspiration und Unterstützung, du hast mir das Heilen beigebracht.

Danksagung

Ich danke den Wesen der Natur des Pazifischen Nordwestens, die mir ihre Kraft offenbarten und erlaubten, ihre Energien zu extrahieren und weiterzugeben.

Besonders danke ich den Wesen des Meeres, die mir ihr Vertrauen schenkten und ermöglichten, Essenzen aus Pflanzen und Tieren der See herzustellen. In ihren Tiefen gibt es Großes zu lernen für uns.

Meiner Freundin Fiona MacLeod bin ich dankbar für ihre Hilfe bei Gründung und Aufbau von **Pacific Essences**®. Ohne ihren Enthusiasmus und ihre Neugier wäre **Pacific Essences**® niemals ins Leben gerufen worden.

Lou Mitchell danke ich für Korrekturlesen und Bearbeitung des Manuskriptes.

Meiner Familie, meinen Eltern und meinen drei Brüdern gilt besonderer Dank. Mein ganzes Leben lang haben sie mir ihre Liebe geschenkt und mich bedingungslos unterstützt. Dafür bin ich zutiefst dankbar.

Meinem Ehemann Michael möchte ich danken für die Ermutigung, Liebe und Teilhabe an **Pacific Essences**®, besonders der Geburt der Meeresessenzen.

Und ich möchte meine tiefste Dankbarkeit aus ganzem Herzen Meister Choa Kok Sui ausdrücken. Er sah, wer ich wirklich bin, und half mir, mich noch weiter zu verwirklichen.

Schließlich möchte ich allen Klienten und Patienten danken. Es ist mir eine Ehre, an ihrem Abenteuer der Heilung teilhaben zu dürfen.

Inhaltsverzeichnis

Widmung und Danksagung 3
Vorwort 7
Vorwort zur zweiten Auflage 8
    Persönliche Anmerkung 9

Essenzen - Kraft aus anderen Reichen
    Was ist eine Essenz? 10
    Wie wirken Essenzen? 11

Blütenessenzen - Historischer Überblick 14
Pacific Essences 15
    Blütenessenzen aus dem nordwestpazifischen Raum 15
    Die ersten Meeresessenzen 16

Ein neuer Weg zur Heilung 20
Energiekarten und ihre Bedeutung 26
    Die sieben Chakren 26
    Die Meridiane der Traditionellen Chinesischen Medizin 28

Fallstudien zur Beziehung von Blütenessenzen
und Chinesischer Medizin 32
    Tabelle I – Chakren 34

Herstellung und Verschreibung der Essenzen 38
    Wie wir Essenzen herstellen 38
    Tabelle II – Die Meridiane der Traditionellen Chinesischen Medizin 40
    Die Auswahl der Essenzen 42
    Tabelle III – Patientenfragekatalog 43
    Tabelle IV – Angewandte Kinesiologie 46

Erforschung der Blüten- und Meeresessenzen 48
    Balancer 50
    Heart Spirit 51

Meeresessenzen und die Meridiane der Chinesischen Medizin 52
Blütenessenzen und die Meridiane der Chinesischen Medizin 53
Meeresessenzen und Chakren 54
Blütenessenzen und Chakren 54

Blütenessenzen

Alum Root 56
Arbutus (Erdbeerbaum) 58
Bluebell 60
Blue Camas (Prärielilie) 62
Blue Lupin (Lupine) 64
Camellia (Kamelie) 66
Candystick 68
Chickweed (Sternmiere) 70
Death Camas 72
Douglas Aster (Aster) 74
Easter Lily (Hundszahn) 76
Fairy Bell 78
Fireweed (Schmalblättriges Weidenröschen) 80
Forsythia (Hängeforsythie) 82
Fuchsia (Fuchsie) 84
Goatsbeard (Geissbart) 86
Grape Hyacinth (Traubenhyazinthe) 88
Grass Widow (Binsenlilie) 90
Harvest Lily 92
Hooker's Onion 94
Indian Pipe 96
Lily of the Valley (Maiglöckchen) 98
Narcissus (Narzisse) 100
Nootka Rose 102
Orange Honeysuckle (Geissblatt) 104
Ox-Eye Daisy (Margerite) 106
Pearly Everlasting (Perlkörbchen) 108
Periwinkle (Großes Immergrün) 110
Pipsissewa 112
Plantain (Wegerich) 114
Poison Hemlock 116
Polyanthus (Primel) 118
Poplar 120
Purple Crocus (Krokus) 122
Purple Magnolia (Magnolie) 124
Red Huckleberry (Heidelbeere) 126
Salal (Rebhuhnbeere) 128
Salmonberry (Lachshimbeere) 130
Silver Birch (Weißbirke) 132
Snowberry (Schneebeere) 134
Snowdrop (Schneeglöckchen) 136
Twin Flower (Moosglöckchen) 138
Vanilla Leaf 140
Viburnum (Korea-Schneeball) 142
Wallflower 144
Weigela (Liebliche Weigelie) 146
Windflower (Küchenschelle) 148
Yellow Pond Lily (Teichrose) 150

Blüten- und Meeresessenzen-Sets 152
Meeresessenzen
    Anemone (Seeanemone) 154
    Barnacle (Seepocke) 156
    Brown Kelp (Seetang) 158
    Chiton (Käferschnecke) 160
    Coral (Koralle) 162
    Diatoms (Kieselalge) 164
    Dolphin (Ostpazifischer Delphin) 166
    Hermit Crab (Einsiedlerkrebs) 168
    Jellyfish (Qualle) 170
    Moon Snail (Mondschnecke) 172
    Mussel (Miesmuschel) 174
    Pink Seaweed (Korallenmoos) 176
    Rainbow Kelp 178
    Sand Dollar (Sanddollar) 180
    Sea Horse (Seepferdchen) 182
    Sea Lettuce (Meerlattich) 184
    Sea Palm 186
    Sea Turtle (Suppenschildkröte) 188
    Sponge (Schwamm) 190
    „Staghorn" Algae 192
    Starfish (Seestern) 194
    Surfgrass 196
    Urchin (Seeigel) 198
    Whale (Indischer Grindwal) 200

Verzeichnis der Schlüsselbereiche und
Positivqualitäten der Blüten- und Meeresessenzen 202
    Mentale, emotionale und spirituelle Qualitäten 202
    Geistige, emotionale und spirituelle Herausforderungen 213
    Körperliche Herausforderungen auf der Basis
    der Chinesischen Medizin 219
    Weitere körperliche und Lebensherausforderungen 222

Anhang A: Edelstein- und Kristallessenzen 224
Anhang B: Die Göttinnenessenzen 226
Anhang C: Wohlstand 227
Bezugsadressen für Pacific Essences® 229
Bibliografie 233
Die Autorin 240

Vorwort

Ich kenne Sabina Pettitt nun seit beinahe einem Jahrzehnt, und ich verwende ihre Pacific Essences seit es sie gibt, seit Anfang der 80er Jahre.

Was mich bei der ersten Begegnung mit Sabina sofort beeindruckte, war die Leichtigkeit, mit der sie auf Menschen zugeht, ihr feuriger Geist und ihr warmer Humor. Ihr großes Herz spricht aus jeder Zeile dieses Buches.

Beeindruckend finde ich auch die Hingabe, mit der Sabina sich ihrer Arbeit widmet. Ich erkenne sie in der ganzen Art, wie Sabina Pacific Essences über die Jahre entwickelte und wie achtsam, respektvoll und einfühlsam sie mit den Kräften der Natur umgeht. Sabina hat verstanden. Sie kennt Mensch und Natur und weiß um das enorme Heilpotenzial, dessen Erforschung und Nutzbarmachung ihr zur Lebensaufgabe wurde. Wie sorgsam sie diese erfüllt, zeigt sich schon darin, wie gut diese Essenzen erforscht sind. Und wie umfassend sie hier präsentiert werden.

Ich denke, es reicht nicht aus, einfach nur gute Essenzen für die Bedürfnisse fühlender Wesen herzustellen. Essenzen müssen eingebettet in eine sinnvolle Struktur sein und in einer verständlichen Sprache dargestellt werden. Die Menschen müssen einen klaren Einblick in ihren praktischen Nutzen bekommen, wenn sie sie in ihr Leben integrieren wollen. Sabina gelingt dies in außergewöhnlicher Weise durch ihre Eingliederung in das uralte Heilsystem der Chinesischen Medizin.

Was ihre Herangehensweise so hervorragend erscheinen lässt, ist die von ihr geschaffene Verbindung der Heilkraft von Blüten, Edelsteinen und Pflanzen und Geschöpfen des Meeres zu einem klar strukturierten System der Wiederherstellung des inneren Gleichgewichtes auf allen Ebenen.

Ich beglückwünsche Sabina zum Erscheinen ihres Buches. Ich weiß, es wird allen Lesern ebenso ein Quell der Inspiration wie des praktischen Nutzens sein.

Steve Johnson
Alaskan Flower Essence Project
P.O.Box 1369, Homer, Alaska 99603

Vorwort zur zweiten Auflage

Willkommen zur zweiten Auflage von Energy Medicine - Heilung aus dem Königreich der Natur.

Sie, liebe Leser, werden einige Verbesserungen in Bezug auf Text und Bilder feststellen. Jede Essenz, sei sie aus Blüten oder dem Meer gewonnen, wird jetzt mit einer Farbfotografie und einem meditativen Gebet vorgestellt. Symptomenregister und Anhang wurden neu überarbeitet und ergänzt und dienen jetzt dem praktischen Nutzen jedes Anwenders und jeder Anwenderin noch mehr.

Seit dem Erscheinen der ersten Auflage 1993 hat es sich als wichtiges Handbuch für Blütenbehandler und Therapeuten anderer energetischer Verfahren etabliert, die sich den Einstieg in diese sanfte Behandlungsform wünschten, aber bisher nicht so recht fanden. Besondere Zustimmung fand die Darstellung des Zusammenwirkens von Essenzen und Traditioneller Chinesischer Medizin, die es auch fachfremden Therapeuten einfach macht, die Essenzen in ihre Praxis zu integrieren. Ebenso verhielt es sich mit der Darstellung der Chakren, die sich als gleichfalls wertvoller Ansatz erwies. Ayurveda-Therapeuten erhalten hier wichtige Hinweise für ihre Arbeit, entstammt die Philosophie der Chakren doch ihrem ureigenen Gebiet.

Im Wesentlichen ist dies ein Buch über Pacific Essences. Für deren Verwendung ist es *das* Handbuch. Hier findet man alles über jede einzelne Essenz in all ihren Facetten und Anwendungsmöglichkeiten. Auf einer etwas tieferen Ebene hoffen wir und vertrauen darin, dass diese Arbeit vom Geist, der allem Sein zu Grunde liegt, durchdrungen ist. Möge das Formlose hinter der Form von den Lesern erkannt und angenommen werden.

Arbutus, Sea Anemone oder Ox-Eye Daisy können nicht mehr dieselben für uns sein, nachdem wir einmal in ihr Herz gereist sind und ihre Vitalität und Energiestruktur bewusst kennengelernt und dies Wissen in unser Leben integriert haben. Wir fühlen uns verwandt mit den anderen Lebensformen auf diesem Planeten, den wir teilen. Darüber hinaus entdecken wir zuweilen, dass ein bestimmter Pflanzen- oder Meeresgeist einen Teil unseres Seins anspricht, den wir nie zuvor bemerkten, während wir uns mit den weltlichen Aspekten des Lebens beschäftigten.

In diesem Buch beschreibe ich, was Essenzen sind, wie sie hergestellt werden und wie sie auf uns wirken, um uns Gesundheit und Wohlbefinden erlangen zu lassen. Es wird aufgezeigt, wie man die Arbeit mit Essenzen mit anderen Therapieformen verbinden und wie man sie für sich selbst nutzen kann. Die Beschreibungen der Essenzen und ihrer Beziehungen untereinander sind detailliert und ausführlich. Dies gilt auch für das Repertorium, das einem die Wahl der geeigneten Essenzen für bestimmte Geistes- oder Gefühlszustände erleichtert.

In den vergangenen 25 Jahren fand allgemein ein großer Wandel des Bewusstseins bei vielen Menschen statt. Heute ist man eher zur Übernahme der Verantwortung für die eigene Gesundheit bereit. Das steigende Interesse an Energetischer Medizin ist Indikator für individuelle und kollektive Bewusstseinserweiterung, und es fällt heute leichter, neue Verfahren der herkömmlichen Schulmedizin einzugliedern. Heute, am

Vorabend zum neuen Jahrtausend stelle ich wachsende Wertschätzung und sich vertiefendes Verstehen der Energetischen Medizin fest. Sie dient uns, das zu werden, was wir wahrhaft sind: Lichtwesen. Pflanzen und Meereswesen können endlich als große Helfer auf diesem Weg erkannt werden. Sie mussten solange darauf warten, der Menschheit ihre Gaben überbringen zu dürfen - doch heute ist es soweit, endlich begreifen wir, welch Potenzial und Weisheit sie besitzen, und machen dankbar davon Gebrauch.

Dies Buch schrieb ich für Therapeuten wie für Laien. Ich wünsche mir, es nimmt die Fantasie der Laien ebenso gefangen, wie es professionellen Therapeuten durch wertvolle Richtlinien und Hinweise dient.

Persönliche Anmerkung

Seit dem Erscheinen der ersten Auflage dieses Buches ist unglaublich viel in meinem Leben geschehen. Ich bin um die Welt gereist, besonders durch Südamerika und Europa, und habe Kurse über Essenzen abgehalten, wofür ich zutiefst dankbar bin. Für die Möglichkeiten, die sich mir boten, danke ich. Alle Wesen dieses Planeten, die mit den Naturgeistern spielen und arbeiten, seien gesegnet. Jedes Mal, wenn ich von einer Reise zurückkehre, gibt es für mich nichts Schöneres als wieder kanadische Erde betreten zu dürfen. Meiner Heimatstadt Victoria zittere ich mich beinahe in Lichtgeschwindigkeitsfrequenz entgegen. Endlich wieder zu Hause sein dürfen, in der Nähe all jener Wesen der Natur, die mein Leben so sehr verändert haben!

In den letzten fünf Jahren vollendete ich meine Ausbildung zur Meditationslehrerin bei Deepak Chopra. Ich bin davon überzeugt, dass Meditation der beste Weg ist, den man gehen kann, will man Gesundheit, persönliches Wachstum und die Erkenntnis erlangen, wer man wirklich ist. Dr. Chopra ist vermutlich der brillanteste Denker und eloquenteste Lehrer auf diesem Planeten, wenn es um Gesundheit und Heilen geht. Seine Vorträge über Quantenheilung und Neue Physik haben mich begreifen lassen, wie diese natürlichen Schwingungsenergien wirken und welche enorme Heilkraft sie besitzen.

Auf meinem persönlichen Weg half mir Meister Choa Kok Sui zu begreifen, was ich eigentlich tue, wenn ich eine Essenz herstelle. Dafür bin ich ihm zu tiefstem Dank verpflichtet. Ich wusste schon immer, ich bin nur das Medium, aber ich bin glücklich eines zu sein. Durch Arbeit und Spiel mit diesem großen Lehrer durfte ich am eigenen Leib erfahren, wer ich wirklich bin. Die Dinge, an die ich glaubte, entpuppten sich als real, und ich weiß, die gesamte Menschheit wird schon sehr bald das Wunder Mensch und das Wunder Natur dankbar erkennen. Meister Choa's „Twin Hearts Meditation" (Zwillingsherzen-Meditation) gibt einem die Gelegenheit, nicht nur seinem göttlichen Selbst zu begegnen, sondern alles sich auf Erden manifestierende Göttliche zu erkennen und zu segnen. Seine energetische Arbeit mit Prana-Therapie und Arhata Yoga hat meine Fähigkeit zur Kommunikation mit Naturgeistern sehr verbessert, jetzt verstehe ich, was sie uns geben.

Essenzen – Kraft aus anderen Reichen

Was ist eine Essenz?

Gesetzt den Fall, die Pflanzen kommunizierten durch Töne, dann könnten wir beispielsweise Seerosen überall auf der Welt lauschen und würden doch immer denselben Ton vernehmen, ganz gleich ob die einzelne Blume nun in Neuseeland, China oder Kanada blühte. Rittersporn dagegen klänge ganz anders, und Rosen wiederum gäben davon deutlich unterscheidbare Laute von sich. Nun können wir leider die Töne nicht vernehmen, die Pflanzen aussenden, da deren Schwingungsfrequenz außerhalb des hörbaren Bereiches menschlicher Ohren liegt, was aber Farben, Formen und Düfte angeht, können wir diese sehr wohl wahrnehmen und erkennen. Skunk Cabbage[1] und Rosen rufen durchaus nicht dieselbe Reaktion im Riechzentrum unseres Gehirnes hervor! Auch visuell unterscheidet sich Skunk Cabbage deutlich von der Rose, denn es tritt entschieden maskulin auf, während Rosen eher feminine Ausstrahlung besitzen. Die Summe der einzigartigen Qualitäten einer Pflanze, von den materiellen Eigenschaften bis zu den feinstofflichen, macht eine Essenz aus.

Die Essenz ist die Manifestation des Geistes in einer materiellen Form. Sie besitzt die lebendige Schwingungsfrequenz, die allen Lebewesen innewohnt. Es sind ihre energetischen Grundmuster, die letztlich die Unterschiede zwischen einer Nootka Rose und einer Ox-Eye Daisy ausmachen oder die zwischen einer Moon Snail und einem Starfish[2]. Das Unendliche verkörpert sich im Endlichen, in der Essenz.

Die Essenz beinhaltet die Gesamtheit der inneren Werte eines Lebewesens bzw. dessen Seins in energetischer Form.

Der Schritt aus der Formlosigkeit in die Form verlangt den Sprung über die dazwischen liegende, unsichtbare Grenze. In diesem Sprung liegt das Geheimnis der Ausdifferenzierung aller Lebewesen, hier verwandelt sich die geistige, die körperlose Energie in Materie, hier gibt es einen Plan, der vergleichbar der materiellen, körperlichen DNS die Ausgestaltung jedes Wesens dirigiert. Die geistige Realität tritt in unsere bekannte, die dreidimensionale Wirklichkeit ein.

Betreten wir das Reich der Pflanzen, lernen wir schon in kurzer Zeit, unsere körperlichen Sinne zu nutzen und zu schätzen. Sie ermöglichen uns die Unterscheidung anhand Form, Größe, Struktur, Farbe und Duft einer Pflanze. Chemiker können darüber hinaus die chemischen Bestandteile herausfinden, sie extrahieren und als Bestandteile von Arzneimitteln, Kosmetika oder auch zu sehr destruktiven Zwecken verwenden. Die materielle Ausgestaltung einer Pflanze nennt man ihre Signatur. Aus

---

[1] abstoßend riechende Pflanze
[2] Im Kapitel über die Essenzen ausführlich beschriebene Pflanzen bzw. Meereswesen

der Signatur können Rückschlüsse auf Funktion und Nutzen einer Pflanze gezogen werden.

Aber ganz wie wir Menschen nicht ausschließlich durch unsere körperliche Gestalt geprägt werden, sondern ebenso von tief darunter liegenden Schichten, so lohnt sich auch in der Pflanzenwelt der nähere Blick, denn auch Pflanzen besitzen Eigenarten, Kräfte und Energien, die dem oberflächlichen Betrachter entgehen. Der unsichtbare Kern in uns wird Noumenon genannt, dorthin gelangt man nur auf intuitivem Wege. Also öffnen wir den Pflanzen unseren Geist und unser Herz, dann öffnet sich das Tor zum Verstehen, und die Signatur der Pflanze führt uns in unbekanntes Gebiet. Dort liegt das Wesen der Pflanze, oder anders ausgedrückt: ihre Essenz.

Was ist nun eine Blütenessenz? Die Grundsubstanz ist Wasser. Diesem wird das Grundmuster der Lebensenergie einer bestimmten Pflanze übertragen, mit anderen Worten es wird eine energetische Kopie erstellt. Das Wasser wird anschließend mit einer bestimmten Menge Weinbrand haltbar gemacht. Obwohl damit alle Blütenessenzen je nach Wahl des Weinbrandes ähnlich riechen und aussehen, so besitzen doch alle ganz individuelle Qualitäten, mit denen sie auf Körper und Geist, Gefühle und Seele einwirken.

Die spezielle Energie jeder Pflanze und jedes Wesens der See wird durch das Einwirken von Sonnenlicht auf das Wasser übertragen. Das Wasser übernimmt deren Schwingungsmuster und kann dann verwendet werden, Ungleichgewichte im menschlichen Energiefeld auszugleichen.

Wenn wir eine Essenz herstellen, dann betreten wir buchstäblich eine andere Welt, eine Welt geistiger Energie, in der wir Zugang zur Energie der Pflanze gewinnen, die sie uns schenkt und für die zukünftige Nutzung überlässt. Aus diesem Grunde werden Blütenessenzen häufig als energetische Heilmittel bezeichnet.

Bestimmte Bereiche der Arbeit mit Blütenessenzen können einfach nicht rational ergründet werden, sie lassen sich nur auf der Ebene von Analogie und Metapher beschreiben. Das macht es den Menschen in einer vom Denken in Kausalitäten geprägten Gesellschaft, in der man gewohnt ist, Dinge bis ins kleinste Atom zu untersuchen, mitunter schwer, Zugang zur feinstofflichen Welt zu finden. Nichtsdestotrotz sind die Blütenessenzen bereits weltweit dabei, sich als fester Bestandteil der Alternativmedizin zu etablieren. Wir haben gerade erst begonnen zu begreifen, was es heißt, neben einem physischen Körper hochkomplexe, vielschichtige, energetische Strukturen nicht zu besitzen - sondern zu sein.

Wie wirken Essenzen?

Will man die Wirkungsweise der Essenzen verstehen, beginnt man am einfachsten damit, sich selbst als vieldimensionales Wesen zu sehen, in dem drei miteinander verwobene Energiekörper existieren, die von geistiger bzw. Lebensenergie gespeist werden. Der erste ist natürlich der materielle Körper, daneben gibt es aber auch den emotionalen und den mentalen Körper. Besteht in einer dieser drei Ausgestaltungen unseres Selbst ein Ungleichgewicht oder eine Disharmonie, dann ist der Grundstein zu einer Erkrankung gelegt. Tritt die Disharmonie plötzlich und heftig ein, sprechen wir von einem Trauma oder Schock, besteht sie andauernd und chronisch, wird daraus Depression und Verzweiflung - beides jedoch führt zum Verlust von Lebensenergie.

Der Geist findet seine Form als persönliche Seele in jedem Individuum. Sein Energiekörper stützt den physischen. Er ist das, womit wir uns als Person identifizieren. Wenngleich das Folgende das westliche Verständnis von Krankheit auch übersteigt, so soll doch gesagt sein, dass auch die Seele selbst krank werden kann. Das zeigt sich in Symptomen von Verzweiflung, Verlust der Individualität, Mangel an Begeisterungsfähigkeit und dem Gefühl, verloren, isoliert und allein zu sein.

Eine Essenz kann in erster Linie körperlich, mental, emotional oder spirituell wirken. Sobald sie im physischen Körper wirksam wird (üblicherweise durch orale Einnahme), beeinflusst sie diesen augenblicklich durch ihre harmonische Schwingungsfrequenz. Der aus der Harmonie geratene Aspekt wird von dieser Genesung bringenden Schwingung wie von einem Magneten angezogen und passt sich deren gesunder Frequenz an.

Im Wesentlichen entspricht dies dem physikalischen Resonanzprinzip, das die meisten von uns im Physikunterricht kennenlernten. Im Physikraum wird es normalerweise durch das Anschlagen einer Stimmgabel in einer Ecke des Raumes demonstriert, was zum Mitklingen einer zweiten in der entgegengesetzten Ecke des Raumes führt, auch wenn diese selbst nicht angeschlagen wird.

Jeder der drei erwähnten Körper besitzt eine gewisse Frequenzspanne, innerhalb derer er optimal funktioniert und dadurch zu Gesundheit, Harmonie und Funktionstüchtigkeit des ganzen Menschen in bestmöglicher Weise beiträgt. Die optimale Frequenz jedes Körpers variiert von Mensch zu Mensch, bleibt aber innerhalb eines gewissen Bereiches, den man als allgemeingültig für die Menschheit ansehen kann.

Dr. Richard Gerber benutzt in seinem Buch „Vibrational Medicine" den Vergleich mit einem Piano, auf dem jeder Körper als eine andere Oktave seinen Ausdruck findet. Der physische Körper würde auf der musikalischen Skala unterhalb des mittleren Cs zu finden sein. Die Skala des mittleren Cs repräsentiert den Emotionalkörper. Die nächste Oktave steht für den Mentalkörper und die sich anschließende für den geistigen Bereich. Letzterer steht auch für das Ganze, also alle spielbaren Töne des Pianos, in jeder Inkarnation aber nimmt er auch den besonderen höchsten Bereich ein. Um die Analogie noch etwas weiter zu verfolgen, soll noch erwähnt werden, dass Gesundheit und Wohlbefinden bei der einen Person mit allen E-Noten, bei der nächsten aber mit allen G-Noten verknüpft sein kann.

Auf einer Ebene kann es die Aufgabe einer Essenz sein, ein harmonisches Schwingungsmuster in ein disharmonisches System einzubringen. Auf einer anderen Ebene kann sie aber auch eine völlig fehlende Frequenz beisteuern. Nehmen wir beispielsweise an, eine Person habe sich aufgrund bitterer Erfahrungen emotional verschlossen. Der Emotionalkörper spielt möglicherweise überhaupt keine Rolle bzw. Töne mehr innerhalb seines zuständigen Frequenzbereiches. Geben wir dieser Person nun eine Essenz, die genau die fehlende Frequenz zu spielen vermag, wird sie auf sanfte Weise innerlich dazu angeregt mitzuschwingen, d.h. wieder gesund zu werden.

Essenzen wirken immer auf einen Wandel hin, wenn etwas in einem vieldimensionalen menschlichen Wesen aus dem Gleichgewicht geraten ist, also wenn es erkrankt ist. Allem Leben wohnt eine ganz eigene Lebensintelligenz inne, die eine stetige Tendenz zu innerer Ausrichtung besitzt. Der Emotionalkörper zieht die Ruhe den Gefühlsextremen vor. Der Mentalkörper strebt den Ausgleich zwischen Verstand und Intuition an. Der spirituelle oder Geistkörper will sich zu Hause fühlen, und das gelingt nur, wenn die anderen drei Körper auf ihren Ebenen die Harmonie aufrecht erhalten.

Essenzen dienen darüber hinaus auch zum Auffinden der Quelle und des Ortes der Disharmonie. Zuweilen verbirgt sich das eigentliche Problem unter vielen darüber liegenden Schichten. Dann sind alle Körper in das Geschehen einbezogen, da sie ja nicht isoliert voneinander existieren. Hat man den Kern des Problems jedoch identifiziert und behandelt, harmonisiert sich das ganze Wesen des betreffenden Menschen. Abhängig natürlich von der Erfahrenheit des Blütenbehandlers und der Bereitschaft seines Klienten kann die Lösung für ein gesundheitliches Problem in einer einzigen Konsultation gefunden werden. Häufiger jedoch gleicht die Blütenbehandlung dem Schälen einer Zwiebel, von der man eine Schale nach der anderen lösen muss, bevor man ihr Zentrum erreicht. Das gilt besonders für chronische Leiden.

Essenzen einnehmen heißt, sich selbst zu entdecken, sich selbst zu heilen. Die Energie, die sie uns bieten, bringt nicht nur alle Aspekte unseres Seins in energetische Verbindung und lässt sie kraftvoll zusammenwirken, sondern bringt uns auch in Einklang mit dem größeren Energiesystem des Universums.

Essenzen und Essenzentherapie sind Teil der Energetischen Medizin, die der Medizin der westlichen Welt neue Therapiemöglichkeiten erschlossen hat. Sie liegen im Bereich des Geistes, der Emotionen und Spiritualität und ergänzen die körperliche zur ganzheitlichen Behandlung. Energetische Medizin ist nicht wirklich neu, zu ihr zählen auch sehr alte Therapien wie die Akupunktur und Homöopathie, jedoch ist das Denken im Westen stark durchdrungen von der Körper/Geist-Polarität der Newtonschen Physik. Aufgrund dessen konzentrierte sich das Interesse der Medizin in erster Linie auf das Funktionieren des physischen Körpers. Nun aber beginnen wir, uns selbst als komplexe Energiestrukturen zu erkennen, und dies bringt uns zu einem wahrhaft ganzheitlichen Modell der menschlichen Gesundheit.

Blütenessenzen - Historischer Überblick

Pflanzen sind von fundamentaler Bedeutung für alles Leben auf der Erde. Seit Anbeginn der Zeit dienen Pflanzen zu Nahrungs- wie zu Schutzzwecken. Sie ermöglichen das Überleben der Menschheit auf diesem Planeten allein schon durch die Umwandlung des Kohlendioxids in den Sauerstoff, den wir atmen.

Überall auf der Welt nehmen Blumen eine zentrale Position bei großen Festen, örtlichen Bräuchen und religiösen Ritualen ein. Alle Kulturen und Zivilisationen verwenden seit jeher Pflanzen in der ein oder anderen Weise zu Heilzwecken. Wir stellen Blumen in Krankenzimmer, und wir lassen sie auch unsere Verstorbenen begleiten. Wir haben aus Wurzeln und Blüten heilende Kräutertinkturen gewonnen, die Vorläufer unserer heutigen modernen Medikamente waren. Zu Zeiten in denen wir noch ganz in und mit der Natur lebten, verfügten wir noch über ein viel feineres Gespür für die heilenden Gaben unserer Umgebung. Aus dem 16. Jahrhundert wird berichtet, dass der große Arzt Paracelsus den Morgentau auf den Pflanzen sammelte und seinen Patienten zur Einnahme gab. Aber erst im 20. Jahrhundert, einem vergleichsweise recht kurzen und noch jungen Abschnitt in der langen Geschichte der Menschheit, begannen wir damit, verschiedene Pflanzenenergien in Form von Essenzen zu gewinnen und zu Heilzwecken einzusetzen.

Die Blütenessenzentherapie wurde der Öffentlichkeit der westlichen Welt von Edward Bach, einem englischen Arzt und Homöopathen, in den 20er Jahren des 20. Jahrhunderts vorgestellt. Zwei Überzeugungen leiteten ihn bei seiner Suche nach einer ganzheitlichen Medizin:

1. Der menschliche Körper besitzt die angeborene Fähigkeit zur Selbstheilung. Also suchte er nach etwas, das diesen natürlichen Prozess anregen und fördern konnte.

2. Medizin darf auf keinen Fall schaden, was auch zum hippokratischen Eid gehört, den alle angehenden Ärzte ablegen.

Seitdem verbreitete sich Bachs Blütentherapie über die gesamte Erdkugel. Seine Herstellungs- und Forschungsmethoden wurden kopiert von vielen nachfolgenden Blütenessenzenherstellern auf der ganzen Welt.

Bis 1983 war ein morphogenetisches Feld um die Blütenessenzen entstanden. Zu diesem Zeitpunkt publizierten sechs oder sieben Blütenhersteller aus allen Kontinenten der Erde erstmals Informationen über die Heilkräfte neu entdeckter Blütenessenzen. Dr. Bachs 38 Blütenessenzen waren erst der Anfang gewesen.

Pacific Essences

Blütenessenzen aus dem nordwestpazifischen Raum

Ich lernte die Blütenessenzen durch die Arbeit mit Dr. John LaPlante kennen. Dieser, ein Naturheilkundiger und Chiropraktiker, ist einer der begnadetsten Heiler, dem zu begegnen mir je vergönnt war. Dr. John, wie er liebevoll von seinen Patienten genannt wurde, ging stets auf den ganzen Menschen ein. Blütenessenzen waren buchstäblich die einzigen Substanzen, die er je verschrieb, was sicher einer der Gründe dafür war, dass er als Heiler so erfolgreich war. Im Grunde genommen begann die Heilung bereits während des Eingangsgespräches und der Interaktion zwischen dem Patienten und ihm selbst. Gelegentlich schickte er seine Patienten mit einem Fläschchen Blütenessenzen nach Hause zur Stabilisierung und Integration des Heilerfolges. Jedes Mittel sah genau gleich aus und schmeckte auch gleich. Doch das wirklich einzig Gemeinsame, das sie auszeichnete, war, dass jedes auf bestimmte Gefühlszustände oder Einstellungen zielte, ansonsten wirkten sie grundverschieden.

Unter den vielen Behandlungstechniken, die ich studierte, war die Blütentherapie die erste, die den Menschen nicht nur als verstandesbegabten, materiellen Körper betrachtete, dessen Leiden entweder psychiatrisch oder medizinisch zu behandeln sei. Über diese Schwarz-Weiß-Polarität geht die Blütentherapie hinaus, indem sie einen wahren Regenbogen aus Heilenergie für den ganzen Menschen anbietet, nicht nur für seinen Schmerz oder Kummer. Als ich nach Vancouver übersiedelte und dort eine mir vollkommen unbekannte Pflanzenwelt vorfand, musste ich einfach mit Essenzen aus deren Blüten experimentieren. Ich hatte nicht die geringste Ahnung, dass ich Teil eines weltumspannenden Prozesses war, und beabsichtigte damals keineswegs, eine international arbeitende Blütenfirma zu gründen. Ich erinnerte mich jedoch daran, wie ich als kleines Mädchen meine Puppen, wenn sie einmal krank wurden, mit einem Gemisch aus Kreidestaub und Blütenblättern behandelte, die ich eigens zu diesem Zweck als Arznei zubereitete. Tatsächlich war schon dieses Kinderspiel durchdrungen von einer gewissen Magie und purer Lebensfreude.

An der Westküste fielen mir zuerst die Arbutus-Bäume auf. Nichts was ich bis dahin in der Welt gesehen hatte, konnte sich mit ihnen vergleichen. Ihre Rinde gleicht einer orange-rötlichen Haut, die sich in einem siebenjährigen Rhythmus abschält, und einen grünlich-gelben Stamm und ebensolche Zweige enthüllt. Arbutus befindet sich in einem steten Wandel, diese Bäume schaffen eine Atmosphäre von Weisheit. Sie sind die lebenden Zeugen der Verwandlung der Westküste. Ich habe oft mit diesem Baum meditiert, und jedes Mal fand ich mich zurückversetzt in eine frühere Zeit, in der es noch keine Gebäude auf der Insel gab, dafür aber eine große Harmonie von Mensch und Natur. Durch Anwendung der Essenz haben wir noch viel mehr erfahren. Es zeigte sich, dass Weisheit tatsächlich eine ihrer Qualitäten ist, zudem aber wirkt sie wie ein spirituelles Tonikum, das unserer Seele die Verbindung zur eigenen Quelle weist.

Sobald die ersten Wildblumen das Nahen des Frühlings ankündigten, besorgte ich mir Pflanzenbestimmungsbücher und auch welche über die Pflanzenheilkunde und die Nutzpflanzen der Ureinwohner der nordamerikanischen Westküste. Es dauerte nicht lange, bis ein Schrank mit braunen Flaschen und Aufzeichnungen über meine Wahrnehmungen während der Kontaktaufnahme mit der Pflanze und schließlich auch dem Herstellen der Essenz gefüllt war. Versuche mit Freunden, der Familie und Klienten machten klar, dass es sich um wertvolle Naturheilmittel handelte und dass diese der Öffentlichkeit zugänglich gemacht werden sollten.

1983 gründeten Fiona MacLeod und ich Pacific Essences. Gemeinsam und mit der Unterstützung vieler sicht- und unsichtbarer Helfer erforschten wir die neuen Essenzen Schritt für Schritt. Festigte sich das Bild von der Wirkung einer Essenz durch übereinstimmende Informationen von verschiedenen Seiten, wurde sie Teil eines Sets, das wir öffentlich anboten. Fallberichte mussten sorgfältig dokumentiert werden, und ein bisschen Mut brauchten wir natürlich auch. Damals waren Blütenessenzen noch nicht besonders populär, und so ahnten wir ja nicht, dass zur gleichen Zeit in Alaska, Australien und Frankreich ganz ähnliches stattfand. Bis 1985 hatten wir 24 Wildblütenessenzen und 13 Frühlingsblütenessenzen gut erforscht. Ich dachte, damit sei unser Beitrag auf dem Gebiet der Schwingungs- beziehungsweise Energetischen Medizin geleistet. Was als nächstes geschehen sollte, davon ahnte ich noch nichts. Doch dann erhielt ich die Aufgabe, die ersten Essenzen aus dem Ozean zu entwickeln.

Die ersten Meeresessenzen

Im Sommer 1985 kehrte bei einer Freundin ein bereits überwunden geglaubter sehr seltener Hautkrebs zurück. Sie hatte es mit so gut wie jeder schulmedizinischen und alternativen Behandlungsmethode versucht, inklusive der chirurgischen und photochemotherapeutischen. Am Ende benötigte sie enorme Dosen Schmerzmittel und war psychisch am Ende, voller Angst und entmutigt. Warum es nicht mit Blütenessenzen versuchen? Tatsächlich brachten sie auch zeitweise Linderung, der erhoffte große Durchbruch kam dagegen leider nicht zustande.

Eines Morgens spazierten mein Mann Michael und ich den Sandstrand entlang, erfreuten uns daran, den Sand und die Seebrise und die Größe des Ozeans zu spüren, als wir plötzlich und gleichzeitig vor einem Sand Dollar stehen blieben. Wir spürten beide, dies war die richtige Medizin für unsere kranke Freundin. So begann meine Arbeit mit den Meeresessenzen, und so hatte sich ein neues Reich der Energetischen Medizin vor mir aufgetan.

Bis dahin hatten wir die Möglichkeit nicht einmal in Erwägung gezogen, aus der See, die uns umgibt, Schwingungsheilmittel zu gewinnen. Ich habe im Traum nicht daran gedacht, Meeresessenzen herzustellen. Dennoch folgten wir unserer inneren Führung, die uns sanft anleitete, den Sand Dollar in ein Glas mit Meerwasser zu legen und dieses unter eine Pyramide ins Sonnenlicht zu stellen. Aus der so gewonnenen Uressenz stellten wir eine Vorratsflasche (Stock Bottle) her, die wir Corrie gaben. Beinahe augenblicklich veränderten sich ihre Symptome, und ihr Schmerzmittelbedarf sank beträchtlich. Am erstaunlichsten aber war, dass sie großes Interesse daran entwickelte zu erkunden, inwieweit ihre eigenen Einstellungen und Überzeugungen zu ihrer Erkrankung beigetragen hatten. Sie wagte den Blick auf den inneren Gewinn, den ihre Krankheit ihr brachte, und sie entdeckte, dass es gerade die Seltenheit ihrer speziellen Krebsart war, die ihr das Gefühl gab, etwas Besonderes und einzigartig zu sein. Zudem schien ein Teil von ihr die Aufregung zu genießen, die es verursachte, wenn sie mitten in der Nacht mit Blaulicht ins Krankenhaus gebracht wurde, um dort eine schmerzlindernde Behandlung zu bekommen. Sich damit zu konfrontieren, war gewiss nicht leicht, aber als sie zu ihrem Schrecken realisierte, mittlerweile vollkommen abhängig von Schmerzmitteln zu sein, wagte sie es doch. Das Ganze ist nun elf Jahre her, und Corrie hat es inzwischen geschafft. Zweimal kam der Krebs noch zurück, doch heute ist sie gesund und Mutter zweier Kinder.

Das soll allerdings nicht bedeuten, ich empfehle Sand Dollar als Krebsmittel. Für Corrie immerhin war es das richtige Mittel zur richtigen Zeit, und es leitete eine große Wende in ihrem Genesungsprozess ein.

Sand Dollar unterstützt uns darin, uns selbst und unsere inneren Programme mit großer Klarheit sehen zu können. Jeder Mensch ist einzigartig, und jede Erkrankung ist es auch. Wie man auf sie reagiert und auf die Therapie, kann individuell ganz unterschiedlich sein. Es ist allerdings niemals angemessen, als Therapeut jemanden mit lebensbedrohlichen Symptomen zu fragen, was er denn eigentlich für einen Gewinn daraus ziehe, denn dies kann leicht große Schuldgefühle nach sich ziehen, welche die Symptome möglicherweise noch verstärken. Es gibt viele Menschen, die den Gedanken nicht einmal in Erwägung ziehen würden, sie hätten ihre Wirklichkeit und damit ihre Symptome selbst erschaffen. In einer Zeit in der sie bereits durch ihre Diagnose in große Angst versetzt sind, wäre das Aufbürden einer solchen zusätzlichen Last der Behandlung ganz sicher nicht förderlich.

Eines war in Bezug auf die Meeresessenzen von Anfang an klar, nämlich dass sie die Energetische Medizin um einen ganz eigenen, bisher unentdeckten Frequenzbereich bereichern.

Ganz eindeutig geht es bei den Meeresessenzen um die Transformation des Bewusstseins. Sie unterstützen wesentliche Durchbrüche im Leben, lassen auf den fundamentalen Rhythmus des Universums einschwingen, während man gerade eine verunsichernde Veränderung durchmacht, und geleiten einen zu einem Ort größerer und höherer Perspektive. Gleich unsere ersten Erfahrungen mit den Meeresessenzen ließen uns erkennen, dass diese am besten einzeln genommen werden. Erst später bemerkten wir durch die vertiefende Forschungsarbeit den Nutzen, den Kombinationen bringen können. Tatsächlich scheint es, als harmonierten Meeresessenzen gut mit Blütenessenzen, sogar mit solchen anderer Hersteller. Der besondere Vorteil der ersten zwölf Meeresessenzen liegt jedoch darin, dass jede einzelne mit einem bestimmten Akupunkturmeridian der Chinesischen Medizin korrespondiert. Als Akupunkteurin ziehe ich es vor, die Essenzen in der einfachst möglichen Weise einzusetzen. Ich versuche stets, den Schlüssel zu den der Krankheit zu Grunde liegenden Faktoren zu finden, bevor ich eine Essenz wähle. Jede der Meeresessenzen wirkt sehr präzise und kraftvoll. Ein wenig erinnern sie an den Ozean selbst, manchmal ganz friedlich und still und schon im nächsten Augenblick aufbrausend und wütend. Ihre Wirkung setzt schnell ein, und meistens bringen sie hervorragende Ergebnisse.

Mussel Essenz hilft beispielsweise, die Bürde des Zorns abzulegen. In den meisten Fällen, in denen diese Essenz angezeigt war, machten die Betreffenden eine etwa 24stündige Periode zu Beginn der Einnahme durch, während derer sie ihren inneren Zorn erlebten. Sie nahmen dies als eine Form von Heilkrise, als irgendwie erlösend wahr. Im Laufe der weiteren Einnahme erkennen die Personen bewusst, dass sie sich innerlich für den Zorn entschieden hatten - dass es also eine Wahl gibt. Dies ist ein gewaltiger Bewusstseinssprung, denn die meisten von ihnen waren überzeugt, Zorn sei eine der Emotionen, die einem keine Wahl lassen. Wie viele Menschen werden freiwillig zornig? Mussel zerstreut das Gefühl, seinem Zorn ausgeliefert zu sein.

Was unterscheidet nun eine Meeresessenz von einer Blütenessenz? Aufgrund meiner Erfahrungen vermute ich den Schlüssel zu dieser Frage in dem Medium, aus welchem sie stammen - Wasser, oder genauer: Salzwasser.

Wasser macht nicht nur 75% unseres Planeten aus, auch der menschliche Körper besteht zu 75% daraus. Wasser ist das Medium, die Trägersubstanz der Energie, die wir bei der Herstellung von Blüten- und Edelsteinessenzen verwenden.

Wasser ist eines der fünf Elemente der Traditionellen Chinesischen Medizin, in vielen anderen medizinischen Systemen spielt es eine wesentliche Rolle, auch zur Charakterisierung bestimmter Persönlichkeitsstrukturen. Und schließlich ist Wasser ein Schlüsselsymbol in Tarot und Astrologie.

In der Kosmologie der Chinesischen Medizin sieht man Wasser in Verbindung mit Fortpflanzung, Wachstum und Reife, einschließlich des Marks oder Gehirns, welches die materielle Basis des Verstandes bildet. Hier finden wir eine erste Assoziation zur Transformation des Bewusstseins.

Wenn es uns gelingt, uns innerlich bewusst auszurichten, dann erschaffen wir unsere eigene Realität, anstatt uns der anderer anpassen zu müssen. Wir werden in der Lage sein, wissend und weise zu handeln, innerlich im Lot und im Einklang mit uns selbst.

In der Chinesischen Medizin ist Wasser assoziiert mit dem Gefühl der Angst. Angst blockiert den Ausdruck unseres wahren Selbst. Ist Ihnen schon jemals aufgefallen, dass, wenn man von einem Ort vollkommener innerer Harmonie aus handelt, alles Handeln fließt und keine Hindernisse existieren?

Auf der spirituellen Ebene steht Wasser in Beziehung zum Qi, der Lebensenergie, die uns durch Überwindung von Hindernissen wachsen läßt. Lao Tse sagte:

„Unter dem Himmel gibt es nichts Sanfteres und Nachgiebigeres als Wasser. Doch willst du das Feste und Starke angreifen, gibt es nichts Besseres; es ist mit nichts anderem vergleichbar."

Archetypisch betrachtet steht Wasser symbolisch für das Unbewusste.

Es liegt in der Natur der Meeresessenzen, das Unbewusste aufzudecken und das Bewusstsein zu stärken, dadurch helfen sie einem, die eigene Einzigartigkeit zu entfalten. Sie wirken dynamisch und schnell und stützen durch innere Kraft und inneres Wissen unsere harmonische Entwicklung.

Möglicherweise kann die Starre unserer Ängste und Überzeugungen nur durch die Qualität des Yin transformiert werden, wie sie Wasser aufweist. Wasser fordert zum

Fließen auf, geben wir unsere inneren Widerstände auf, nimmt unser Sein seine ursprüngliche Ausrichtung wieder an. Und ist es nicht ein ganz ähnliches Loslassen, das von uns bereits durch unsere eigene Geburt verlangt wurde, das Loslassen des angenehmen Lebens umgeben von der warmen Flüssigkeit in unserer Mütter Bauch? Wie sollen wir das Leben auf Erde annehmen, wenn wir uns noch an das im Mutterleib klammern?

Auch nachdem wir der Öffentlichkeit die ersten zwölf Meeresessenzen vorgestellt hatten, fuhren wir mit der Erforschung weiterer solcher Essenzen fort. Als ich zum ersten Mal mit der Energie der Wale zu arbeiten versuchte, verwendete ich den Zahn eines solchen Meeressäugetieres aus Neuseeland zur Herstellung der Essenz. Dann stimmte ich mich auf die Energie von Seepferdchen ein und beschäftigte mich mit der Wahl des bestmöglichen Ortes für die Herstellung einer Essenz. Es sollte sich herausstellen, dass das einzige Refugium für Seepferdchen auf der Welt auf den Philippinen zu finden ist, und tatsächlich war das damals auch der einzige Ort, an denen diese Tiere bewusst gehegt und geschützt wurden.

Das zweite Set aus Meeresessenzen bietet eine Bandbreite an Schwingungsfrequenzen an, die das erste Set ergänzen und darüber hinaus gehen. Zu diesem gehören auch größere Meeressäugetiere wie Delfin, Wal und Seeschildkröte. Mit ihnen Kontakt aufzunehmen und sich ihnen vorsichtig und respektvoll zu begegnen, bis sie die Nähe zuließen, die für die Herstellung einer Essenz notwendig ist, das war wirklich ein ganz unbeschreibliches Erlebnis. Im Laufe der Untersuchungen dieser neuer Essenzen stellte sich heraus, dass ihre besondere Qualität in der Neuausrichtung des energetischen und Nervensystems des Menschen liegt. Damit eröffnen sie uns neue Dimensionen des Seins. Wenn beispielsweise Diatom Essenz unser Zellgedächtnis neu organisiert oder Sea Horse die innere Lebensenergie und das zentrale Nervensystem stärkt, dann beginnen wir den unermesslichen Wert dieser Essenzen zu begreifen.

Eines steht für mich bereits fest: dass nämlich in demselben Maße, wie wir Meeresessenzen verwenden und daran reifen, auch das Verständnis für uns selbst wächst. Wir lernen uns auf einer sehr tiefen Ebene kennen und begreifen dankbar, welche Gabe diese Essenzen für die ganze Menschheit darstellen.

Meine persönliche Entdeckungsreise durch die Pflanzenwelt des pazifischen Raumes entwickelte sich zu einem schrittweisen Erwachen. Das verlangte enorm viel Vertrauen von mir. Als ich verordnet von Dr. John Anfang der 70er Jahre meine erste Blütenessenz einnahm, ahnte ich ja nicht im Geringsten, dass ich später einmal selber Essenzen herstellen würde, dass ich die Erste sein würde, die Meeresessenzen erforscht, und schließlich ein Großteil meiner Zeit damit verbringen würde, Menschen die Energetische Medizin zu lehren. Jetzt an der Schwelle zum neuen Jahrtausend ist der Drache der Selbstzweifel besiegt. Ich habe gelernt, der Freude, der Zufriedenheit und dem erweiterten Bewusstsein zu vertrauen, die ich durch und während meiner Arbeit mit den Energien des Pflanzenreiches und der See erfahre. Und kein Tag vergeht, an dem ich mich nicht bei meinem Schicksal bedanke, dass es mich diesen Weg im Leben hat einschlagen lassen. Dr. John starb 1986, verlassen hat er mich jedoch nicht. Oft noch höre ich seine sanfte Stimme, die mich anleitet, auf meinem Weg voranzuschreiten.

Ein neuer Weg zur Heilung

Die westliche Medizin konzentriert sich allein auf die Behandlung des physischen Körpers. Ironischerweise stammt das meiste, was wir über diesen und seine Funktionen wissen, ausgerechnet aus der Untersuchung toter Körper. In den vergangenen 100 Jahren gab es zwar durchaus bei Forschern wie Freud, Jung und Reich die Bereitschaft, den Einflüssen der Seele auf unser Wohlbefinden nachzuspüren. Doch obwohl wir inzwischen bereit sind, psychische Störungen als solche zu erkennen, wurden diese doch der Medizin ausgegliedert und in eine eigens geschaffene Kategorie einsortiert. Im Wesentlichen sieht man noch heute Körper und Geist als getrennt nebeneinander existierende Aspekte des Lebens an. In unserem westlichen Modell der Medizin spiegelt sich diese Tatsache deutlich wider.

In unserem Gesundheitssystem ist die Spezialisierung so weit entwickelt, dass wir Fachexperten für das Nervensystem, das Herz, die Atemorgane, die Geschlechtsorgane und Nieren und natürlich für die Psyche und die Emotionen ausbilden. Zuweilen gibt es zwar Überschneidungen der Zuständigkeitsbereiche der Fachgebiete, insgesamt jedoch werden wir nicht als ganze Menschen sondern als Kollektion menschlicher Fragmente behandelt. Sicher gibt es Lippenbekenntnisse der Zustimmung zum Menschen als Einheit von Körper und Seele, diese Sicht der Dinge wird allerdings immer erst dann herangezogen, wenn keine körperliche Ursache für eine Erkrankung zu finden war. Solche Krankheiten nennen wir dann psychosomatisch und definieren sie als durch die Psyche ausgelöste Erkrankungen des Körpers.

Im Zentrum der westlichen Medizin steht die Erkenntnis, dass es im physischen Körper eine Reihe von sich selbst regulierenden Funktionskreisen gibt, die selbsttätig für die Aufrechterhaltung des Lebens und der Gesundheit sorgen. Man nennt das innere Gleichgewicht Homöostase, in jedem Lehrbuch der Physiologie steht es an erster Stelle. Die Aufrechterhaltung der Homöostase funktioniert nach komplexen innerkörperlichen Gesetzen und Feedbackmechanismen. Dazu gehört der Flucht oder Kampf-Reflex zur Eigensteuerung in Gefahrensituationen ebenso wie Entzündungsmechanismen zur Eliminierung eingedrungener Mikroorganismen, die Entgiftungsfunktion der Leber, die Aufnahme von Sauerstoff in das Blut und sein Transport hin zu allen Organen, die Nahrungsaufnahme und ihre Beförderung zu den Zellen, die Hormonsteuerung der Hypophyse und die komplizierte Aufgabe des Gleichgewichtes in und zwischen den Zellen. Und dies sind nur einige der wichtigsten, rund um die Uhr unbemerkt ablaufenden Funktionen des Körpers, die keiner bewussten Kontrolle unterliegen. Salopp gesagt könnte man die Aufrechterhaltung der Homöostase als genetisch vorprogrammierten Autopiloten bezeichnen, dessen einziger Zweck die Aufrechterhaltung unserer lebenswichtigen Funktionen ist.

Werden wir körperlich krank, liegt es immer daran, dass Stressoren die natürliche innere Ordnung durcheinander brachten. Das Ziel der westlichen Medizin ist die Wiederherstellung der Homöostase, allerdings leider nur der körperlich-materiellen. Darüber hinaus ist es bei der ungeheuren Anzahl von Spezialisten schwierig zu erkennen, wie drei oder vier oder möglicherweise noch mehr von ihnen mit ihrer jeweils auf ihr Spezialgebiet beschränkten Perspektive und Fähigkeit das hochkomplizierte Puzzle wieder sinnvoll zusammenfügen sollen.

Andere therapeutische Konzepte richten dagegen ihre Aufmerksamkeit auf den ganzen Menschen. Zum Beispiel sehen die Chinesen das Universum und die Menschheit, die einen Teil davon bevölkern, als sich entfaltende Energien. Deren Ursprung ist das Qi (sprich: Tchie). Qi ist die grundsätzliche Kraft, die alles und alle durchdringt. Sie bildet die unsichtbare Struktur für alles, was ist. Unsichtbar ist an dieser Stelle das Schlüsselwort, denn in unserem westlichen Denken pflegen wir alles zu ignorieren, was wir weder sehen, berühren oder in irgendeiner Weise quantifizieren können. Es waren immer nur einzelne spirituelle Denker wie Teilhard de Chardin, die es wagten, über Noumenon zu sprechen. Unsere Gesundheitsphilosophie reduziert alles auf Ursache und Wirkung und basiert auf sogenannten empirischen Daten.

Die Chinesische Sichtweise kann auf einen einzigen Nenner gebracht werden: Gleichgewicht und Ausgleich. Die Grundidee ähnelt zunächst dem westlichen Gedanken der Homöostase, diese wird jedoch in einem viel weiteren Sinne definiert. Während Homöostase bei uns allein das Gleichgewicht der Kräfte innerhalb des physischen Körpers meint, sehen die Chinesen die Wichtigkeit eines solchen Gleichgewichtes auch in den Bereichen der Psyche, der Emotionen und der Spiritualität und in Beziehung auf die zyklischen Rhythmen der Natur. Ich werde meine Ausführungen über dieses erweiterte Konzept von Gesundheit im Abschnitt über die Chinesische Medizin und ihre Meridiane weiter vertiefen.

Am Übergang ins dritte Jahrtausend stehen wir an der Schwelle zu einer neuen Medizin auch im Westen, einer Medizin, die die ganze Person sieht, anerkennt und behandelt. Die neue Medizin wird jedes Individuum als ein wachsendes und sich stetig veränderndes Ganzes anerkennen.

Wie bereits zuvor erwähnt, vertritt die Energetische Medizin den Standpunkt, dass es wenigstens vier wesentliche zu beachtende Aspekte gibt, neben dem physischen Körper, den wir oft allein für untersuchens- und behandelnswert halten, auch die emotionalen, psychischen und spirituellen Aspekte, die gemeinsam die Aura ausmachen. Man kann die Aura oder das Aurafeld als einen Kokon aus den Körper umgebender und durchdringender, vibrierender Energie definieren. Dabei stellt der materielle Körper die größte Verdichtung der Energie dar und zudem die einzige, die wir zu sehen vermögen. Der Körper gibt uns die materielle Form, als die wir uns und andere bewusst identifizieren können.

Der Körper also ist nicht das Ganze, sondern dessen materielles Fundament. Der Körper entsteht durch das Zusammentreffen von Samenzelle und Ei und vergeht, wenn im Tode die Seele entweicht. Zwischen Geburt und Tod liegt das größte Wunder der Welt. Dieses Wunder verfügt über eine natürliche angeborene Intelligenz, die ihn immer wieder zurück in den Zustand des Gleichgewichtes, der Homöostase, bringt. Dies geschieht unwillkürlich, automatisch und ohne unser Wissen oder Zutun.

Der materielle Körper speichert auch die Informationen über Emotionen und Psyche.

Der Emotionalkörper besteht aus Gefühlen. Gefühle begleiten uns von Geburt an, ja wahrscheinlich bereits im Mutterleib. Dort entstehen sie als Sinnesreaktionen auf Reize von außen, auch auf Menschen. Im Laufe unserer Entwicklung geben wir diesen

Sinnesreaktionen Namen. Als kleine Babys verknüpfen wir innerlich die Wahrnehmung einer nassen Windel oder von Hunger mit einem Gefühl und nennen dieses später Wut oder Frustration. Auf diese Weise innerlich wahrgenommene Gefühle erscheinen als Reaktion auf äußere Einflüsse. Anschließend verknüpfen wir innerlich die jeweiligen Erlebnisse mit Lust- oder Unlustgefühlen. Wir lernen auch, dass gewisse emotionale Reaktionen uns etwas einbringen, während andere dagegen Strafen nach sich ziehen. Das nennt man Sozialisation. Der Sozialisationsprozess ist unserer emotionalen Gesundheit nicht notwendigerweise förderlich. Tatsächlich kommt es regelmäßig vor, dass jemand die Reaktionsskala eines anderen erlernt, nämlich beispielsweise der Eltern, gleichzeitig seine wahren Gefühle aber unterdrückt und verleugnet. Das aber ist immer ungesund und besonders schädlich, wenn sie in den Verhaltensregeln jemandes anderen wurzeln.

Gefühle entstehen auch in Körper und Psyche. Viele Heilsysteme assoziieren z.B. Wut mit der Leber. Übermäßige Wut schädigt die Leber am Ende ebenso wie übermäßige physische Belastung durch Alkohol, der nun selbst wiederum dafür bekannt ist, in hoher Dosierung aggressiv und wütend zu machen. Materieller und emotionaler Körper lassen sich energetisch nicht auseinanderdividieren.

Gefühle wirken auch auf den Mentalkörper. Wenn jemand gewohnt ist, kritisch und herabsetzend über einen anderen zu denken, werden solche Gedanken entsprechende Gefühle auslösen. Aus demselben Grunde führen glückliche und liebevolle Gedanken zu einem von Glück und Liebe erfüllten Emotionalkörper.

Manche Menschen glauben auch, dass wir energetische Prägungen aus früheren Leben auf dieser Erde mitbringen und diese ebenfalls auf den Emotionalkörper einwirken.

Im Emotionalkörper entsteht Homöostase nicht von selbst, man muss sich bewusst dafür entscheiden. Ohne bewusste Führung bleiben Emotionen unwillkürliche Reaktionen anstatt emotionale Erwiderung zu sein. Jedesmal wenn ich über einen Gefühlszustand auch noch obendrein ärgerlich zu werden drohte, erinnerte mich Dr. John sanft daran, dass ich selbst entscheiden kann, wie ich fühle. „Wenn wir uns unseren Gefühlen ohnmächtig überlassen, ist das, als ob der Schwanz mit dem Hund wedele", pflegte er zu sagen.

In dem Falle der Person, die ihre Leber durch exzessives Trinken zerstört, gibt es immer noch die bewusste Entscheidung gegen den Alkohol. In dem Falle der Person, die voller überkritischer Gedanken ist, besteht immer noch die Möglichkeit, anders zu denken. Auch zelluläre Erinnerungen aus vergangenen Leben können durch Bewusstheit überwunden werden. Wenn wir uns ihrer erst bewusst sind, können wir uns auch ganz bewusst dafür entscheiden, sie in unser Leben zu integrieren oder loszulassen, wenn sie uns beeinträchtigen sollten. Sind solche Muster einmal erkannt, können wir sie neu anordnen und aus unterschiedlichen Reaktionsmustern die auswählen, die uns auf unserem einzigartigen Lebensweg hilfreich sind.

Der Mentalkörper besteht aus Gedanken und Überzeugungen, er bildet den Rahmen für Fühlen und Handeln. Analog zum Emotionalkörper wird er ursprünglich im und durch den Sozialisationsprozess geformt. Man lehrt uns, was wir für wertvoll halten, wie wir uns selbst sehen und welche Ziele wir uns stecken sollen. Irgendwann im Leben erreichen wir dann aber den Punkt, an dem wir aussortieren müssen. Wir entdecken, dass wir neue Ideen aufnehmen und neue Überzeugungen bilden können, die mehr im Einklang mit unserer wahren Natur stehen. Jung nannte dies den Prozess der Individuation. Für ihn standen die Eroberung des eigenen Selbst und die Erfüllung der persönlichen Seelenmission im Mittelpunkt jeden Lebens auf Erden.

Und dann gibt es noch die Lebenskraft, das Formlose, das hinter der Form sich verbirgt, das Qi, das Göttliche in uns. Es ist der Grund unseres Daseins, der Teil von uns, der Teil von allem ist, unsere Quelle, unsere wahre Natur. Das Geistige, das so unendlich und alles durchdringend ist, ist paradoxerweise in jedem von uns wiederum auf einzigartige und persönliche Weise vorhanden. In ihm findet sich die ewig dauernde Geschichte jedes einzelnen Menschen ebenso wie der Plan seiner ganz persönlichen Entwicklung in der Zukunft. Manche nennen dies den Seelenaspekt des Menschseins, andere nennen es das Selbst. Wie auch immer man es bezeichnen mag, das Geistige ist das Fundament, das auch dann noch vorhanden ist, wenn die Illusion einer feststehenden Realität durchschaut wird. Wir wissen, es ist da, und doch können wir es nicht sehen, fühlen oder messen. Es durchdringt auch den physischen, Emotional- und Mentalkörper, und es beginnt weder mit der Geburt, noch endet es im Tode. Man kann es nicht mit Drogen unterdrücken oder entfernen oder mit den Mitteln der Medizin untersuchen. Dieser Teil von uns ist es, den wir am wenigsten begreifen, und in der westlichen Gesellschaft wird er weitgehend ignoriert, besonders im Gesundheits- und Erziehungswesen. Im 20. Jahrhundert ist das Geistige auf den Bereich der Religion reduziert, im übrigen Leben hat es anscheinend nichts verloren. Und leider wurde allzu oft versucht, die auf die Religion beschränkte Spiritualität durch sinnentleerte Rituale und Praktiken zu fördern, die ursprünglich auf Schuld und Furcht basieren.

Mit dem Aufkommen der Energetischen Medizin geht ein neu erwachtes Interesse am Schamanismus und den Behandlungsmethoden alter Kulturen und Völker einher, für die Gebet und Spiritualität integraler und notwendiger Bestandteil der Behandlung ist.

Die Chinesen haben schon immer an die Lebenskraft Qi geglaubt, die durch das Herz eintritt und durch den Körper fließt. Das Auftreten einer mentalen oder nervalen Störung war für sie offensichtliches Zeichen, dass das Qi im Körper „nicht zu Hause" ist. Diese spirituelle Kraft ist immer dann nicht zu Hause, wenn einer der drei übrigen Körper gestresst, falsch ausgerichtet, ignoriert, unterdrückt oder verleugnet wird. Krankheit tritt demnach dann auf, wenn wir nicht ganz bzw. vollständig sind, d.h. wenn wir einen Teil von uns nicht integrieren.

Will man wirklich einen neuen Weg zur Heilung einschlagen, dann muss dieser die ganze Person einbeziehen. Heilung erfordert also die Anerkennung und Einbeziehung aller vier Aspekte des menschlichen Seins.

Die drei übrigen Aspekte des Menschseins spiegeln sich im physischen Körper wider, d.h. er zeigt die Störungen der anderen Körper durch Krankheitssymptome an. Bevor die Krankheit tatsächlich körperlich in Erscheinung tritt, spielen sich die Störungen des Gleichgewichtes bereits im Energiefeld des Emotional- oder Mentalkörpers ab. Dauert die Disharmonie lange an oder nimmt sie extreme Formen an, erkrankt am Ende auch der spirituelle Körper.

Unser spiritueller Körper sucht sich in jeder einzelnen Inkarnation den geeigneten physischen Körper sowie die emotionalen und mentalen Herausforderungen. Einmal ganz in das Drehbuch des gewählten Lebens eingewoben, kann er tatsächlich seine unvergängliche Identität vergessen und vom Leben überwältigt Gefühle von Verlorenheit und Heimweh entwickeln. So entsteht Krankheit des spirituellen Körpers, die alle übrigen Körper in Mitleidenschaft zieht.

Auf der emotionalen Ebene können wir Gefühle unserer sozialen Programmierung entsprechend unterdrücken und verleugnen oder im Gegenteil zu deren Spielball werden. Jedoch beide unangemessenen Umgangsformen mit Gefühlen bergen die Gefahr von Disharmonie und Krankheit.

Passen wir uns geistig zu sehr der Masse an und verlieren unsere Individualität und die Fähigkeit zu selbstständigem Denken, erschaffen wir das Potenzial für das Auftreten von Krankheiten des Mentalkörpers, da wir von seiner inneren Ausrichtung abweichen.

Heute glaubt man, dass sich die Gesundheit durch ausreichende und auf die körperlichen Bedürfnisse abgestimmte Ernährung, ausreichend Bewegung und Schutz vor Wetter- und anderen Einflüssen am besten erhalten lässt. Diese Sicht der Dinge lässt jedoch die anderen Aspekte unseres Selbst - Gefühle, Gedanken und Spiritualität - vollkommen außer Acht.

Im gleichen Maße, wie wir uns innerlich vom Newtonschen Modell der Trennung von Körper und Geist verabschieden, erkennen wir mehr und mehr, wie Unausgewogenheit auf geistiger oder emotionaler Ebene sogar lebensbedrohliche Krankheiten nach sich ziehen kann. Dr. Bernie Siegel beispielsweise, ein amerikanischer Onkologe, also auf die Behandlung von Krebserkrankungen spezialisierter Arzt, berichtet in seinem Buch „Prognose Hoffnung" von einem jungen, an Krebs erkrankten Patienten. Dessen Erkrankung, so realisierte Siegel im Verlaufe der Behandlung, resultierte aus seinem Hass seiner Mutter gegenüber. Also fragte er ihn eines Tages, ob er bereit sei, seiner Mutter zu vergeben. Er antwortete: „Lieber sterbe ich." Und so geschah es.

Ein neues Modell von Heilung benötigt die Anerkennung des Menschen als Ganzes. Die Ebene, auf der Disharmonie herrscht, muss erkannt werden, zudem ist die Bereitschaft erforderlich, die Krankheit an ihrer energetischen Wurzel zu heilen.

In diesem neuen Heilmodell benötigen wir Mittel, die geeignet sind, sich auf der körperlichen Ebene niederschlagende Gefühle und Überzeugungen aufzulösen und dem Kranken zu ermöglichen, auf allen Ebenen wieder zu einem Zustand der Homöostase zurückzukehren.

Dies können wir mit Blütenessenzen und Energetischer Medizin erreichen. Hier liegt das Potenzial, den auf einer oder mehreren Ebenen in Disharmonie befindlichen Menschen durch Hinzufügen harmonischer Frequenzen wieder in seinen ursprünglichen Zustand des inneren Gleichgewichtes zurückkehren zu lassen. In den Essenzen schwingen die ganz grundlegenden Muster der Harmonie, das macht sie so effektiv.

Im 21. Jahrhundert muss die Medizin alle vier Aspekte des menschlichen Seins beachten. Es wird nicht mehr ausreichen, Spezialisten für das Funktionieren des physischen Körpers auszubilden. Menschen sind vieldimensional, und genauso muss auch die Medizin sein. Jetzt geht es um die Homöostase des ganzen Menschen, nicht nur um die seines Körpers.

In unserem neuen Modell der Heilung werden alle vier Ebenen sowie deren Zusammenwirken harmonisiert. Wir sehen den Menschen als kompliziertes und individuelles Netzwerk verschiedener Energien, deren Gesamtheit ihn so einzigartig sein lässt.

Wir stellen fest, dass sich wiederholende Gedanken- und emotionale Reaktionsmuster uns als Indikatoren für inneres Ungleichgewicht dienen können. Ein Mensch muss sich als Ganzes nicht notwendigerweise immer im Zustand der Homöostase befinden. Es ist allein der physische Körper, der über Selbstheilungsmechanismen verfügt, die anderen können nicht von sich aus in einen Zustand der Gesundheit zurückkehren.

Die Rückkehr zur Homöostase erfordert bewusstes Eingreifen. Wir haben die Wahl, uns selbst zu erlauben, das feine Zusammenspiel der vier menschlichen Ebenen immer bewusster zu erleben und unsere Behandlung darauf abzustimmen. Wir müssen also zuerst zur Übernahme der Verantwortung für uns selbst bereit sein, dann entdecken wir auch sich wiederholende und auskristallisierte Muster, die uns nicht mehr wirklich dienlich sind und unsere Gesundheit obendrein beeinträchtigen. Es ist z.B. durchaus möglich, dass uns plötzlich auffällt, wie jedes Mal, wenn wir wütend sind und anschließend grollen, ein damit korrespondierender Schmerz unter dem rechten Rippenbogen auftritt. Vielleicht entdecken wir, dass uns der rauhe Hals immer genau dann zu schaffen macht, wenn wir schlecht über jemand anderen reden. Wir können herausfinden, welche Farben, Klänge und auch Leute Zufriedenheit in uns auslösen und welche uns in Stress versetzen. Wenn uns all dies bewusst geworden ist, können wir uns auch bewusst dafür entscheiden, die automatisierte gedankliche oder emotionale Reaktion zu verändern. Ja wir vermögen sogar, all die alten Reiz-Reaktions-Muster aufzulösen, die unserer Gesundheit so lange abträglich waren. Sind wir dazu wirklich bereit, dann liefern uns die Essenzen alles Nötige, die Veränderungen erfolgreich herbeizuführen und durchzustehen.

Energiekarten und ihre Bedeutung

Die beiden ältesten bekannten Heilsysteme der menschlichen Geschichte betrachten den Menschen ganzheitlich, das heißt sie berücksichtigen körperliche, mentale, emotionale und spirituelle Aspekte unseres Daseins. Eines dieser beiden heißt Ayurveda, dessen Tradition sich in Indien bis in das fünfte Jahrhundert vor unserer Zeitrechnung zurückverfolgen lässt. Das andere ist die Traditionelle Chinesische Medizin, die etwa 300 Jahre v. Chr. ihre Ursprünge findet. Beide Heilsysteme kartografierten die Energiebahnen des menschlichen Körpers und fanden Methoden, sie therapeutisch zu beeinflussen.

Die sieben Chakren

Die Chakren bilden ein System, über das die Energiekörper untereinander sowie mit der geistigen Energie in Verbindung stehen. Chakren sind Energiezentren, die von klarsichtigen Menschen als rotierende Lichträder entlang der Mittellinie des menschlichen Körpers, allerdings außerhalb davon gelegen, beschrieben werden. Die Erkenntnisse über die Chakren entstammen dem indischen Ayurveda, das die Energiearbeit nicht nur als Weg zu spiritueller Entwicklung sondern auch als Mittel zur Erhaltung der Gesundheit ansieht. Man nimmt an, dass die Lebenskraft als Licht über das Kronen- oder auch Scheitel-Chakra genannte Energiezentrum am höchsten Punkt des Kopfes eintritt und dann in die Spektralfarben aufgefächert zu den übrigen sechs Chakren fließt und diese ebenso aktiviert wie die mit ihnen assoziierten inneren Organe des Menschen.

Die Chakren wiederum verteilen die Energie weiter an den Mental-, Emotional- und den physischen Körper. Sie dienen überdies als Energieleiter zwischen den drei feinstofflichen Körpern. Das Gesamtsystem der Chakren bildet ein energetisches Netzwerk, welches die feinen hochfrequenten Energien aus spirituellen Bereichen in das Körperliche überführt. Ein Chakra wird dann funktionsuntüchtig, wenn eine Verbindung zu einem der vier Körper durch auskristallisierte und verhärtete Energiemuster blockiert wird. Die Lebensenergie kann dann nicht mehr an den einzelnen Zellen zugänglichen Frequenzbereich angepasst werden. Eine solche Kristallisation von Energie entsteht entweder durch lang andauernde Erfahrungen, die zunächst nur eine gewisse Spannung herbeiführten, oder durch besonders intensive.

In der ayurvedischen Tradition kennt man die sieben Chakren des Menschen, die alle in der Nähe großer Nervengeflechte und/oder Hormondrüsen lokalisiert sind. Durch die Arbeit mit Meister Choa Kok Sui lernte ich es, darüber hinausgehend weitere Chakren einzubeziehen, so dass ich heute mit elf Hauptchakren arbeite. Durch jedes Chakra fließt die Energie, die man Prana, Qi oder Lebensenergie nennen kann, in den Körper. Dabei besitzt jedes Chakra auch eine Verbindung zum mentalen, emotionalen und physischen Bereich. Im Folgenden beschreibe ich die wesentlichen Merkmale jedes der sieben Hauptchakren.

Das erste, auch Wurzel- oder Basis-Chakra genannt, befindet sich aus körperlicher Sicht an der Basis der Wirbelsäule, am Steißbein. Hier geht es vor allem um den Überlebensinstinkt und die grundlegenden Bedürfnisse von Nahrung, Schutz und Sicherheit. Dieses Chakra steuert z.B. den Energiefluss bei der Geburt. Wenn wir heranwachsen, hält uns das Wurzel-Chakra gut geerdet und sorgt für festen Boden unter den Füßen. Weiter steht es in Beziehung zu den Adrenalin produzierenden Hormondrüsen, d.h. es steuert den überlebenswichtigen „Flucht oder Kampf"-Mechanismus in Gefahrensituationen. In unseren post-industriellen Zeiten gibt es jedoch vergleichsweise nur wenige körperliche Gefahren, denen man ausgesetzt ist. Dieses im Körper zuunterst befindliche Chakra hat heutzutage hauptsächlich mit der Verarbeitung alltäglichen Stresses zu tun.

Das zweite Chakra wird nach dem Os Sacrum, dem als Kreuzbein bezeichneten Teil der Wirbelsäule, Sakral-Chakra genannt. Dieses Energiezentrum reguliert Sexualität und Kreativität. Es bringt uns Inspiration mentaler und kinästhetischer Art und stimuliert die Sexualität. Sexuelle Energie ist äußerst kraftvoll und beeinflusst auch viele weitere, nicht-sexuelle Bereiche. Künstler, Dichter, Tänzer verwenden sie ebenso wie gute Verkäufer. Die Herausforderung besteht darin, die sexuelle Energie weise anstatt missbräuchlich einzusetzen.

Das dritte Chakra befindet sich in Höhe des Sonnengeflechts und ist der Sitz der Emotionen. In ihm existieren die astralen Muster sowohl aus vergangenen Leben wie auch Prägungen, die man früher im derzeitigen Leben erhielt. In diesem Energiezentrum entwickeln sich Ego und persönliche Identität. Die Herausforderung des Sonnengeflechts-Chakras liegt in der Klärung des Karma und der Verarbeitung von Gefühlen. An diesem Ort können wir automatisierte unbewusste Reaktionsmuster in bewusstes emotionales Agieren transformieren. Unbewusste Emotionen haben ihren Sitz in diesem Chakra und tragen dort zur Entstehung energetischer Blockaden bei.

In einigen spirituellen Texten werden die unteren drei Chakren der niederen Natur des Menschen zugeordnet, während die drei oberen in Beziehung zur höheren Natur gestellt werden. Wenn es jedoch um die Gesundheit geht, ist die optimale Funktionstüchtigkeit aller Chakren von entscheidender Bedeutung.

Das vierte Energiezentrum ist das Herz-Chakra, es dient als Mittelpunkt und Verbindungsstelle, sozusagen als Herzstück zwischen den drei unteren und oberen Chakren. In der Mitte der Brust gelegen wird das Herz-Chakra mit den Qualitäten von Liebe und Mitgefühl assoziiert. Hier werden die wichtigen Fragen von Identität und Überlebensfähigkeit konzentriert und umgeformt in urteilslose Annahme seiner selbst und der anderen. Betrachtet man die Welt sozusagen mit den Augen des Herzens, dann sieht man nichts als Liebe. Bedingungslose Liebe ist ein Phänomen, das man häufig bei kleinen Kindern und alten Menschen beobachten kann. Die einen strahlen noch Unschuld aus, während die anderen gelernt haben, ihre Lebenserfahrungen mit Gleichmut zu akzeptieren.

Das fünfte Chakra ist dem Hals zugeordnet, hier geht es um Selbstausdruck und Kommunikation. Es besteht eine enge Bindung zum zweiten Chakra, dem Zentrum von Kreativität und Sexualität. Ein ausgeglichenes Kehl-Chakra kann die Energie des Sakral-Chakras nutzen, uns anderen liebevoll und kreativ begegnen zu lassen.

Das Dritte Auge liegt in der Mitte der Stirn, es ist der Ort des sechsten Chakras und der höheren Wahrnehmung. Hier befindet sich das Zentrum zur Aufnahme feinerer

Informationen, als man üblicherweise über das Sehen, Hören und Tasten aufnehmen kann. Die hier gewonnenen Informationen bringen tiefe Einsichten. Die mit dem sechsten Chakra assoziierte Hormondrüse ist die Hypophyse. Befindet sich dies Organ nicht in einem Zustand des Ausgleiches, resultieren daraus Frustration über die eigenen Lebenserfahrungen und Depressionen.

Das siebte Chakra befindet sich auf dem Schädeldach am höchsten Punkt des Kopfes und heißt Kronen- oder Scheitel-Chakra. Es stellt die Einlasspforte zu „allem, was ist" dar. Hier findet sich das Potenzial zu einem gemeinsamen Bewusstsein. Trennungen zwischen dem Ich und dem Du existieren hier nicht. (siehe Tabelle 1)

Diese Zentren feiner Energie spielen eine herausragende Rolle beim Transport der Essenzen hin zu jeweils demjenigen der vier erwähnten Körper, wo sie benötigt werden.

Dringt ein energetisches Heilmittel über die Mundschleimhaut oder Oberhaut, dann gelangen die materiellen Aspekte in den Blutstrom. Ihre Energie hingegen wird von den Energiebahnen des Körpers und dem avisierten Chakra gleichsam aufgesogen. Man kann die Chakren als eine Art „Transformatorenkästchen" betrachten, die den Fluss der Essenzenenergien genau zu dem feinstofflichen Körper weiterleiten, der sie am dringendsten braucht. Innerhalb der feinstofflichen Körper fließt die Energie weiter über das Meridiansystem, wie wir es aus der Chinesischen Medizin kennen.

Die Meridiane der Traditionellen Chinesischen Medizin

In der Chinesischen Medizin werden 14 Hauptmeridiane beschrieben, die als Energiekanäle dienen, durch die das Qi oder die Lebenskraft sämtliche Körper- und Seelenbereiche durchströmt.

Qi schreitet vom Formlosen hin zur Form und zirkuliert angetrieben durch das dynamische Spannungsverhältnis von Yin und Yang. So gibt es für jeden Yin-Meridian einen Yang-Partner und umgekehrt.

Die beiden wichtigsten Meridiane verlaufen entlang der Mittellinie auf Vorder- bzw. Rückseite des Körpers. Der vordere Meridian wird als Konzeptionsgefäß bezeichnet, der auf der Körperrückseite als Gouverneursgefäß. Beide Meridiane dienen als Speicher der Qi genannten Energie, um sie gegebenenfalls einem oder mehreren der übrigen zwölf Meridiane zuführen zu können. Darüber hinaus besitzen sie grundlegende Bedeutung bei der Verbindung der sieben Chakren untereinander.

Die weiteren zwölf Meridiane werden nach den ihnen zugeordneten Körperorganen bezeichnet, deren Vitalfunktionen sie fördern. Ganz ohne Zweifel hat man in der Chinesischen Medizin seit jeher eine ganzheitliche Perspektive eingenommen. Jeder einzelne Akupunkturpunkt auf den Meridianen hat einen exakt definierten Einfluss auf bestimmte körperliche, emotionale, mentale und spirituelle Vorgänge. Krankheit wird als energetisches Defizit oder Überangebot sich anstauender Energie angesehen. Das kann sich in jedem Meridian oder feinstofflichen Körper ereignen, und jedes Mal wird der ganze Mensch in Mitleidenschaft gezogen. Die wellenförmig das Meridiansystem durchlaufende Energie ist in einem Zweistundenrhythmus in jeweils einem der Meridiane am stärksten konzentriert.

Innerhalb von 24 Stunden durchläuft diese Welle maximaler Energie sämtliche Meridiane. Jeder Meridian wiederum steht unter dem Einfluss eines der fünf Elemente der Chinesischen Medizin. Vereinfachend könnte man den menschlichen Körper als zusammengesetzt aus den fünf Elementen bezeichnen, die sich gegenseitig erschaffen und überwachen und alle Meridiane beinhalten.

Feuer beispielsweise ist das Element, das die Meridiane des Herzens, Dünndarmes, Meister des Herzens und Dreifacher Erwärmer steuert. Es ist das einzige Element, dem vier Meridiane zugeordnet sind. Dabei sind diejenigen des Herzens und des Meisters des Herzens Yin-, während die des Dünndarmes und des Dreifachen Erwärmers Yang-Meridiane sind. Herz- und Dünndarmmeridian stehen in direkter Beziehung zu den Organen gleichen Namens. Das Herz sieht man dabei als König an, als obersten Lenker, der die Ordnung insgesamt und in allen Bereichen aufrecht erhält.

Der Dünndarmmeridian spielt die Rolle eines Alchemisten. Er sorgt körperlich für Trennung des Reinen vom Unreinen und hilft zudem, Gedanken und Gefühle zu ordnen.

Die physisch engste Verbindung des Meridianes des Meisters des Herzens besteht zum Herzbeutel, der das Herz ganz umschließt. Der Herzbeutel schützt das Herz vor Verletzung sowohl körperlicher wie emotionaler und spiritueller Art.

In der alten Chinesischen Literatur wird der Dreifache Erwärmer Meridian häufig durch drei im Unterbauch, im Sonnengeflecht und in der Brust lokalisierte Feuer dargestellt. Diese korrespondieren interessanterweise schon aufgrund ihrer Lage mit dem zweiten, dritten und vierten Chakra. Zwar gibt es kein spezielles Körperorgan, welches dem Dreifachen Erwärmer zugeordnet ist, seine Aufgaben liegen dafür klar auf den Gebieten von Ausscheidung und Fortpflanzung, Verdauung und Nährstoffaufnahme, sowie Kreislauf und Atmung. Die drei Feuer sind also nötig, alle drei genannten wesentlichen Funktionen aufrecht zu erhalten und zu steuern. Der Meridian selbst stellt das Netzwerk zur Verfügung, über das die einzelnen Aufgaben koordiniert werden. Und - wie der Name schon andeutet - er dient der innerkörperlichen Steuerung von Temperatur und Energie.

Befindet sich das Feuerelement nicht in Balance, können Blut- und Kreislauferkrankungen, sexuelle und Temperaturregulationsstörungen daraus resultieren, zudem sammeln sich Giftstoffe im Körper an.

Feuer strahlt Licht und Wärme aus. Solche Energie regt Kommunikation und Beziehungsfähigkeit an und nährt die Sehnsucht nach Glück, die zur Liebe führt. Feuer ist auch der Ort des Mitgefühls. Gesundes Feuer ist lebendig und intensiv, es regt alle übrigen Elemente an. Ohne Feuer kann kein anderes Element im Körper existieren. Das zugeordnete Gefühl ist das der Freude, der zugeordnete Klang ist Lachen. Harmonie des Feuerelementes zieht spontanes Entzücken nach sich. Mehr als jedes andere Element kann Feuer Enthusiasmus initiieren. Das Wort ‚Enthusiasmus' wurde ursprünglich vom griechischen „en theos" abgeleitet und bedeutet „in Gott", somit ist Enthusiasmus der Weg der und zur spirituellen Einheit. Im Feuer zu Hause ist Shen, der den Geist anfeuert. Mangel an Feuer ist demnach gleichbedeutend mit Mangel an Lebenslust und Depression, denn Shen fehlt. Erkennbar sind Menschen, denen es so ergeht, am leeren Blick, an Schlaf-, Konzentrations- und Gedächtnisstörungen. Feuer erschafft Erde, das nächste Element in der Chinesischen Gesundheitsphilosophie.

Im Erdelement gibt es den Milz-Pankreas-Meridian als Kanal von Yin-, sowie den Magenmeridian als Kanal von Yang-Energie. Die Milz übernimmt Transportaufgaben, ihr Meridian verteilt Qi, Blut und Nährstoffe im gesamten System, vergleichbar einer Mutter, die einen sowohl körperlich wie emotional nährt.

Der Magenmeridian dagegen übernimmt die Aufgabe, die Lebensmittel zu zerkleinern, aufzuspalten und für die Verdauung vorzubereiten. Er spielt außerdem eine Rolle bei der „Verdauung" von Gedanken und Gefühlen.

Menschen, deren Erdelement nicht in Ordnung ist, entwickeln leicht zwanghafte Verhaltensweisen und Vorurteile, denn dem Mentalen fehlt es an Erdung, sprich Realismus. Häufig leiden sie an Verdauungs- oder Essstörungen.

Das Erdelement ist für unser Sein wie fruchtbarer Boden. Es verbindet uns mit dem irdischen Plan und dem physischen Körper, den unsere Seele bewohnt. Werden wir gut mit allem versorgt, was wir körperlich, emotional, mental und spirituell benötigen, fällt es uns leicht, unsere Inkarnation vollständig zu erleben. In einem gewissen Sinne sind wir alle „Fremde in einem fremden Land"[1], das mit dem Erdelement korrespondierende Gefühl ist Einklang und Einfühlungsvermögen. Der Klang der Erde ist Gesang.

Der Sinn der Erde liegt im Ich, im Streben nach Nahrung, Unterstützung und Begreifen, was ich bin. Aus dem Element Erde entsteht Metall.

Zum Element Metall gehört der Lungenmeridian als Gefäß des Yin und der Dickdarmmeridian als das des Yang. Beide Meridiane wirken reinigend.

Der Lungenmeridian dirigiert die Atmung und alle anderen biologischen Rhythmen wie beispielsweise den Craniosacral-Puls. Er nimmt reines Qi direkt aus dem Himmel auf und befördert es über den Blutstrom zu jeder einzelnen Zelle.

Der Dickdarmmeridian ist der große Ausscheider, er befördert alles Unreine aus Körper, Geist und Seele nach draußen und macht uns so rein und leuchtend.

Metall im Ungleichgewicht kann Atemwegserkrankungen wie Asthma, Bronchitis oder Kehlkopfentzündung nach sich ziehen oder sich als Verdauungsstörungen begleitet von Durchfall oder Verstopfung manifestieren. Diesen Problemen auf der körperlichen Ebene entsprechen beispielsweise die Unfähigkeit, neue Ideen aufzunehmen oder zu entwickeln, oder das Festhalten der Vergangenheit auf der mentalen bzw. emotionalen Ebene.

Metall ist ein kaltes, festes und hartes Element, ist aber zugleich auch Quell eines Reichtumes in Form von wertvollen Metallen, die zur Aufrechterhaltung eines gesunden Lebens unverzichtbar sind, nämlich Mineralien und Spurenelemente. Metall strebt nach spiritueller Wahrheit und Reinheit.

Der Klang des Metalles ist Weinen, das Gefühl Kummer. Das Wesen des Metalles ist Po, unsere animalische Seele und das Reich der Begierde. Es konfrontiert einen mit den gleichen Herausforderungen wie das achte Haus in der Astrologie: Geld, Sex, Tod, Macht. Das Element Metall bringt das Element Wasser hervor.

Zum Element Wasser gehören die Meridiane der Blase und der Niere. Letzterer ist ein Yin-Meridian und kontrolliert den gesamten Wasserhaushalt des Körpers. Er dient als Speicher der Lebensenergie, von hier aus durchfließt die Urenergie den Körper. Damit ist etwas gemeint, das man als den göttlichen Plan bezeichnen könnte, die

---

[1] „Stranger in a strange land", Romantitel von Robert Heinlein

ursprüngliche energetische Matrix für das Entstehen des Lebens: Ei, Samenzelle und DNS.

Blase, gemeint ist Harnblase, ist der Yang-Meridian, er dient als Speicher aller Körperflüssigkeiten.

Ein unausgewogenes Wasser-Element kann Energieprobleme nach sich ziehen wie Rückenschmerzen, Störungen des Urogenitaltraktes, Erkrankungen des Nervensystemes wie Multiple Sklerose und Parkinsonsche Krankheit, Unfruchtbarkeit, Zahn- und Knochenleiden und Mangel an Willenskraft.

Wasser als Element ist kalt, tief, transparent und transportierend. Es ist dauerhaft und reinigend. In der Natur gibt es keine mächtigere Kraft, um Massives wie Fels aufzulösen. Sein Klang ist Seufzen, seine Emotion Furcht. Wasser bestimmt den Willen, vor allem den Überlebenswillen. Sein Wesen ist Chih, der Ort unserer Willenskraft. Wasser erschafft Holz.

Zum Holz gehören die Meridiane der Leber und der Gallenblase. Leber ist ein Yin-Meridian. Seine Funktion könnte man mit der eines Generals vergleichen, der sich durch glänzende strategische Pläne auszeichnet. Über den Leber-Meridian wird das gesamte Körper/Geist-System entgiftet, er bringt allen Meridianen Klarheit und Ordnung.

Der Gallenblasen-Meridian ist der Yang-Partner des Holz-Elementes. Er ist für die Entscheidungsfähigkeit und weise Urteilskraft zuständig.

Gibt es im Holz-Element Ungleichgewichte, können daraus Muskel- und Sehnenprobleme, Epilepsie, Seh- und Menstruationsstörungen resultieren. Es können auch Wut, Selbstmitleid und Unentschlossenheit auftreten.

Holz verbindet Erde und Himmel ähnlich einem Baum, der im Boden fest verwurzelt ist, während sich seine Zweige zum Himmel erheben. Bäume sind zugleich stark und ausdauernd und beweglich und biegsam. Im Holz liegt die Quelle der Kreativität, es steht auch für Geburt und Erneuerung. Holz aktiviert die im Wasser-Element angelegten energetischen DNS-Muster. Der Klang des Holzes ist Schreien, das Gefühl ist Zorn. Das Wesen des Holzes ist Hun, die kreative Ausdruckskraft. Die Chinesen behaupten, Hun sei darin einzigartig, dass wir es von einer Inkarnation zur nächsten mitnehmen können. Hun ist der große Motivator für den bestmöglichen kreativen Ausdruck der Seele in jedem Leben (siehe Tabelle 2).

Das oben Beschriebene zeigt nur einen kleinen Ausschnitt des breiten Spektrums der Chinesischen Medizin, führt aber einige Schlüsselworte für das Übertragen ihrer Prinzipien auf die Blütentherapie auf. Die folgenden Fallgeschichten mögen dazu dienen, das bisher Gelesene aus anderer Perspektive zu beleuchten.

Fallstudien zur Beziehung von Blütenessenzen und Chinesischer Medizin

Feuer

Eine 45-jährige Frau konsultierte mich zwecks Akupunkturbehandlung. Sie stand unter außergewöhnlich großem Stress. Sie war erst kürzlich in unsere Stadt gezogen und hatte eine Menge Zeit, Geld und Energie in den Aufbau eines neuen Lebens und die Aufnahme einer neuen Arbeit hier investiert. Am Wochenende vor ihrem Termin war sie zu ihrem vorherigen Wohnort gefahren, um dort ihren früheren Partner zu treffen. Dieser befand sich in so tiefer Depression, dass er dadurch sogar arbeitsunfähig geworden war. Nun glaubte sie, der einzige Weg, ihr Leben wieder in Ordnung zu bringen, bestehe darin, zu ihm zurück zu gehen und ihm diese schwere Zeit seines Lebens zu erleichtern, auch wenn dies bedeutete, ihre eigenen Träume und Pläne aufzugeben. Ihr Gesicht war deutlich gerötet, sie sprach äußerst schnell und beklagte sich über steife Gelenke und gefühlsmäßige Spannung. Der Puls ihres Herz-Meridianes war erheblich geschwächt[1].

Ich stach einige Punkte der dem Holz zugeordneten Meridiane, um die Gefühlsspannung und die körperliche Starre zu mildern, der Herz-Meridian zeigte über den Puls dennoch deutliche Schwäche an.

Dann gab ich ihr einen Tropfen Jellyfish auf den dem Herz-Meridian zugeordneten Akupunkturpunkt im Ohr. Die Spannung wich aus ihrem Sonnengeflecht wie ein Dampfwölkchen. Ihr Körper entspannte sich und auch der Puls des Herz-Meridianes stabilisierte sich.

Erde

Eine 36-jährige Frau kam zur Akupunktur- und Blütenbehandlung. Sie war soeben eine neue Beziehung eingegangen, doch obwohl sie glücklich war, fand sie es schwierig, mit den Kindern ihres neuen Partners auszukommen. Sie hatte wieder begonnen, sich zu überessen (ein altes Muster), und nahm schnell an Gewicht zu. Sie fühlte sich überflüssig und nicht beachtet, wenn die Kinder anwesend waren.

Ich nadelte bei ihr den Milz-Meridian und gab ihr Urchin-Essenz. Sie nahm wieder ein gesundes Essverhalten an und begann, die Bereiche ihres Lebens zu heilen, in denen sie sich missverstanden und nicht akzeptiert fühlte.

---

[1] Die Pulsmessung der Chinesischen unterscheidet sich stark von derjenigen der westlichen Medizin, die nur eine einzige Pulsqualität kennt, nämlich die Anzahl der Schläge pro Minute. Jeder Meridian besitzt seinen eigenen Puls, dessen unterschiedliche Einzelqualitäten (z.B. weich oder hart) man an verschiedenen Stellen des Unterarmes misst.

Metall

Eine 55-jährige Frau kam zur Akupunkturbehandlung. Ihre Mutter war kürzlich verstorben, sie selbst fühlte sich traurig und erschöpft. Sie entwickelte einen hartnäckigen Husten, der sie an ihr eigenes Altern und Sterben erinnerte und somit in Furcht versetzte. Sie träumte häufig von ihrer Kindheit und der Beziehung zu ihrer Mutter. Ihr oberer Rücken, der Bereich also, der mit der Lunge assoziiert ist, war stark angespannt, und sie litt zusätzlich unter extremer Verstopfung. Die meisten Punkte ihres Lungen-Meridianes waren schmerzhaft.

Ich dachte sofort an Purple Crocus und Starfish, beides Mittel gegen Kummer. Der Muskeltest erbrachte eine positive Reaktion auf Starfish. In der Kinesiologie zeigt ein starker Muskel im Test an, dass jemand positiv auf ein Mittel reagiert. Die Kinesiologie ist eine Art Biofeedbackverfahren, auf das ich im Abschnitt über das Auswählen der geeigneten Essenz noch genauer eingehen werde.

Diese Frau hatte eine besonders starke Beziehung zum Meer, das auf sie tröstend und beruhigend wirkte, daher, glaube ich, war Starfish für sie die beste Wahl. Eine Menge ihrer körperlichen und emotionalen Beschwerden resultierten aus ihrer Unfähigkeit, die alte Form der Beziehung zu ihrer Mutter loszulassen. Sie wünschte sich, einen neuen Umgang mit ihrer Mutter zu erlernen, die nun verstorben war. Nach ein paar Tagen der Einnahme dieser Essenz begann sie, ein Tagebuch zu führen. Dieses wurde zu einem machtvollen Instrument des Umganges mit ihrer Mutter, da sie beim Schreiben immer neue, zuvor unbewusste Erinnerungen entdeckte, welche die Beziehung schließlich zu heilen vermochten.

Wasser

Eine 43-jährige Frau kam, um sich Essenzen verschreiben zu lassen. Sie beklagte sich über Stauungen in der Lunge, Schmerzen im rechten Eierstock und Wassereinlagerungen in ihren Beinen. Unter den Augen hatte sie dunkle Ringe. Sie sprach in einem monotonen Brummen. Auf die Frage, was sie in ihrem Leben so tue, beschrieb sie sich selbst als „im Übergang befindlich", wusste jedoch nicht, welcher Schritt als nächster zu tun sei. In ihrer Anamnese gab es eine Reihe von Knochenkrankheiten, von denen eine als Knochenkrebs diagnostiziert worden war. Nach der Geburt ihres zweiten Kindes hatte sie ein akutes Nierenversagen durchgemacht. Ich gab ihr eine Mischung aus Blue Camas, Candystick und Death Camas. Jede einzelne dieser Essenzen wirkt auf den Nieren-Meridian.

Bereits am nächsten Tage waren die Schwellung der Beine und der Stau in der Lunge verschwunden. Als ich sie in der folgenden Woche wieder sah, waren auch die dunklen Augenringe fort. Sie berichtete, mit automatischem Schreiben in Trance begonnen zu haben, und fand, dies sei der richtige nächste Schritt für sie.

Tabelle I

Chakra	1 - Basis	2 - Sakral	3 - Sonnengeflecht
Hindu Name	Muladhara	Svadhisthana	Manipura
Sitz	Steißbein	Becken	oberhalb des Nabels
Farbe	Rot	Orange	Gelb
Thema	Überleben, Sicherheit, grundlegende Bedürfnisse des Lebens, die Basis des Lebens	Sexuelle Energie, Selbstausdruck in der Sexualität und Kreativität	Selbstentwicklung, Identität in der Welt, Herausforderungen bestehen, karmische Probleme lösen
Meridian	Blase, Dickdarm	Milz, Niere	Leber, Gallenblase, Magen, Dünndarm
Hormondrüse	Nebennieren	Geschlechtsdrüsen	Bauchspeicheldrüse, Leber
Planet	Erde, Saturn	Mond, Pluto	Mars, Sonne
Funktion	Überleben	Sexualität	Macht und Wille

4 - Herz	5 - Kehle	6 - Stirn	7 - Scheitel
Anahata	Visuddha	Ajna	Sahasrara
Zentrum der Brust	in der Kehle	Mitte zwischen den Brauen	Scheitel
Grün/Rosa	Blau	Indigo	Violett
Liebe, Mitgefühl, Hingabe, Annahme, Urteilslosigkeit	Selbstausdruck, Kommunikation, Wissen	spirituelle Wahrnehmung, Klarsichtigkeit, Klarhören, Einsicht	spirituelles Erwachen, gemeinsames Bewusstsein, Einheit mit dem Göttlichen
Herz, Meister des Herzens	Lunge, Magen	Konzeptionsgefäß, Gouverneursgefäß	breite Trossstraße (Chong Mo), Gürtelleitbahn (Dai Mo)
Thymusdrüse	Schilddrüse	Zirbeldrüse	Hirnanhangdrüse
Venus	Merkur	Jupiter, Neptun	Uranus
Liebe, Gemeinschaft	Kommunikation	Intuition	Anmut

Holz

Ein 41-jähriger Mann kam mit Schmerzen unter dem rechten Rippenbogen in die Praxis, die sich stets nachts in der Einschlafphase verschlimmerten. Vor ein, zwei Uhr früh war an Schlafen gar nicht zu denken. Um diese Zeit fließt übrigens die erwähnte Energiewelle des Qi durch den Leber-Meridian. Das Weiße seiner Augen wies eine bräunliche Verfärbung auf. Er klagte über Stimmungsschwankungen, Reizbarkeit, Verwirrungszustände und Entschlussschwäche. Diese Symptome traten zum ersten Mal auf, als er in einer Fabrik zu arbeiten begann, die einen hochgiftigen Klebstoff herstellte. Er fühlte sich ganztägig müde.

Er bekam zwei Essenzen. Die erste war Mussel, diese sollte er bei Ärger und Reizbarkeit als Badezusatz verwenden. Die andere war eine Mischung aus Arbutus, Chickweed und Pipsissewa zur oralen Einnahme.

In der ersten Nacht nach Beginn der Einnahme hatte er einen Traum, in dem sein Rücken und seine Leber von einem Speer durchbohrt wurden. Er erwachte mit einem Aufschrei und war schweißgebadet. Am folgenden Tag fühlte er sich sehr entspannt und registrierte eine gesteigerte geistige Klarheit. Der Schmerz in seiner Leber war verschwunden.

Weitere Fallgeschichten

Eine 37-jährige Frau verletzte sich am unteren Rücken durch ungeschicktes Heben einer schweren Last. Eine einwöchige Physiotherapie brachte nur geringen Erfolg. Sie erhielt eine Kombination aus Candystick für den Beckenbereich und Salmonberry für die Wirbelsäule zur Anwendung als Bad. Daraufhin erfuhr sie eine unmittelbare Entspannung ihrer Muskelkrämpfe, so dass die Physiotherapie endlich greifen konnte und den gewünschten Erfolg hatte.

Ein 43-jähriger Mann kam zu mir wegen Asthma und Unterzuckerung. Er war ein Vietnamveteran und trug aus dieser Zeit noch eine Menge Spannung in sich.

Er klagte über Schwindelanfälle und Blackouts, sobald er ein paar Stunden keine Nahrung zu sich nahm.

Ich verschrieb ihm eine Mischung aus Barnacle und Surfgrass. Im Nachhinein erkannten wir, dass Barnacle ihm erleichterte, seine traumatischen Kriegserfahrungen innerlich loszulassen und seine weibliche Seite auszuleben, die er seit dieser Zeit vollständig unterdrückt hatte. Surfgrass diente, die Todesangst aus dieser Zeit aufzulösen. Sein Asthma verschwand wenigstens zeitweise, die Unterzuckerung mit ihren Begleitsymptomen kehrte nie wieder.

Eine 19-jährige junge Frau kam zu mir wegen ihrer Essstörung. Sie litt an Bulimie, d.h. sie überaß sich, um das Gegessene anschließend wieder auszubrechen. Sie fühlte sich von ihren Eltern unerwünscht und ungeliebt. Es schien, als wolle sie die mangelnde Liebe ihrer Eltern durch übermäßiges Essen kompensieren, hasste sich jedoch zugleich dafür. Aus diesem selbstzerstörerischen Muster schien es für sie keinen Ausweg zu geben. Ich akupunktierte ihren Milz-Meridian und gab ihr Sea Anemone, die eine besondere Beziehung zum Leber-Meridian aufweist. Anscheinend war ihr Erde-Element nicht stark genug, ihr Holz-Element zu stützen, zudem schien das Überessen ihren kreativen Selbstausdruck zu blockieren. Ich bat sie, mir zur nächsten Sitzung ein paar selbst gemalte Bilder mitzubringen. Als sie zehn Tage später wiederkam, hatte sie bis dahin keine einzige Essattacke mehr erlebt, brachte hingegen ganz erstaunliche Bilder mit in die Praxis. Sie schienen Bilder wiederzugeben, die sie mit ihrem dritten Auge gesehen hatte. Sea Anemone hatte ihr Leben vollständig verändert, und seitdem hat sie keinen einzigen Bulimieanfall mehr erlebt.

Eine 50-jährige Frau, die anscheinend ganz gesund war, hatte Probleme mit dem Autofahren. Besonders nachts fiel es ihr schwer, nicht am Steuer einzuschlafen. Zeitweise erlitt sie derart heftige Müdigkeitsanfälle, dass ihr nichts übrig blieb, als an den Straßenrand zu fahren und eine halbe Stunde lang zu schlafen. Ich fragte sie, ob sie denn nachts gut schlafen könne.

Sie sagte, sie ginge nie vor Mitternacht oder ein Uhr früh ins Bett und erwachte gegen sechs Uhr morgens. Es fiel ihr nicht schwer einzuschlafen, sie fühlte jedoch immer den Drang, bis zum späten Abend noch vermeintlich wichtige Dinge zu erledigen. Mir schien, als brächte sie ein innerer Zwang dazu, jeden Tag lange aktiv zu bleiben. Offensichtlich diente dies zur Stärkung ihres Selbstwertgefühles. Ich dachte sofort an Polyanthus, das Mittel schlechthin bei niedrigem Selbstwertgefühl. Schon in der ersten Nacht hatte sie keinerlei Müdigkeitsprobleme beim Fahren mehr. Seitdem sind sie nie wieder aufgetreten.

Herstellung und Verschreibung der Essenzen

Wie wir Essenzen herstellen

Eine Essenz herzustellen, ist immer ein bisschen geheimnisvoll, macht aber auch viel Freude und birgt so manche Überraschung. Zuerst natürlich muss man die richtige Pflanze finden. Die Suche danach führte mich schon an Orte, die ich vermutlich sonst niemals entdeckt hätte. Ich begebe mich immer ganz gezielt an Plätze im Herzen der Natur, weit ab von der Hektik des alltäglichen Lebens, wo es keine Störungen durch Autoverkehr, Überlandleitungen und sonstige menschliche Einflüsse gibt. Dort findet man noch vollkommen natürliche und reine Pflanzenenergien.

Zuerst verbringe ich einige Zeit mit der Pflanze, betrachte sie genau, ziehe aus Standort und Wachstum erste Schlüsse und stimme mich eine Weile meditativ auf ihre Energie ein. Dann bitte ich den Pflanzengeist um Erlaubnis, einige der Blüten pflücken zu dürfen. Ich suche stets diejenigen aus, die ihre Lebensenergie am intensivsten ausstrahlen. Alle Pacific Essences werden aus voll eröffneten Blüten unter Beigabe einiger Knospen und Blätter hergestellt, um alle Manifestationen der pflanzlichen Energie einbeziehen zu können.

Die brauchbaren Pflanzenteile werden sorgfältig und vorsichtig abgepflückt und in eine mit Wasser gefüllte Kristallschale gelegt. Anschließend wird das Schälchen mindestens eine Stunde lang unweit des Fundortes der Pflanze in die Sonne gestellt. In manchen Fällen nehme ich das Schälchen mit Blüten und Wasser auch mit nach Hause und stelle es dort unter eine Pyramide. Die Zeit der Extraktion der Blütenenergie eignet sich besonders dazu, Informationen über das Heilpotenzial der Pflanze zu erlangen. Z.B. notiere ich mir Besonderheiten der Form, Farbe und Beschaffenheit der Blüten, wodurch ich weitere Hinweise über die Signatur der Pflanze gewinne. Während die Sonne die Pflanzenenergie auf das Wasser überträgt, lohnt sich auch die meditative Kommunikation mit dem Pflanzengeist, dem ich die Frage stelle, welche Aufgabe die Pflanze auf der Erde wahrnimmt.

Ist der Vorgang der Energiegewinnung abgeschlossen, bedanke ich mich bei den Pflanzengeistern und mische das energetisch aufgeladene Wasser mit derselben Menge Alkohol. Dieses Gemisch bezeichnet man als Mutteressenz. Schließlich lege ich die verwendeten Blüten unter einen Baum im Garten, gebe etwas von dem Wasser dazu und drücke so der Erde meinen Dank aus.

Um die üblichen Vorratsflaschen (Stock Bottles) herzustellen, gibt man sieben Tropfen der Mutteressenz in ein Gemisch aus 40% Alkohol und 60% Wasser.

Die Einnahmeflasche schließlich wird im Allgemeinen mit einer Mischung aus 25% Alkohol und 75% Wasser gefüllt. Hinein gibt man zwei Tropfen der jeweils angezeigten Essenz bzw. Essenzen. Es hat sich jedoch herausgestellt, dass die Beachtung der Signatur der Pflanze die Energie der Einnahmeflasche noch einmal verstärkt. Blue

Camas beispielsweise besitzt sechs Blütenblätter, also lohnt es sich, entsprechend sechs Tropfen aus der Vorratsflasche in die Einnahmemischung zu geben, während man von Periwinkle besser fünf Tropfen nimmt.

Bei Pacific Essences verwenden wir bei allen Schritten der Herstellung immer reines Quellwasser. Eine Ausnahme bilden die Meeresessenzen. Quellwasser ist lebendig und rein, in ihm finden sich die Qualitäten von Himmel und Erde, es wird geprägt sowohl durch Sonne als auch Mond. Es fließt, fällt und stürzt über Fels und Stein und nimmt ausgespülte Mineralien mit, die in der Erde wie auch im Menschen natürlich vorkommen. Es ist kraftvoll und vital.

Man kommt nicht umhin festzustellen, dass die Wasserqualität von wesentlicher Bedeutung für die Herstellung von Essenzen höchster Schwingungsenergie ist. Wasser ist Träger der energetischen Prägung, daher verwenden wir nie destilliertes Wasser, denn es ist nicht in der Lage, Hochfrequenzen aufzunehmen und zu speichern.

Man hört gelegentlich, dass abgekochtes Wasser sich gut für die Einnahmemischung eignet, wenn man gerade keinen Zugang zu einer sauberen Quelle hat. Wir selbst haben solches Wasser verwendet, wenn Patienten keinen Alkohol vertragen können. Wenn das der Fall ist, füllen wir das Einnahmefläschchen (30ml) ganz mit dem abgekochten Wasser und geben jeweils zwei Tropfen aus der Vorratsflasche der Essenz hinein. Allerdings empfehlen wir dann die Aufbewahrung des Einnahmefläschchens an einem kühlen Ort, um ein vorzeitiges Verderben des Wassers zu vermeiden.

Ich hörte auch von einigen Blütenbehandlern, die ihre Einnahmefläschchen mit Apfelessig oder vegetabilem Glyzerin konservieren, um Alkoholempfindlichen den Weinbrand zu ersparen.

Weinbrand spielte immer eine wichtige Rolle, seitdem Dr. Edward Bach seine ersten Blütenessenzen damit konservierte. Er sorgt dafür, dass das Wasser nicht durch Mikroorganismen verunreinigt werden kann. Darüber hinaus bietet Weinbrand (wahlweise Cognac oder Brandy) einen zeitlich unbegrenzten Schutz für alle Essenzen, sofern sie sorgfältig gelagert werden.

Bei der Herstellung der Meeresessenzen verwenden wir das Meerwasser nur beim ersten Schritt, es ist die Grundsubstanz, die mit Hilfe der Sonnenenergie energetisch aufgeladen wird. Vorrats- und Einnahmefläschchen hingegen werden wie üblich mit Quellwasser hergestellt.

Besonders wichtig zu erwähnen erscheint mir, dass beim Herstellungsprozess der Meeresessenzen kein Wesen in irgendeiner Weise verletzt oder gequält wird. Die erste Frage, die mir immer wieder gestellt wird, wenn jemand von den Meeresessenzen hört, lautet stets: Wie hast du die Wal- und Delfinessenz hergestellt? Wie groß musste wohl das Glasschälchen sein? In Wahrheit werden die Essenzen der Meereswesen in ihrem unmittelbaren Lebensraum hergestellt.

Mir fehlen einfach die Worte, wenn ich beschreiben soll, wie es ist, wenn man z.B. in einer Herde Spinner-Delfine[1] mitschwimmt. Dabei führe ich einen Behälter an einem Gürtel mit mir, der das Wasser einfängt. Man bekommt ein Gefühl, als schwimme man in einer weichen Wolke aus Energie.

---

[1] Delfinart

Tabelle II – Die Meridiane der Traditionellen Chinesischen Medizin

	FEUER	ERDE
Yin-Meridian	Herz, Meister des Herzens	Milz
Yang-Meridian	Dünndarm, Dreifacher Erwärmer	Magen
Jahreszeit	Sommer	Spätsommer
Klima	heiß	feucht
Geschmack	bitter	süß
Sinnesorgan	Zunge	Mund
Gefühl	Freude	Sympathie, Sorgen
Stimmlicher Ausdruck	Lachen	Gesang
Gewebe	Blutgefäße	Fleisch, Fett
Körperflüssigkeit	Schweiß	Speichel
Verhaltensmuster bei Veränderung oder Erregung	Kummer, Traurigkeit	Gähnen
Begabung	Inspiration	Intellekt
Bewegung des Qi	Meditation, tiefes Nachdenken	umarmen, halten
Höhepunkt der Energie	Herz 11 – 13 Uhr, Meister des Herzens 19 - 21 Uhr, Dünndarm 13 – 15 Uhr, Dreifacher Erwärmer 21 - 23 Uhr	Milz 9 – 11 Uhr, Magen 7 – 9 Uhr
Geruch	verbrannt	duftend
Träume	Feuer, Wüsten	Nahrung, Lethargie, Musik
Richtung	Süden	Zentrum
Farbe	Rot	Gelb
Chinesische Bezeichnung	Fluo	Tu

METALL	WASSER	HOLZ
Lunge	Niere	Leber
Dickdarm	Blase	Gallenblase
Herbst	Winter	Frühling
trocken	kalt	windig
scharf	salzig	sauer
Nase	Ohren	Augen
Kummer	Angst	Wut
Weinen	Stöhnen	Schreien
Haut, Körperbehaarung	Knochen, Zähne	Sehnen, Muskeln
Schleim	Urin	Tränen
Husten	Zittern	spirituelle Kontrolle
Vitalität des Qi	Wille	Spiritualität
gähnen	fertig zum Losstürmen	Unschlüssigkeit
Lunge 3 – 5 Uhr	Niere 17 – 19 Uhr	Leber 1 – 3 Uhr
verdorben	eitrig	ranzig
Fliegen, Traurigkeit, weiße Objekte	Wasser	verwurzelt, unbeweglich
Westen	Norden	Osten
Weiß	Schwarz, Blau	Grün
Chin	Shui	Mu

Die Auswahl der Essenzen

Wenn jemand zum ersten Mal zu mir in die Praxis kommt, widme ich ihm immer eine Menge Zeit und Aufmerksamkeit. Wichtig ist mir besonders zu erfahren, wer dieser Mensch überhaupt ist, warum er kam und aus welchem Grunde er sich von energetischen Heilmitteln angezogen fühlt. Ich finde es außerordentlich wichtig, alles zu protokollieren, um später die Fortschritte der Therapie gut verfolgen und beurteilen zu können. Außerdem hilft es den Patienten selbst, die eigenen Fortschritte zu überprüfen. Mir scheint, es fällt den Menschen immer recht schwer, die eigenen Veränderungen zu erkennen, solange sie sich in Behandlung befinden. Das gilt besonders bei chronischen oder wie ich sie nenne auskristallisierten Mustern. Gute Aufzeichnungen ermöglichen Patient und Behandler Linderung von Symptomen und neue Interpretationen des Problems sofort zu erkennen.

Die nebenstehenden Fragen habe ich so zusammengestellt, dass sie mir nützlich sind, wenn ich im Rahmen der Chinesischen Medizin die geeigneten Essenzen auswähle.

Diese Aufstellung ist keineswegs als Fragebogen gedacht, der vom Patienten ausgefüllt werden soll. Wichtig ist nämlich, sich hinzusetzen und sorgfältig zuzuhören, was in der Person vorgeht. Ebenso wichtig ist die Beobachtung des Patienten und zwar von dem Augenblick an, in dem er den Behandlungsraum betritt.

Wie sieht dieser Mensch aus? In welchen Farben ist er oder sie gekleidet? Wenn jemand beispielsweise ganz in Schwarz gekleidet ist, hingegen Rosa als Lieblingsfarbe angibt, sollte beides notiert werden, vor allem auch die Diskrepanz zwischen beiden Informationen. Wie begrüßt Sie dieser Mensch? Wirkt er ängstlich und schüchtern oder offen und kontaktfreudig? Versucht er, Blickkontakt herzustellen? Wie klingt seine Stimme? Wie stark ist der Händedruck bei der Begrüßung?

Man beachte auch, ob sein Körper angespannt oder gar gepanzert ist. Schultern könnten zum Schutze des Herzens nach vorn fallen. Ein nach hinten gekipptes Becken könnte ein Ungleichgewicht im zweiten Chakra und sexuelle Schwierigkeiten anzeigen. Achten Sie bitte auch auf die Stimme ihres Patienten. Klingt sie eher jammernd oder wütend? Spricht er schnell oder langsam, laut oder leise? Man vernachlässige auch keinesfalls Unstimmigkeit von verbaler und Körpersprache. All dies kann einem bereits wichtige Informationen über sein Energiesystem verschaffen und dient somit der Auswahl der optimalen Essenzen.

Ich hoffe, dies klingt nicht allzu theoretisch. Ich sehe in der Erstanamnese eine wertvolle Gelegenheit, einen guten Kontakt zum Patienten herzustellen. Ich bin davon überzeugt, dass der Prozess der Heilung bereits im ersten Augenblick des Zusammentreffens von Patient und Behandler beginnt.

Für den Patienten ist es von wesentlicher Bedeutung, dass man ihm zuhört und ihn versteht. Viele Patienten kommen erst nach einer Odyssee von Untersuchungen und Behandlungen aller Art in die alternative Praxis. Alle berichten, dass man im herkömmlichen Medizinbetrieb kaum Zeit für sie hatte und ihnen einfach nicht zuhörte. Was sie statt dessen wirklich suchen, ist immer ein sicherer Ort und eine kompetente Begleitung, wenn sie die Reise zu ihrer Heilung antreten.

Als Essenzenbehandlerin bin ich immer tief bewegt, wenn sich mir das Mysterium des Menschen, der krank geworden ist, offenbart. Ich fühle mich geehrt, wenn man mir

Tabelle III – Patientenfragekatalog

Name:

Adresse:

Alter:

Geburtstag (Zeit und Ort, falls Sie astrologisch arbeiten):

Warum sind Sie hier? (Lassen Sie sich alle Symptome im Detail beschreiben und notieren Sie, ob es sich vornehmlich um körperliche, mentale, emotionale oder spirituelle handelt.)

Wann traten die Symptome zuerst auf?

Nehmen Sie die Biografie des Klienten in Kurzform auf, notieren Sie Operationen, Unfälle etc.

Mit wem leben Sie zusammen? (Die Frage bringt häufig Aufschluss über Stressfaktoren innerhalb der Beziehung.)

Was für eine Arbeit haben Sie? (Hier besonders auf den Tonfall der Stimme und die Körpersprache achten – arbeitet der Klient nur, um Geld zu verdienen, oder fühlt er eine besondere Berufung? Handelt es sich um einen Arbeitssüchtigen?)

Wie entspannen Sie sich? (Spielen Sie? Was macht Ihnen Spaß? Sind es mehr soziale Aktivitäten oder entspannen Sie sich eher, wenn Sie alleine sind?)

Welches ist Ihre Lieblingsfarbe?

Haben Sie ein besonderes Verlangen nach einem bestimmten Nahrungsmittel?

Zu welcher Tageszeit fühlen Sie sich am stärksten – bzw. am schwächsten?

Haben Sie in Ihrem Leben ein besonderes Trauma erlebt oder besonderen Stress? Im vergangenen Jahr? In den vergangenen fünf Jahren? (Z.B. Tod eines geliebten Menschen, Scheidung, finanzielle Probleme, chronische Krankheiten, Jobwechsel?)

Wie reagieren Sie auf Stress?

Wenn Sie innerhalb des nächsten halben Jahres sterben würden, was würden Sie dann in diesen sechs Monaten noch unternehmen?

(Diese Frage birgt interessante Möglichkeiten. Notieren Sie die augenblicklichen Reaktionen wie Gesichtsausdruck, Atemrhythmus usw. Achten Sie auf die Wortwahl, es könnte sein, dass diese einen radikalen Wandel der Person und/ oder ihrer Lebensumstände andeutet. Weitere Hinweise erhält man, wenn man die Person sich selbst beschreiben lässt: Was glauben Sie, wer Sie wirklich sind?)

Nennen Sie drei positive Begriffe, die Sie persönlich charakterisieren.

Nennen Sie drei negative Begriffe, die Sie persönlich charakterisieren

und meinen Essenzen das Vertrauen schenkt, und in mir keimt der Wunsch, den Patienten ebensolchen Respekt und Vertrauen zu erweisen.

Die am besten geeignete Essenz oder Essenzenmischung für jemanden herauszufinden, ist ein Prozess, den man durchaus mit der Herstellung der Essenzen vergleichen kann. In beiden Fällen muss man sich sehr genau auf sein Gegenüber einstellen und einstimmen. Bisweilen kommt ein Patient mit einer festen Vorstellung, welche Essenz nun die beste für ihn sei, da er aus der Literatur bereits mit ihren Qualitäten vertraut ist. Er glaubt genau zu wissen, was er benötigt. Wenn dies geschieht, ermutige ich stets dazu, der inneren Weisheit zu vertrauen. Sollte ich selbst dabei aber das Gefühl bekommen, er brauche etwas anderes, schlage ich vor, noch weitere Essenzen auszutesten, die möglicherweise tiefer gelegene Ebenen mit ansprechen können.

Manchmal gibt es zwischen den Symptomen eines Patienten und der Beschreibung einer Essenz auffällige Übereinstimmung. Bei Candystick und Salmonberry, zwei eindeutig auch auf der Körperebene wirksame Essenzen, trifft dies oft zu, sie werden bei Rückenschmerzen im unteren Bereich der Wirbelsäule eingesetzt. Die Kombination beider Essenzen erwies sich in sehr vielen Fällen, sowohl bei oraler Einnahme wie als Badezusatz, als sehr wirkungsvoll. (Für ein Vollbad benötigt man jeweils zehn Tropfen der ausgewählten Essenzen aus der Vorratsflasche.) Beruht hingegen der Rückenschmerz im Lendenwirbel- und Kreuzbeinbereich ursprünglich auf der Angst, zu kurz zu kommen, könnte Polyanthus die angemessene Essenz darstellen. Diese Blütenessenz wirkt fördernd bei mangelndem Selbstwertgefühl und geringer Selbstachtung. Bei der Auswahl der Essenzen geht es immer darum, die Ursachen zu entdecken und zu beheben, und nicht allein, die Symptome zu lindern.

Eine meiner Klientinnen pflegt, ihre Essenzen bereits vor der Therapiestunde auf meditativem Wege selbst herauszufinden. Ich gebe ihr dann nur noch das entsprechende Einnahmefläschchen. Dabei erhielt sie einmal die innere Weisung, 17 verschiedene Essenzen in einer Mischung zu nehmen. Obwohl eine so große Zahl wirklich höchst ungewöhnlich ist, bewies der anschließende Muskeltest, dass sie ihrer inneren Weisheit doch vertrauen kann. Interessanterweise verfügt diese Frau über 17 identifizierbare Teilpersönlichkeiten. Mir kam es daher so vor, als benötige jede einzelne dieser Persönlichkeiten ihre eigene Essenz.

Normalerweise würde ich eine Mischung aus so vielen unterschiedlichen Komponenten niemals zubereiten. Gleichwohl glaube ich, dass eine neue Medizin die Kranken dazu auffordern muss, selbst die Verantwortung für ihr Wohlergehen zu übernehmen. Meine Aufgabe liegt dann darin, sie in dieser Entwicklung zu unterstützen.

Wenn ich selbst meinen Klienten die Essenzen aussuche, neige ich eher dazu, ihnen nur eine einzige Essenz zu geben, so dass man jeweils an einem Thema intensiv arbeiten kann. Sollte es sich erweisen, dass eine Mischung eher angeraten wäre, gebe ich zumeist vier oder fünf Essenzen hinein. Ich muss aber feststellen, dass gerade die Meeresessenzen am besten wirken, wenn sie einzeln genommen werden. Das mag daran liegen, dass sie sehr zielgerichtet wirken und spezielle Bereiche aus dem Unbewussten direkt ins Bewusstsein befördern. Ein weiterer Grund mag darin zu finden sein, dass jede Meeresessenz aus dem ersten Satz mit einem Akupunktur-Meridian korrespondiert, ohne dass weitere Beimischungen nötig wären.

Während der Fallaufnahme notiere ich mir bestimmte Worte, Redewendungen oder wiederkehrende Anspielungen des Patienten auf ein bestimmtes Thema, die auf einzelne Essenzen hindeuten. Wenn dies der Fall ist, nehme ich das entsprechende Fläschchen und bitte den Patienten, es in der Hand zu halten, während ich Angewandte Kinesiologie[1] benutze, um mit Hilfe des Muskeltestes herauszufinden, ob meine Ahnung sich bestätigt oder nicht. Durch den Gebrauch des kinesiologischen Muskeltestes erfährt der Patient am eigenen Leib und unmittelbar, ob ihn eine Essenz tatsächlich stärkt.

Die Kinesiologie bzw. das von ihr verwandte Muskeltestverfahren ist eine klinische Methode, Informationen des menschlichen Biocomputers abzurufen. Es geht von der Grundannahme aus, dass wir auf einer tiefen Ebene wissen, welche Substanzen, Gefühle, Gedanken und Umwelteinflüsse unser Leben und unsere Gesundheit positiv beeinflussen. Das bedeutet, dass der Muskeltonus[2] verschiedener Muskeln unseres Körpers im Test Rückschlüsse auf unbewusste Reaktionen ermöglicht.

Die einfachste Form des Muskeltestes funktioniert so: Man gibt dem Patienten das Fläschchen mit der zu testenden Essenz in die eine Hand und bittet ihn, Daumen und Kleinfinger der anderen Hand fest zusammenzupressen. Handelt es sich um eine stärkende Essenz, ist es einem kaum möglich, die Hand des Patienten gegen seinen Willen zu öffnen. Der Muskel ist eingerastet, so nennt man das in der Kinesiologie. Normalerweise bitte ich den Patienten, an sein Problem zu denken, während ich den Muskel teste. Im Allgemeinen reicht das Denken an ein Problem bereits aus, den Muskel zu schwächen. Gibt man ihm dann eine stärkende Essenz, steigt seine Energie und der Muskel wird wieder stark. Zuweilen gebe ich dem Patienten auch einmal eine andere Essenz, die mir eher unwahrscheinlich erscheint. Er hält das neue Fläschchen mit den bereits positiv getesteten in seiner Hand, der Muskel gibt nun jedoch wieder nach, wenn die Essenz nicht angezeigt ist. Legt er dann das überflüssige Fläschchen wieder zur Seite und hält nur die übrigen in der Hand, reagiert der Muskel wieder stark. Man sollte dergleichen durchaus einmal tun, denn Patienten, denen die Methode seltsam und wenig vertrauenserweckend erscheint, lassen sich so doch überzeugen. Auf diese Weise erhält man neben dem bewussten und ausgesprochenen Einverständnis auch das unbewusste. Der Patient weiß dann auf allen Ebenen, wie positiv die Essenzen ihn beeinflussen.

Eine andere Schule der Kinesiologie nennt sich „Touch For Health". Diese ordnet jedem Meridian der Chinesischen Medizin einen bestimmten Muskel zu. Das Testen der einzelnen Muskeln zeigt einem an, welcher Bereich des Energiesystemes von einem bestimmten Problem beeinträchtigt wird. Wir arbeiten somit im Bereich des materiellen Körpers und können dadurch die Spuren erkennen, die ein Problem im energetischen System der Meridiane hinterlässt. Die Schwäche des Testmuskels zeigt die Störung des zugeordneten Meridianes an. Der Patient konzentriert sich also auf sein Problem, dabei testet man zuerst, welcher Muskel dadurch geschwächt wird. Dann wird derselbe Muskel erneut getestet, während der Patient die an seinem persönlichen Problem arbeitende Essenz in der Hand hält. (siehe Tabelle IV)

---

[1] engl.: Applied Kinesiology, eine eigene Schule der Kinesiologie mit in sich geschlossenem Behandlungssystem
[2] Tonus = beständig selbstständig aufrecht erhaltene Spannung des Muskels

Tabelle IV – Angewandte Kinesiologie

MERIDIAN	ZUGEORDNETER MUSKEL
Konzeptionsgefäß	M. supraspinatus
Gouverneursgefäß	M. teres minor
Magen	M. pectoralis
Milz	M. latissimus dorsi
Herz	M. subscapularis
Dünndarm	M. quadrizeps
Blase	M. peronaeus
Niere	M. psoas
Meister des Herzens	M. glutaeus minor
Dreifacher Erwärmer	M. teres minor
Gallenblase	M. deltoideus anterior
Leber	M. pectoralis major sternalis
Lunge	M. serratus anterior
Dickdarm	M. tensor fasciae latae

Kompetente Touch-For-Health-Behandler verfügen über eine außergewöhnliche Methode, Zugang zur inneren Weisheit ihrer Patienten zu finden. Der Muskeltest kann sowohl zu diagnostischen Zwecken wie auch zur Ausarbeitung des weiteren Therapieplanes verwendet werden.

Natürlich gibt es noch weitere Methoden, Essenzen auszuwählen. Ich selbst z.B. benutze auch das Pendel. Pendeln kann genau das Richtige sein, wenn der Patient selbst nicht zu wissen scheint, was mit ihm los ist. Ich stelle in solchen Fällen mit einer Hand Körperkontakt zum Patienten her, während ich das Pendel über die Schachtel mit den Essenzen halte. Bewegt sich das Pendel nun im Uhrzeigersinn, bitte ich meinen Patienten, seine nach oben ausgestreckte Hand zwischen das Pendel und die Schachtel zu halten. Bleibt es bei der Bewegung im Uhrzeigersinn oder beschleunigt sie sich gar noch oder vergrößert ihren Radius, heißt dies, es befindet sich eine den Patienten stärkende Essenz in der Schachtel. Sollte sich hingegen die Bewegungsrichtung entgegen dem Uhrzeigersinn verändern, müssen wir in einer anderen Schachtel nach der richtigen Essenz suchen. Haben wir nach einer Weile schließlich alle Schachteln identifiziert, in denen sich positiv auf den Patienten einwirkende Essenzen befinden, lassen wir ihn nun nacheinander jedes einzelne Fläschchen berühren und befragen das Pendel erneut. Am Ende kommen wir so zu einer Auswahl von Essenzen, deren Richtigkeit wir uns abschließend noch einmal mittels des oben beschriebenen Muskeltestes bestätigen lassen. Nach beendeter Auswahl der Essenzen lese ich mit dem Patienten gemeinsam deren Beschreibungen, um herauszufinden, wie gut sie miteinander harmonieren. Oft bringt dies tiefe Einsicht, denn das Lesen wirft noch einmal ein besonders Licht auf das bearbeitete Thema auf einer sehr tiefen Ebene.

Für den Behandler ist es natürlich von Bedeutung, bei der Auswahl der optimalen Essenz über eine Methode zu verfügen, mit der er gut vertraut ist und bereits Erfahrungen sammeln konnte, so dass sie gut beherrscht wird. Wir haben eine Reihe von Experimenten durchgeführt, um die verschiedenen Techniken miteinander vergleichen zu können. Z.B. benutzte eine Person das Pendel, der Patient versuchte es intuitiv, während ich selbst mich an der Symptomenbeschreibung orientierte. Alle kamen wir zum gleichen Ergebnis. Der intuitive Weg kann durch Erspüren der Essenzen gegangen werden. Dabei bewegt der Patient seine Hände wenige Zentimeter über die Fläschchen und greift schließlich nach dem- oder denjenigen, deren Energie er fühlen kann.

Die Auswahl der Essenzen gelingt also über Ayurveda, Chinesische Medizin, Kinesiologie, Pendeln und Erspüren von Energiefeldern. Weitere Zugangsweisen bieten Astrologie, Tarot und I Ging. Sie alle geben uns einen Rahmen vor, innerhalb dessen wir uns auf den Klienten einstimmen können, und sie ermöglichen einem, seine Probleme zu entschlüsseln. Aber ganz gleich, innerhalb welches der genannten Rahmen man sich auch bewegt, am wichtigsten erscheint mir stets, nach dem zu suchen, was sich nicht gleich aufdrängt, sondern was sich in subtilen Veränderungen im Energiefeld des Patienten verbirgt. Es kommt bei der Auswahl der am besten geeigneten Essenz weniger darauf an, dass sich die Persönlichkeit des Patienten mit der Beschreibung der Essenz vollständig deckt. Vielmehr sollte man seine ganze Aufmerksamkeit den Besonderheiten widmen, die den Patienten ausmachen, anstatt nur nach Essenzen zu suchen, deren Charakteristika mit dem Symptomenbild in Übereinstimmung sind oder die bei einer bestimmten astrologischen Konstellation angezeigt sind.

Die Erfahrung hat mich gelehrt, dass es keine falsche Essenz gibt, es gibt nur mehr oder weniger gut geeignete, um spezifische Probleme zu lösen. Die bestmögliche Essenz wird wie magnetisch vom Bereich angezogen, in dem die Kräfte nicht ausgewogen wirken. Dorthin fließt ihre Energie und bringt von da ausgehend den ganzen Menschen ins Gleichgewicht zurück. Braucht unser Körper/Geist-System eine bestimmte Essenz nicht, wird sie vom Energiesystem gar nicht erst aufgenommen. Die Feinabstimmung geschieht also ohne unser Zutun, die Essenzen passen sich somit selbst den jeweils entsprechenden Bedürfnissen an. Man könnte dies mit dem Anschlagen einer Stimmgabel in einem Raum vergleichen, in dem es keine zweite gibt – nichts kann mitschwingen. Das bedeutet, dass wir mit keiner Schwingung in Resonanz treten, die wir nicht brauchen.

In seinem Buch „The Pattern of Health" beschreibt Aubrey Westlake, ein englischer Arzt, wie er die Bachblütenessenzen mit Hilfe eines Blutstropfens des Patienten durchtestet. Dieser war nicht einmal anwesend, dennoch testeten nur diejenigen Essenzen positiv, die am besten geeignet waren, seinen Zustand zu verbessern.

Obwohl ich weiß, dass die autonome Anpassungsfähigkeit der Essenzen den Behandlern Sicherheit bei deren Auswahl gibt, da negative Folgen einer falschen Wahl ausgeschlossen werden können, finde ich doch auch, dass es von großer Bedeutung ist, eines der genannten Auswahlverfahren sicher zu beherrschen.

Wichtig dabei ist, dass man mit seiner Methode gut vertraut ist, sie gerne anwendet und eine gewisse Sicherheit darin erworben hat. Hat man den persönlich richtigen Weg gefunden, sich ausgebildet und beherrscht die Handhabung, fällt es einem leicht, sich auf seine Patienten und die bei deren Behandlung auftretenden Ereignisse einzustellen.

Erforschung der Blüten- und Meeresessenzen

Der folgende Abschnitt enthält ausführliche Beschreibungen aller Blüten- und Meeresessenzen, die derzeit von Pacific Essences angeboten werden. Darin habe ich alle wesentlichen Daten, die sich aus der jahrelangen Erforschung der Essenzen ergeben haben, zusammengefasst und mich zugleich bemüht, die Informationsmenge kompakt und übersichtlich zu halten.

Die Erforschung einer neuen Essenz beginnt stets mit der meditativen Einstimmung auf die Pflanze und dem Versuch, intuitiv ihre Signatur zu begreifen. Die fertige Essenz nehmen wir vor dem Einschlafen und bitten darum, im Traum mehr über sie zu erfahren. Gelegentlich nehmen wir die Essenz auch ein und bitten unser höheres Ich um Information. Man kann sagen, wir gehen auf eine bewusste Reise nach innen. Manchmal nehmen wir die Essenzen auch ein und beobachten vor allem die körperliche Wirkung auf und in uns. Gab es eine Veränderung unseres Gefühlszustandes? Stellten wir plötzlich fest, uns auf einem Flug durch die Fantasie zu befinden? Gab es irgendwelche Veränderungen im körperlichen Befinden?

Als wir beispielsweise Candystick näher erforschten, hatte ein Mitglied unserer Gruppe soeben eine Fehlgeburt erlitten. Dem waren Krämpfe und Blutungen der Gebärmutter vorangegangen, und anschließend erlebte sie eine Phase großer Trauer. Mit der Einnahme von Candystick verschwand das Gefühl von Stauung und Schwellung aus der Gebärmutter, und sie fühlte sich wieder leicht und gesund an. Sehr oft haben Essenzen bemerkenswert starke unmittelbare Effekte. Später bekam sie noch weitere Essenzen, um das emotionale Trauma zu lindern.

Nach dieser Eingangsphase der Erforschung jeder einzelnen Pflanze untersuchen wir ihre Nutzung als Heilkraut. Dies gilt besonders für die einheimischen Pflanzen, deren Nutzung als Nahrungsmittel oder Heilkraut durch die amerikanischen Ureinwohner wir große Aufmerksamkeit widmen. Nachdem wir festgestellt hatten, dass Nootka Rose hilft, Lebenslust, Lachen und Freude auszudrücken, erfuhren wir von den Indianern der Westküste Amerikas, dass sie ihren Verstorbenen diese Wildrosenart ins Grab geben, um ihnen eine sichere und glückliche Reise ins nächste Leben zu ermöglichen. Hocherfreut nahmen wir die Bestätigung unserer Forschungsergebnisse zur Kenntnis.

Mit dem wachsenden Wissen um die Energiesysteme des Menschen wuchs in mir der Wunsch zu entdecken, welches dieser Systeme von jeder Essenz direkt beeinflusst wird. Als Touch For Health Instructor[1] ist es mir möglich, Information direkt über den materiellen Körper zu erlangen, indem ich Muskeln und ihre zugeordneten Meridiane teste. Dadurch lassen sich intuitive Erkenntnisse bestätigen. Allerdings gibt es in mir auch einen Teil, der auf das Glaubenssystem der westlichen Medizin programmiert ist, und dieser Teil wünscht sich darüber hinaus immer noch zusätzliche wissenschaftliche

---

[1] Touch-For-Health-Therapeut mit offizieller Lehrerlaubnis durch die Touch For Health Foundation

Tests. Ich entdeckte, dass es Methoden der Energiemessung gibt, die einem Zugang zu weiteren Daten verschaffen. Daher bat ich Dr. Michael Adams, Gründer und Präsident der North American Auriculartherapy Foundation[1], alle Blüten- und Meeresessenzen zu untersuchen. Dr. Adams verwendet ein sogenanntes Vegatestgerät, das Unterschiede der Hautspannung an Ohrakupunkturpunkten, Chakren und Meridianen und ihre Beeinflussung durch Essenzen feststellen und messen kann.

Michaels Ergebnisse waren außerordentlich hilfreich, denn sie bestätigten zu 95%, was wir bereits herausgefunden hatten. Dennoch will ich an dieser Stelle auch konstatieren, dass ganz gleich, wie viele Untersuchungsmethoden man auch einsetzt, um die Korrelation einer bestimmten Essenz mit einem zugeordneten Meridian zu beweisen, es doch immer auch Ausnahmen gibt. Es sind aber auch gerade diese Ausnahmen oder besonderen Phänomene, die man meiner persönlichen Ansicht nach keinesfalls außer Acht lassen sollte, wenn man tatsächlich ein ganzheitliches Medizinmodell verfolgt. Denn ein solches berücksichtigt immer die Einzigartigkeit jedes Individuums, und dies gilt dann natürlich auch für dessen Energiesystem.

Zum Beispiel kam ein junger Mann in meine Praxis, bei dem alles auf eine Störung des Herz-Meridianes hinwies, sowohl die Anamnese als auch die Pulsdiagnose und der Muskeltest des Meridianes zeigten dies an. Also testete ich anschließend alle im Repertorium aufgeführten Essenzen, die den Herz-Meridian stärken. Keine einzige ließ sich im Test bestätigen. Schließlich fiel mir ein, dass er ja über seine Gefühle berichtet hatte, als seine Freundin ihm den Laufpass gab. Ich entschloss mich, auch Polyanthus zu testen, obschon diese Blüte eher eine Beziehung zum Lungen- und Dickdarm-Meridian aufweist. Polyanthus steigert das Selbstwertgefühl. Der Muskeltest ergab eine eindeutige Zustimmung, und zwar sowohl der Fingertest als auch der Test des dem Herzen zugeordneten Unterschulterblattmuskels[2]. Ich gab ihm einen Tropfen der Essenz unter die Zunge, und der Puls des Herz-Meridianes wurde stabil und voll, der zuvor schwach und dünn gewesen war. Hätte ich mich allein auf die oberflächliche Information verlassen, wäre ich wohl niemals auf die optimale Essenz für diesen Mann gekommen. In seinem besonderen Fall stellte sich Polyanthus als das heraus, was ich eine Basis-Essenz nenne. Innerhalb weniger Wochen fand der junge Mann neuen Sinn in seinem Leben, was sich sowohl im inneren Befinden als im äußeren Verhalten widerspiegelte.

Informationen müssen stets kreativ genutzt werden. Ich erfahre immer dann sehr wirkungsvolle Resultate, wenn ich für Neues offen bin, d.h. nicht nur für den neuen Menschen, mit dem ich zu tun habe, sondern auch für die Möglichkeit, etwas ganz Neues über die Essenzen zu erfahren.

Die Schwingungsheilkunde ist kein statisches und unbewegliches System. Tatsächlich besitzt die energetische Arbeit ein großes Potenzial tiefer Einsichten, was sie noch befriedigender macht. Z.B. haben wir Candystick häufig mit großem Erfolg bei Verletzungen der unteren Wirbelsäule und des Beckens eingesetzt. Dabei spielt das Geschlecht des Patienten, der Candystick nimmt, keine Rolle. Erst im vergangenen Jahr entdeckten wir, dass diese Essenz auch auf eine sehr tiefe Seelenebene einwirkt. Wir erlebten eine interessante Geschichte mit einer Frau, die sich von ihrer Mutter niemals

---

[1] Nordamerikanische Ohr-Akupunktur-Gesellschaft
[2] M. subscapularis

geliebt gefühlt hatte. Mit der Einnahme von Candystick realisierte sie zum ersten Mal die Tiefe der Liebe ihrer Mutter. Tatsächlich hatte sie bereits während 15 Jahren Therapie versucht, dieses Gefühl, von ihrer Mutter nicht geliebt zu werden, zu verarbeiten. Deren Liebe wirklich zu erfahren, gelang ihr jedoch erst mit Hilfe von Candystick. Ihre Mutter war eine der so genannten Kriegsbräute. Sie hatte die Möglichkeit, eine große berufliche Karriere zu machen, zugunsten ihres Babys aufgegeben. Und sie musste sich, als ihre Tochter 15 war, anschreien lassen: „Ich wünschte, ich wäre niemals geboren worden!" Damals hatte sie die Kontrolle verloren und ihre Tochter ins Gesicht geschlagen. Mit der Einnahme von Candystick kamen unserer Klientin all diese Erinnerungen inklusive der Ohrfeige wieder zurück. Sie begann zu begreifen, wie sehr sie von ihrer Mutter erwünscht gewesen war und dass diese für sie viel aufgegeben hatte. Und schließlich nach so vielen Jahren verstand sie auch wirklich die Entscheidungen, die ihre Mutter und sie im Laufe des Lebens getroffen hatten.

Ich bin davon überzeugt, dass in uns allen das Potenzial existiert, auf verschiedenen Wegen Informationen über Essenzen zu gewinnen. Alles, was man dazu braucht, ist nur eine gewisse Unbefangenheit und Vertrauen. Konzentriert man sich auf diese Weise auf die innere Reise, dann entfaltet sie sich wie von selbst.

Balancer™

Durch die Arbeit mit Dr. Adams öffnete sich uns noch eine weitere Tür der Erkenntnis, wir entdeckten den Balancer[1]. Ein an der Forschung Beteiligter zeigte Stress- und Erschöpfungszeichen während des Tests der Frühlingsblütenessenzen. Obwohl Michael sein Energiefeld ständig reinigte, begann sich doch ein Muster von Überforderung abzuzeichnen. Als wir die Frühlingsblüten testeten, bemerkte Michael, dass drei von ihnen gemeinsam Einfluss auf alle Meridiane und Chakren besitzen. Wir beendeten dann die Arbeit für diesen Tag, und Michael gab der Testperson eine Mischung der drei Essenzen zur Einnahme. Leider hatte ich keine Kamera zur Hand, es wäre eine gute Gelegenheit gewesen, Vorher-Nachher-Fotos zu machen. Der Mann, der gerade noch erschöpft und am Ende zu sein schien, veränderte sich vor unseren Augen. Es schien beinahe so, als ob er unter einen Wasserfall aus kühler, vitalisierender Energie getreten sei. Er erschien uns wie neugeboren.

Also begannen wir damit, die neue Blütenmischung Leuten mit ernsthaften Stressproblemen zu geben, z.B. bei Angstattacken, Schocks und plötzlichen Trauerfällen wie auch bei emotionaler, körperlicher und geistiger Erschöpfung. Die Wirkungen waren so bemerkenswert, dass wir uns entschlossen, diese Kombination unter dem Namen Balancer den Pacific Essences einzugliedern. Balancer bringt einen schnell in einen harmonischen Zustand zurück, wenn man sich aus irgendeinem Grunde inmitten von Aufruhr und Aufregung befindet.

Balancer wirkt sofort, sicher und effektiv. Er sollte in keinem ganzheitlichen Erste-Hilfe-Set fehlen, denn er kann in jeder Situation eingesetzt werden, die einem psychisch, emotional oder körperlich zuviel abverlangt. Man nimmt drei bis vier Tropfen, so oft man es für erforderlich hält, bis der Stress nachlässt.

[1] etwa: der Ausgleicher, der ins Gleichgewicht bringt

Heart Spirit ®

Die Heart-Spirit-Essenz wurde von einem Patienten entdeckt, der endlich seine alten Verletzungen im Herzen heilen wollte. Er bat seinen Blütenbehandler um eine Kombination aller Essenzen, die im Repertorium als das Herz-Chakra, den Herz- sowie den Meridian des Meisters des Herzens stimulierend angegeben waren. Die Mischung enthielt die Blütenessenzen Death Camas, Easter Lily, Fireweed, Harvest Lily, Hooker's Onion, Grass Widow, Lily of the Valley, Nootka Rose, Ox-Eye Daisy, Periwinkle, Purple Magnolia, Salal, Snowberry, Twin Flower und Windflower sowie die Meeresessenzen Barnacle, Jellyfish, Pink Seaweed, Sea Palm und Surfgrass.

Die dadurch bewirkten Veränderungen in des jungen Mannes Leben waren derart überzeugend, dass sowohl er selbst wie auch sein Behandler begannen, diese Kombination auch an andere weiterzugeben. Er selbst nahm von der Mischung jeweils zehn Tropfen in 10- bis 15-minütigen Abständen. Ich ermutige die Patienten immer wieder, den für sie am besten geeigneten und verträglichen Einnahmemodus selbst herauszufinden.

Die Heart-Spirit-Essenz löst alten Herzschmerz auf und ermutigt uns, das Wesen unseres Herzens wirklich anzunehmen.

In der Chinesischen Medizin wird „Spirit of the Heart" oder auch „Shen" oft mit Gott gleichgesetzt. Heart Spirit regt jeden Einzelnen dazu an, seine eigene Göttlichkeit anzunehmen und Licht auszustrahlen.

Das Wesen des Herzens ist Liebe, Licht, Lachen und Freude. Es bedeutet Frieden, Großzügigkeit, Annahme und Zulassen von Nähe. Es bringt Wohlbehagen, Leichtigkeit und Enthusiasmus.

Heart Spirit ermöglicht eine Raum-Zeit in unserem Bewusstsein, von der aus wir aus unserem Herzen heraus mit Großzügigkeit und Leichtigkeit handeln und reagieren können.

Normalerweise erkennen die Leute die Wirkung von Heart Spirit sehr schnell. Die dadurch initiierte Veränderung bemerken auch die ihnen Nahestehenden. Sie finden ihre Freunde oder Verwandten viel entspannter, glücklicher, beweglicher usw.

Der zuerst eintretende Effekt besteht in einer maximalen Anhebung der Schwingungsfrequenz des Herzzentrums. Die Essenz fördert das Selbstwertgefühl und gibt dem Begriff der menschlichen Würde eine ganz neue Bedeutung. Sie ermöglicht einen anmutigen, leichten und gefühlvollen Umgang mit anderen. Sie ist das, was die Erde im Moment am dringendsten braucht.

Alle Pacific-Essenzen können direkt aus dem Fläschchen eingenommen, aber auch in einem Glas Wasser oder als Badezusatz verwendet werden.

Die im Folgenden aufgeführten Zuordnungen basieren auf einer Kombination aus innerer Weisheit, unabhängigen Tests und persönlichen Berichten von Leuten, die die Essenzen während der vergangenen 15 Jahre verwendet haben. Sie stellen den aktuellsten Stand unserer Forschung dar. Ich bin sicher, dass wir durch die Arbeit mit den Blüten- und Meeresessenzen noch viele weitere Möglichkeiten entdecken werden, wie wir ihre Energien für Heilung und Wachstum nutzen können. Die Essenzen weisen uns den Weg zu einem Leben im Einklang mit den Gesetzen der Natur.

Meeresessenzen und die Meridiane der Chinesischen Medizin

LUNGE	Sand Dollar, Sea Horse
DICKDARM	Starfish
MAGEN	Hermit Crab, Sea Lettuce, Sea Palm, Sponge
MILZ	Dolphin, Sea Turtle, Urchin
HERZ	Diatoms, Dolphin, Jellyfish
DÜNNDARM	Barnacle, Sea Lettuce
BLASE	Brown Kelp, Sponge
NIERE	Coral, Surfgrass
MEISTER DES HERZENS	Pink Seaweed, Sea Turtle
DREIFACHER ERWÄRMER	Moon Snail, Rainbow Kelp
GALLENBLASE	Mussel, "Staghorn" Algae
LEBER	Anemone, Chiton
KONZEPTIONSGEFÄSS	Whale
GOUVERNEURSGEFÄSS	Sea Horse, Whale

Blütenessenzen und die Meridiane der Chinesischen Medizin

LUNGE	Arbutus, Bluebell, Death Camas, Fairy Bell, Grape Hyacinth, Indian Pipe, Polyanthus, Purple Crocus, Vanilla Leaf
DICKDARM	Camellia, Grass Widow, Polyanthus, Vanilla Leaf
MAGEN	Grape Hyacinth, Grass Widow, Narcissus, Red Huckleberry, Wallflower, Windflower
MILZ	Goatsbeard, Pipsissewa, Silver Birch, Viburnum, Wallflower
HERZ	Fireweed, Lily of the Valley, Periwinkle, Salal
DÜNNDARM	Goatsbeard, Salal
BLASE	Blue Camas, Candystick, Easter Lily, Fuchsia, Salmonberry, Snowberry, Snowdrop, Yellow Pond Lily
NIERE	Bluebell, Blue Camas, Candystick, Death Camas, Douglas Aster, Easter Lily, Fuchsia, Ox-Eye Daisy, Pipsissewa, Snowberry, Snowdrop
MEISTER DES HERZENS	Alum Root, Harvest Lily, Ox-Eye Daisy, Purple Magnolia
DREIFACHER ERWÄRMER	Harvest Lily, Orange Honeysuckle, Poplar, Viburnum
GALLENBLASE	Chickweed, Forsythia, Pearly Everlasting, Plantain, Poison Hemlock, Red Huckleberry, Twin Flower, Weigela
LEBER	Arbutus, Blue Lupin, Pearly Everlasting, Plantain, Pipsissewa, Twin Flower, Weigela
KONZEPTIONSGEFÄSS	Indian Pipe, Hooker's Onion
GOUVERNEURSGEFÄSS	Douglas Aster, Nootka Rose

Meeresessenzen und Chakren

Basis-Chakra .... Brown Kelp, Sea Horse, „Staghorn" Algae

Sakral-Chakra .... Dolphin, Moon Snail, Mussel, Pink Seaweed, Sea Horse

Sonnengeflechts-Chakra ... Anemone, Coral, Dolphin, Pink Seaweed, Sea Lettuce, Urchin

Herz-Chakra .... Barnacle, Diatoms, Dolphin, Sea Palm, Sea Turtle, Surfgrass

Kehl-Chakra .... Chiton, Coral, Dolphin, Hermit Crab, Jellyfish, Sand Dollar

Stirn-Chakra .... Dolphin, Rainbow Kelp, Whale

Scheitel-Chakra .... Brown Kelp, Dolphin, Sponge, Starfish, Urchin, Whale

Nabel-Chakra .... Rainbow Kelp

Blütenessenzen und Chakren

Basis-Chakra .... Blue Lupin, Chickweed, Indian Pipe, Narcissus, Polyanthus, Snowdrop, Twin Flower

Sakral-Chakra .... Candystick, Death Camas, Fuchsia, Narcissus, Orange Honeysuckle, Periwinkle, Plantain

Sonnengeflechts-Chakra ... Blue Camas, Camellia, Harvest Lily, Orange Honeysuckle, Pipsissewa, Purple Magnolia, Red Huckleberry, Snowdrop, Wallflower

Herz-Chakra .... Alum Root, Death Camas, Douglas Aster, Easter Lily, Fireweed, Grass Widow, Salal, Silver Birch, Snowberry, Twin Flower, Windflower

Kehl-Chakra .... Bluebell, Blue Camas, Candystick, Chickweed, Lily of the Valley, Pipsissewa, Poplar, Purple Crocus, Weigela, Windflower, Yellow Pond Lily

Stirn-Chakra .... Easter Lily, Fairy Bell, Goatsbeard, Grape Hyacinth, Ox-Eye Daisy, Pearly Everlasting, Salmonberry, Vanilla Leaf, Viburnum, Weigela

Scheitel-Chakra .... Arbutus, Easter Lily, Forsythia, Harvest Lily, Periwinkle, Plantain, Poison Hemlock, Purple Magnolia, Snowdrop, Vanilla Leaf

Nabel-Chakra .... Pearly Everlasting

Nacken-Chakra .... Poplar

***Alle Chakren .... Hooker's Onion, Nootka Rose

Flower Essences

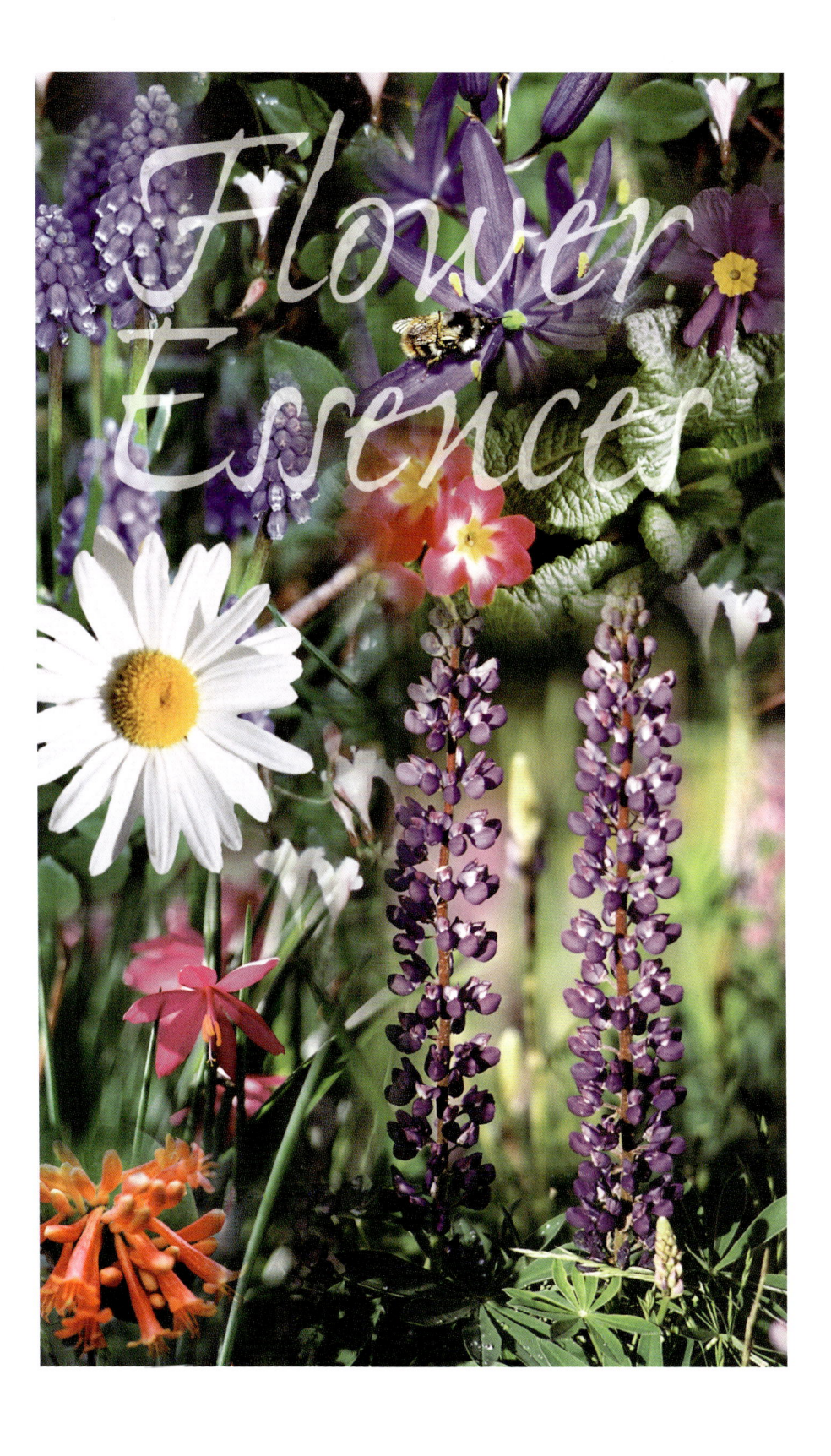

Alum Root
heuchera unicrantha

die Macht des Kleinen; Manifestation von Göttlichkeit; sich in vorgegebenen Mustern bewegen können, ohne sie entsprechend der eigenen Bedürfnisse verändern zu müssen; Bereitschaft, das Sein zu wählen

Signatur: Feine, winzige, rosa-weißliche Blüten an langen Stängeln mit herzförmigen Basalblättern, wächst auf Flussbänken und in Felsspalten.

Ein großartiges Mittel zur Lösung und Auflösung von Machtkämpfen in Beziehungen. Wenn wir uns einfach und vertrauensvoll ausdrücken, lassen sich alle Dinge leicht und einfach klären. Diese Essenz bringt Projektionen zum Verschwinden und hilft uns, unser inneres ‚Lichtwesen‘ zum Vorschein zu bringen. Die urteilende Perspektive weicht einer positiven Einstellung. Es fällt einem leicht, das zu akzeptieren, was ist. Das Licht vertreibt immer die Dunkelheit.

Es ist eine erhebende Wirkung, die von dieser Essenz ausgeht. Sie ermöglicht, das Göttliche in unserem Wesen aufrecht zu erhalten. Wenn wir genauso beharrlich an unserer Teilhabe an der Evolution festhalten, wie es diese kleine Blume an Felswänden tut, dann werden wir tatsächlich ‚erleuchtet‘.

Chakra:	Herz-Chakra
Meridian:	Meister des Herzens
Schlüsselworte:	Anmut, Vertrauen, Leichtherzigkeit, Schönheit
Herausforderungen:	Machtkämpfe, Konflikte
Affirmation:	Ich reagiere auf jeden Konflikt mit Anmut und Leichtigkeit.

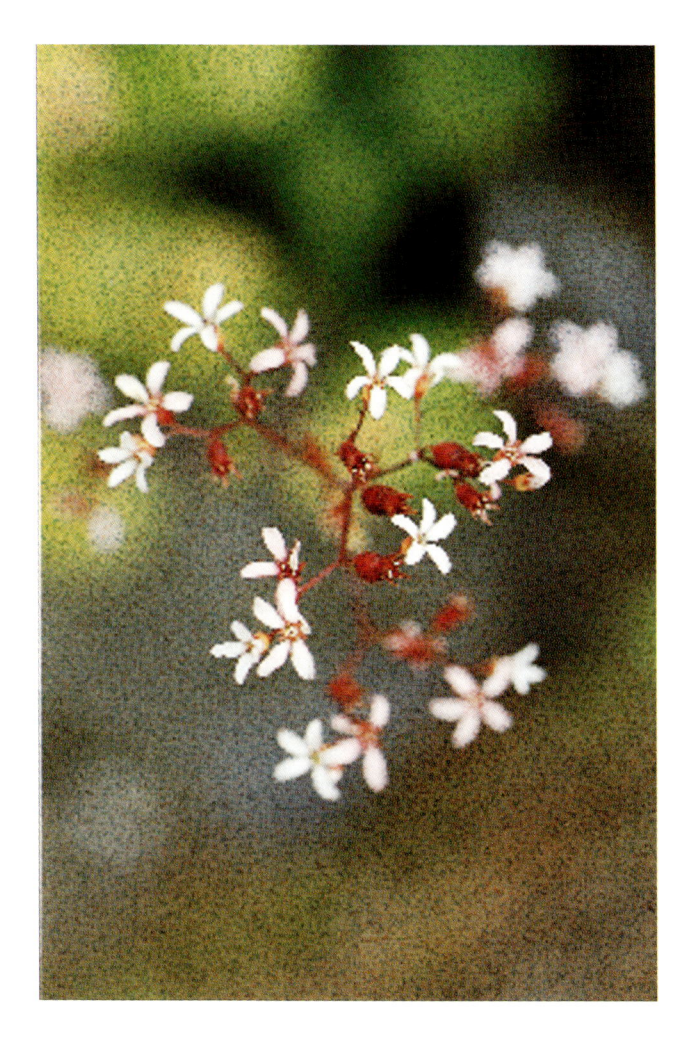

Alum Root – *Vertrauen*

Lass uns das Leben feiern. Lass uns das Sein feiern –
so zu sein, wie du wirklich bist, voller Vertrauen und Sanftheit,
das leitet dich auf deinem Weg zur Erleuchtung.

Arbutus   *Erdbeerbaum*
arbutus menziessi

spirituelles Tonikum; bringt Tiefe und Integrität

Signatur: Eine typische Signatur der amerikanischen Nordwestküste. Erdbeerbäume werden über 20 m hoch. Sie besitzen eine helle rötlich-braune Rinde, die sich in einem Siebenjahreszyklus nach und nach abschält, was deutlich auf die zyklische und veränderliche Natur des Lebens hinweist. Weiße Blüten in langen Trauben mit einem einzigartigen, angenehmen Duft. Die Beeren sind essbar. Gekocht, püriert und mit Honig gesüßt schmecken sie ein bisschen ähnlich wie Apfelkompott.

Arbutus hilft uns, unsere geistige Natur zu erfahren und zu begreifen. Diese Essenz lindert das Gefühl von Traurigkeit, das dann auftreten kann, wenn man sich aufgrund der physischen Realität in seinen Möglichkeiten eingeschränkt fühlt. Sie lässt uns realisieren, welch enorme geistige Kraft in uns darauf wartet, sich zu entfalten.

Dieses Mittel eignet sich zur Einnahme, wenn wir uns verloren und heimwehkrank fühlen, wenn all unsere Anstrengungen uns nutzlos erscheinen und wir uns verwaist und fernab von unserer wahren Heimat fühlen.

Auf der körperlichen Ebene stimuliert Arbutus die Lungen, die von Trauer immer mit angegriffen werden. Arbutus erleichtert das Festhalten wie das Lösen, das Annehmen der Lebenserfahrungen wie die Erkenntnis, dass unser Leben nur Teil eines viel größeren Planes ist. Der Atem fließt in uns hinein und aus uns hinaus, ohne dass wir ihn bewusst lenken müssen. Mit derselben Leichtigkeit können wir durchs Leben navigieren. Es gibt in jedem von uns einen Teil, der sich unserer wahren Natur erinnert und Zugang zu unserer wahren Quelle besitzt. Es heißt, dass Hun, das Wesen des Holz-Elementes in der Chinesischen Medizin, die einzige geistige Kraft ist, die uns durch aufeinander folgende Inkarnationen begleitet. Wenn die Leber gesund ist, können wir unseren inneren Wachstumsimpulsen zur Ganzheit folgen.

Auf der emotionalen Ebene hilft Arbutus bei Heimweh, der Sehnsucht der Seele, ihre wahre Heimat zu finden.

Chakra:	Scheitel-Chakra
Meridiane:	Lunge, Leber
Schlüsselwort:	Geist
Herausforderungen:	Heimweh, Sehnsucht, Verlassenheitsgefühl
Affirmationen:	Ich bringe voller Freude mein Wesen zum Ausdruck. Ich nehme die Weisheit des Lebens voller Dankbarkeit an.

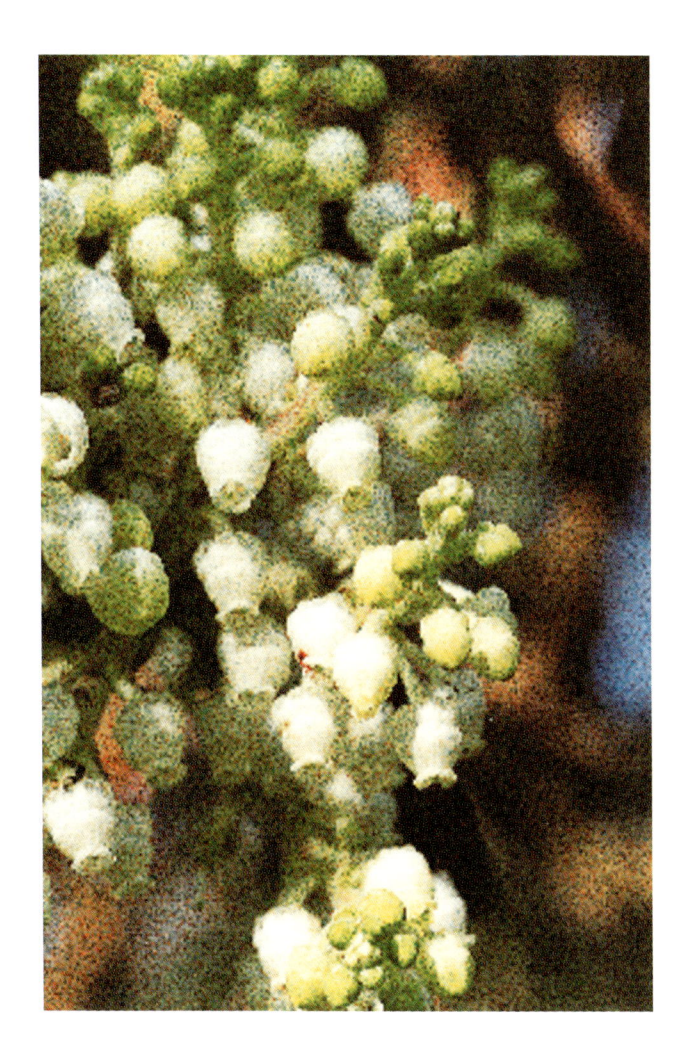

Arbutus – *Integrität*

Du bist nur dann vollkommen integer und innerlich ausgerichtet,
wenn du dein spirituelles Wesen auslebst.

Bluebell
endymion non scriptus

Hemmungen aufgeben; die Kommunikationskanäle öffnen

Signatur: *Büschel winziger, blauer, glockenförmiger Blüten auf 20 bis 60 cm langen Stängeln. Die Blüten wirken proportional zu klein in Bezug auf die Länge ihrer Stängel und verbergen ihr Gesicht innerhalb der Glockenöffnung. Es scheint, als wolle ein Teil der Pflanze auf sich aufmerksam machen, während ein anderer am liebsten unsichtbar wäre.*

Ängste hindern uns daran, uns ganz auszudrücken: Angst bemerkt zu werden, Angst ausgelacht zu werden, Angst bestraft zu werden. Schon sehr früh im Leben lernen wir, uns so zu verhalten, dass wir dafür belohnt werden. Diese Prägung nehmen wir mit in das Erwachsenenleben. Sie unterdrückt jedoch den freien Ausdruck unseres inneren Wesens und unsere Fähigkeit, uns selbst darauf auszurichten.

Bluebell hilft uns, alte Programmierungen loszulassen und statt dessen für das einzusetzen, was uns wirklich Erfüllung bringt. Wir bilden uns ein, es gehe uns gut, wenn wir in der Masse untertauchen und bloß nicht auffallen, und verzichten darauf, unsere Einzigartigkeit auszudrücken. Diese Blüte ermutigt uns, das zu tun, was uns glücklich macht.

Das Blauviolett der Blüten korrespondiert mit dem Kehl-Chakra, dem Zentrum des Selbstausdruckes. Die Wirkung ihrer Essenz zielt auf die Beseitigung emotional verursachter Sprachstörungen und autistischer Verhaltensmuster. Sie verjagt die Schüchternheit und das Gefühl von Unbehagen, das aufkommt, wenn wir uns unfähig fühlen, uns verständlich zu machen, oder Angst davor haben, für das, was wir sagen wollen, verurteilt zu werden.

Auf der körperlichen Ebene bewirkt die Energie dieser Blüte den Ausgleich mangelnder Energie des Lungen- und des Nieren-Meridians. Sie steigert die Energie und vertreibt die Müdigkeit. Die Atmung wird besonders in Situationen gestärkt, in denen man Panik oder Angstattacken erlebt. Bluebell stärkt den Willen und lindert die Angst, besonders die, bemerkt zu werden und sich selbst adäquat auszudrücken.

Chakra:	Kehl-Chakra
Meridiane:	Lunge, Niere
Schlüsselworte:	Offenheit, Kommunikation, Selbstausdruck
Herausforderungen:	Begrenztheit, Schüchternheit, Sprachstörungen, Unbehagen, Müdigkeit
Affirmation:	Ich bin bereit und fähig mich auszudrücken.

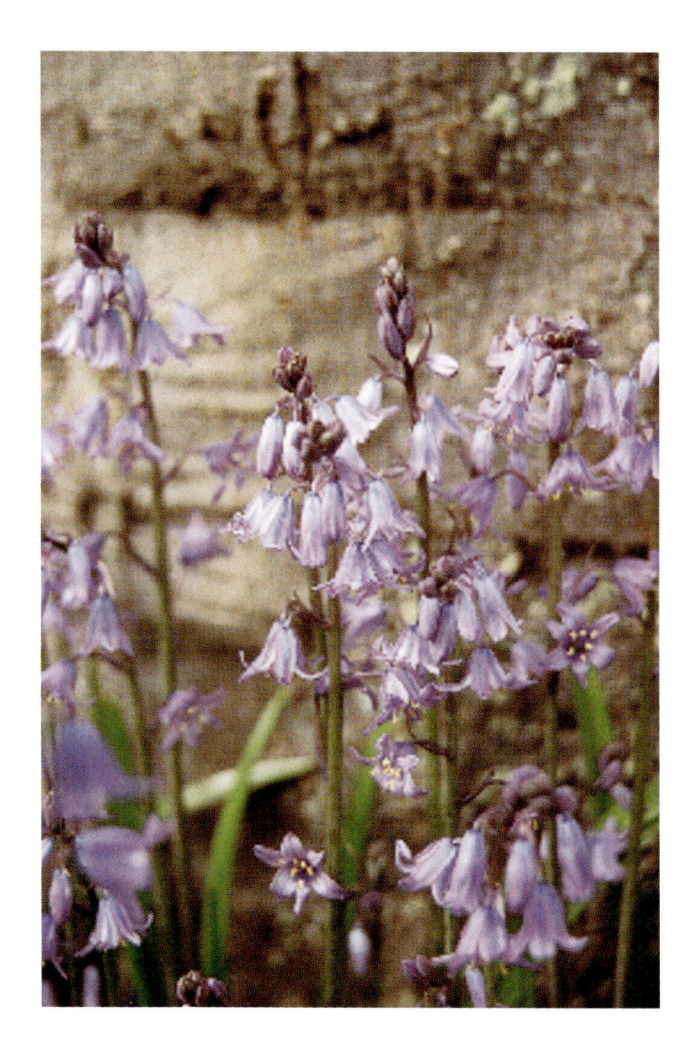

Bluebell – *Ausdruck*

Lass mich mein Gesicht zur Sonne erheben.
Lass mich das Lied meiner einzigartigen Schönheit
ins Universum hinaus singen.

Ich bin klein und singe mein Lied unaufhörlich, denn ich bin hier,
um euch die Freude zu lehren, die es bringt, seine göttliche Seite
zeigen zu können.

Blue Camas
camassia quamash

Prärielilie

Akzeptanz und Objektivität; Ausgleich von Intuition und Ratio; Vereinigung von rechter und linker Gehirnhälfte

Signatur: *Helle bis tief blauviolette, sternenförmige 20 bis 50 cm hohe Blumen. Der Stern steht seit langem als Symbol für die Vereinigung von Geist und Materie. In dieser Hinsicht stellen sowohl der Zugang zum inneren Wissen über die rechte Gehirnhälfte wie der zu Logik und Verstand über die linke Gehirnhälfte jeweils bedeutsame Aspekte des vollen menschlichen Potenzials dar.*

Die Indianer der amerikanischen Westküste rösteten die Wurzeln oder stellten aus ihnen durch Einkochen einen Sirup her. Für einige der Stämme in den Ebenen war dies eine wesentliche Nahrungsquelle.

Blue Camas ist einerseits für wirklich kreative Leute, die oft ein bisschen unpraktisch veranlagt sind, dient andererseits aber auch gut geerdeten, praktischen Personen, denen der Zugang zu ihrer Intuition fehlt. Wenn es uns aber nicht gelingt, beide Hirnhemisphären vollständig zu nutzen, ist das ein bisschen wie Fliegen mit nur einem Flügel. Wenn wir aber ganz leben wollen, dann muss es uns möglich sein, uns mühelos zwischen Logik und Intuition bewegen zu können.

Im Sonnengeflechts-Chakra speichern wir Erinnerungen aus vergangenen Inkarnationen. Es ist der Sitz des Ego und der persönlichen Identität in diesem Leben. Denkbar ist also, dass jemand, den man für die Verwendung innerer Weisheit einst auf dem Scheiterhaufen verbrannte, in seiner jetzigen Inkarnation das Leben eines Computerprogrammierers wählt. Die im Sonnengeflecht gespeicherte Angst hält ihn nun davon ab, seine Intuition annehmen und leben zu können. Blue Camas löst die gestaute Angst nicht notwendigerweise gleich auf, verhindert jedoch, dass sie den Zugang zu beiden Hirnhälften beeinträchtigt. Der Programmierer kann also seine kreative Seite doch ausleben, z.B. durch Aquarellmalerei nach Feierabend.

Auf der körperlichen Ebene wirkt diese Essenz auf Lese- und Rechtschreibschwäche und andere Lernstörungen ein, einschließlich derjenigen aus gemachten Erfahrungen zu lernen.

Chakren:	Sonnengeflechts-Chakra, Kehl-Chakra
Meridiane:	Niere, Blase
Schlüsselworte:	Bewusstsein, Ausgleich, Perspektive
Herausforderungen:	Lernstörungen; Unfähigkeit, aus Erfahrungen zu lernen
Affirmation:	Ich bin kreativ und praktisch.

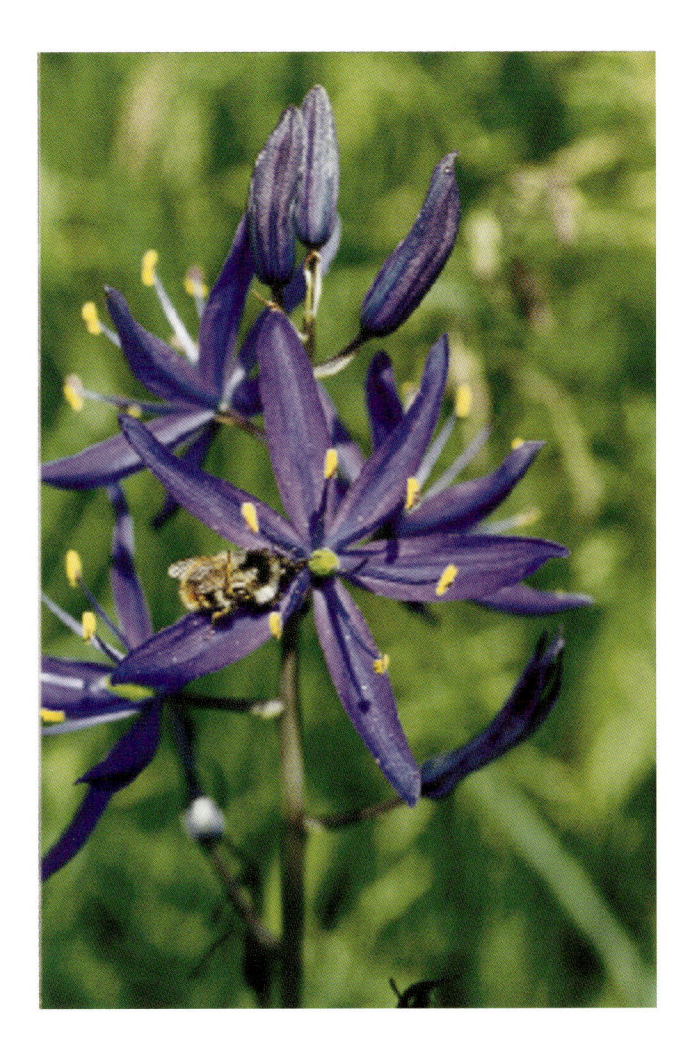

Blue Camas – *Integration*

Das Potenzial, aus Gegensätzlichem Kraft zu schöpfen,
ist in dir verwurzelt. Du bist Heiliger und Sünder,
gut und böse, dunkel und hell. Du bist feminin und maskulin,
yang und yin.

Lass mich dir zeigen, wie du alle Anteile deiner Selbst
im hellsten Licht erstrahlen lassen kannst.

Blue Lupin
lupinus rivularis

Blaue Lupine

für klares und präzises Denken

Signatur: Violett oder blau blühender Schmetterlingsblütler. 60 bis 150 cm hohe Blütenähren auf hohlen Stängeln. Jede Einzelblüte ähnelt in ihrer Form einer menschlichen Leber. Der botanische Name wurde von Lupus, der Wolf, abgeleitet, da man früher glaubte, die Pflanze verschlinge wie ein Wolf alle Nährstoffe des Bodens. Tatsächlich findet man die Lupine normalerweise auf nährstoffarmem Boden, z.B. in Straßengräben. Blue-Lupin-Essenz hat die Kraft, Gifte zu vertilgen und sie über den Leber-Meridian ausscheiden zu lassen, dies ist wahrscheinlich die exakteste Beschreibung ihrer Wirkung.

Diese Essenz verbindet die Epiphyse (Zirbeldrüse), das Organ der spirituellen Wahrnehmung, mit der Hypophyse (Hirnanhangdrüse), des obersten Steuerorganes des Hormonsystemes. Das optimale Funktionieren beider Hormondrüsen spielt eine wesentliche Rolle bei der Beseitigung von Verwirrung und der Erinnerung an unser wahres Wesen.

Blue Lupin erleichtert die Niedergeschlagenheit, die dann eintritt, wenn man den Wald vor lauter Bäumen nicht mehr sieht und sich einfach nicht konzentrieren kann. Diese Essenz vereinfacht die Dinge.

Auf der körperlichen Ebene beeinflusst diese Blüte den Meridian, der die Leberfunktionen steuert. Eine bedeutsame Aufgabe der Leber und damit auch des Leber-Meridianes ist die Entgiftung des Körpers. Dieser Meridian sorgt für innere Reinigung und Reinheit. Das mit der Leber assoziierte Gefühl ist Zorn, also eine Form der Energie in Bewegung. Bleiben wir dem Zorn verhaftet, verwandelt er sich im Laufe der Zeit in Frustration, Depression und Verzweiflung. Blue Lupin reinigt den Emotionalkörper von unverarbeitetem angestauten Zorn, so dass unser Zugang zu unserem geistigen Potenzial wieder freigelegt wird.

Blue Lupin klärt Körper und Geist und transformiert die körperliche Überlebensenergie des Wurzel-Chakras in eine, die auch das spirituelle Überleben der Seele sicherstellt.

Arbeitet man mit dieser Essenz vorwiegend auf der mentalen Ebene, dann beseitigt sie dort die körperlichen Unannehmlichkeiten toxinbedingter Kopfschmerzen sowie Essstörungen.

Chakra:	Wurzel-Chakra
Meridian:	Leber
Schlüsselworte:	Klarheit, Konzentration
Herausforderungen:	Konfusion, Frustration, Verzweiflung
Affirmationen:	Ich sehe klar. Ich denke klar.

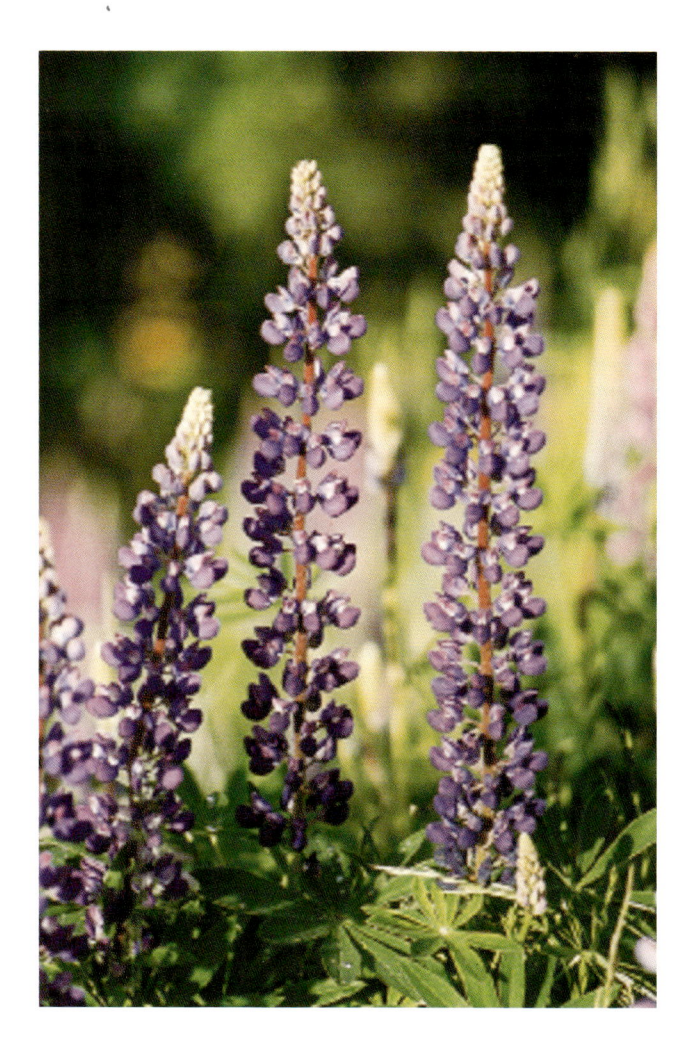

Blue Lupin – *Konzentration*

Ich bereichere deine Straßengräben durch meine
großen lila Blüten, aufrecht und majestätisch. Meine Blätter
ähneln einem Feuerwerk explodierenden Grüns.

Lass mich nie vergessen, dass meine Aufgabe auf Erden im
Erfüllen meines Lebenssinnes liegt, während ich mich zugleich
zum Himmel strecke.

Ich biete dir Klarheit der Gedanken und Reinheit der Gefühle.
Ich biete dir die Fähigkeit, dich zu konzentrieren
und klar zu sehen.

Camellia
camellia sasanqua

Kamelie

Katalysator für die Öffnung für neue Einstellungen, die das wahre innere Wesen widerspiegeln

Signatur: Innerhalb des Blütenkelches aus dicken, schützenden Kelchblättern befindet sich die dicht gepackte Blütenknospe, deren bevorstehende Öffnung sich an der aufbrechenden Spitze durch das feine Rosa der Blütenblätter andeutet. Mit der Erwärmung durch die Frühlingssonne öffnen sich die Knospen zu großen, zusammengesetzten Blüten. Bei voller Öffnung kann man viele feine fransenartige Staubgefäße erkennen – das Herz der Blüte, das die volle Öffnung für die Erfahrungen des Lebens symbolisiert.

Camellia ist eine Essenz, die einen über die selbst auferlegten Begrenzungen hinaus wachsen lässt. Sie ermöglicht uns, unsere innere Kraft anzunehmen und die Einzigartigkeit unserer Lebenskraft auszudrücken. Sie lässt uns alte Verhaltensweisen und Gedankenmuster loslassen, die uns nicht mehr dienlich sind.

Über das Sonnengeflechts-Chakra ermöglicht Camellia, frühere Lebenserfahrungen, die im Zellgedächtnis gespeichert sind, loszulassen. Es kann z.B. sein, dass wir uns als Kind der Unfähigkeit, bestimmte Dinge nicht tun zu können, oder bestimmter Handlungen, von denen es hieß, sie seien böse, schämten. Schuld und Scham sind Gefühle, die im Sonnengeflechts-Chakra eingelagert werden, von wo aus sie unsere gegenwärtigen Lebenserfahrungen beeinträchtigen. Camellia hilft uns, auf die Erfahrungen der Gegenwart anmutig reagieren zu können statt mit überholten Automatismen. Diese Essenz stärkt den Dickdarm-Meridian, der nun alte Gefühle, Gedanken und Einstellungen uns selbst gegenüber entsorgen kann. Neue Perspektiven und Einstellungen werden so möglich, Selbstvertrauen wird zurück gewonnen. Wir lösen unseren Schutzpanzer auf und verwandeln uns in bewegliche und offene Wesen.

Chakra:	Sonnengeflechts-Chakra
Meridian:	Dickdarm
Schlüsselworte:	Einsicht, Offenheit, Selbstausdruck
Herausforderungen:	Schuld, Scham, Verschlossenheit gegenüber neuen Erfahrungen
Affirmationen:	Ich bin ehrlich zu mir selbst. Ich bin offen für die Erfahrung des Lebens.

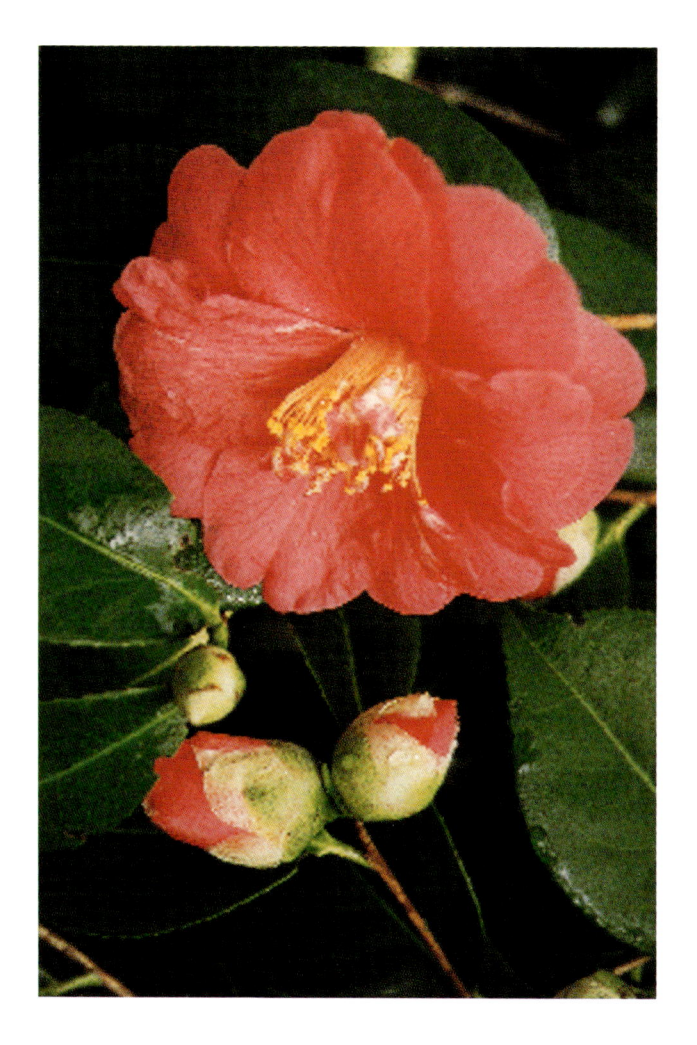

Camellia – *Öffnung*

Mein Geschenk für dich heißt Öffnung. Öffnung für das Leben.
Öffnung für Möglichkeiten. Öffnung für neue Gedanken und
Gefühle. Wenn ich mich nicht öffne, verhärten meine Knospen und
fallen herab.

Wenn ich mir selbst erlaube, von Sonne und Regen geliebt zu
werden, pulsiert das Leben in meinen Adern und bringt den
vollkommenen Ausdruck meiner selbst hervor.

Schuld und Scham halten dich in der Vergangenheit fest.
Mach einen Schritt nach vorn, tritt ins Licht deines Seins
und erlaube uns, dich zu sehen.

Candystick
allotropa virgata

**körperlich wirksames Tonikum;
löst Spannung im Becken und richtet es aus**

Signatur: Candystick kann leicht mit einem Pilz verwechselt werden, da diese Blume kein Chlorophyll besitzt und nur sporadisch im tiefsten Schatten in Nadelwäldern wächst. Die Stängel sind rot und weiß gestreift. Die Blüten sind weiß oder rosa und erscheinen auf großen roten Fruchtknoten am oberen Pflanzenstängel. Die dichten weißen Blätter weisen himmelwärts und symbolisieren die Fähigkeit der Seele, stürmische Zeiten zu überstehen und die „dunkle Nacht der Seele" zu erleuchten.

Diese Blüte löst blockierte Energien rund um die Bereiche Sexualität, Geburt, Abtreibung und Fehlgeburt. Sie hilft bei der Transformation von Selbsthass und Frustration, wenn diese im Zusammenhang mit den erwähnten Themen und Ereignissen stehen, und ermöglicht es, die Selbstachtung ungeachtet traumatischer Erlebnisse zu behalten. Zudem erleichtert sie neue Perspektiven.

Wenn es um Abtreibung geht, lehrt Candystick, die eigene Entscheidung zu akzeptieren und mit ihr zu leben.

Geht es um eine Fehlgeburt, lehrt diese Blüte, den freien Willen der ungeborenen Seele zu akzeptieren.

Auf einer viel tieferen Ebene geht es bei Candystick um die Akzeptanz des Mysteriums des Lebens und der sich entfaltenden Phänomene. Sie verknüpft Sakral- und Kehl-Chakra, die beide mit der Freiheit des individuellen Ausdruckes zu tun haben.

Auf der körperlichen Ebene kann Candystick bei Verletzungen des Kreuzbeines und der Hüfte hilfreich sein. Frauen hilft sie besonders bei Verletzungen der Geschlechtsorgane – durch Abtreibung, Fehlgeburt oder chirurgische Maßnahmen.

Chakren:	Sakral- und Kehl-Chakra
Meridiane:	Niere, Blase
Schlüsselwort:	Überleben
Herausforderung:	der freie Wille
Affirmationen:	Ich bin bereit, für meine Entscheidungen die Verantwortung zu übernehmen. Ich akzeptiere den freien Willen anderer Wesen.

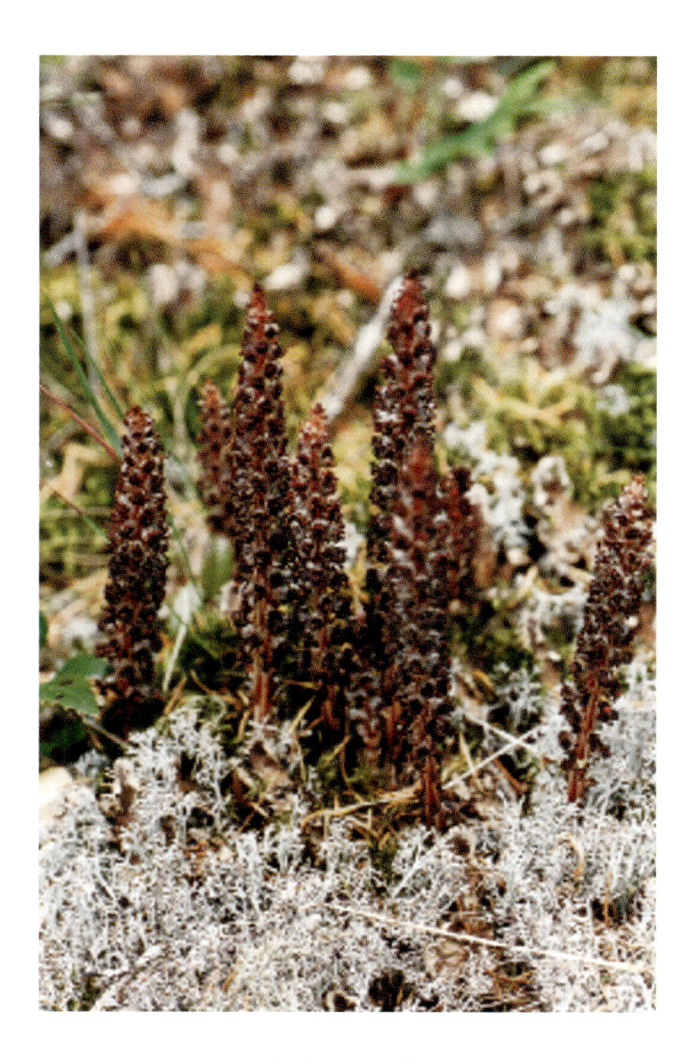

Candystick *– Lebenszweck*

Jede Seele geht ihren eigenen Weg. Finde deinen.

Lies die Zeichen von Behagen und Unbehagen
in Kopf und Körper als spirituelle Signale, die dir etwas sagen
wollen. Dann folge dieser inneren Führung.

Chickweed
stellaria media

Sternmiere

**Zeitlosigkeit erfahren und anerkennen;
ganz in der Gegenwart und reaktionsfähig sein**

Signatur: Der botanische Name der Gattung wurde von den kleinen, weißen sternenförmigen Blüten abgeleitet, die auf 10 bis 40 cm hohen, fleischigen, wuchernden Stängeln erscheinen. Die winzigen weißen Blüten sind wie Leuchtfeuer, die dem Bewusstsein den Weg weisen. Dass die Pflanze in der Natur als Vogelfutter dient, erklärt den englischen Namen Chickweed (Kükenkraut). Die zu Brei verarbeitete Pflanze wird zur Behandlung arthritischer Gelenkbeschwerden verwendet. Homöopathisch aufbereitet wird sie in der Rheumatherapie eingesetzt.

Bei dieser Blütenessenz geht es um die Nutzbarmachung aller Ressourcen, die einen ganz geistesgegenwärtig und präsent sein lassen. Man lässt sich nicht durch Dinge ablenken, die bereits in der Vergangenheit geschehen sind oder sich möglicherweise in der Zukunft ereignen werden. Sie ermöglicht es, sich dem kosmischen Fluss anzuvertrauen und auf alle Ereignisse angemessen und fehlerfrei reagieren zu können, so als beeinflusse auch die kleinste unserer Handlungen das große Ganze.

Chickweed stärkt das Kehl-Chakra und ermöglicht uns so, uns frei und leicht ausdrücken zu können. Sie fördert den Gallenblasen-Meridian darin, Spannung aufzulösen und das Kontrollbedürfnis aufzugeben. Wir fühlen uns erleichtert und erleben die Magie des Augenblickes.

Chickweed ist eine ausgezeichnete Essenz, um aus der Vergangenheit resultierende Unzufriedenheit loszulassen und sich auch nicht durch möglicherweise bevorstehende Probleme blockieren zu lassen. Sie lässt uns die Welt und uns selbst so sehen, als gebe es nur diesen einen Augenblick zu leben, keine Vergangenheit und keine Zukunft.

Naturheilpraktikern, Therapeuten und Gesundheitsberatern dient diese Blüte dazu, in der therapeutischen Situation ganz für ihre Klienten und Patienten da sein zu können. Sie löst einen überdies aus emotionalen und gedanklichen Blockierungen, die einen nicht loslassen und jeden Fortschritt verhindern.

Obwohl Chickweed in erster Linie eine mental und spirituell wirksame Essenz ist, bekamen wir doch auch einige vielversprechende Fallgeschichten über die Behandlung von Übergewicht. Häufig spiegelt Übergewicht symbolisch ein Feststecken in einer Sackgasse und eine Belastung durch alte emotionale Verletzungen, die man immer noch mit sich herum trägt.

Chakren:	Kehl-Chakra, Basis-Chakra
Meridian:	Gallenblase
Schlüsselworte:	Geistesgegenwart, Aufgeschlossenheit, Reaktionsvermögen
Herausforderungen:	Bitterkeit, Groll, Unzugänglichkeit
Affirmationen:	So wie sich das Leben vor mir entfaltet, kann ich stets angemessen reagieren. Ich bin ganz bewusst im Hier und Jetzt.

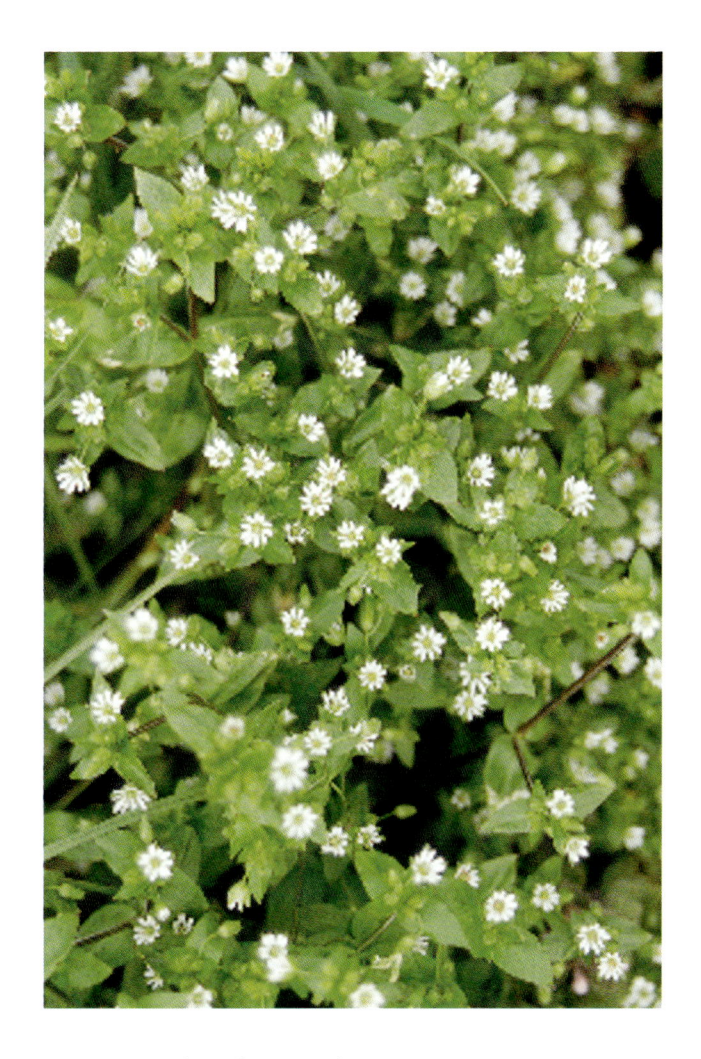

Chickweed – *Gegenwart*

Erleichtere dich. Lass los.

Erinnere dich, wie achtsam und präsent du warst,
als du zum ersten Mal die Sterne am Himmel funkeln sahst.

Death Camas
zygadenus venenosus

spirituelle Wiedergeburt;
Bewusstheit der spirituellen Verbindung mit allem Leben

Signatur: *Death Camas unterscheidet sich deutlich von der sehenswerten Blue Camas. Ihre kleinen weißen Blüten erscheinen in schirmförmigen Trauben an den Spitzen blattloser Stängel. Die Blütenköpfe fallen ins Auge, sie repräsentieren Tapferkeit und Mut, die man zur Auseinandersetzung mit neuen Herausforderungen benötigt.*

Die Zwiebeln von Blue und Death Camas ähneln sich sehr, was früher zuweilen dazu führte, dass Siedler und Indianer durch Verwechslung Vergiftungen erlitten.

Wenn die Welt auseinander zu fallen scheint, erinnert uns diese Essenz an das ewige Band, das alles Leben verbindet und zusammenhält, den endlosen, einmal heranflutenden und dann wieder abebbenden Tanz der Energie. „Was der Raupe als Ende der Welt erscheint, nennt der Weise einen Schmetterling." (unbekannter Meister)

Diese Essenz ist angeraten, wenn man einen neuen Job antritt, eine neue Beziehung beginnt, zu einem Abenteuer aufbricht oder etwas davon beenden möchte. Death Camas erleichtert den Stress und Kummer, der in Übergangszeiten so oft vorkommt. Darüber hinaus lässt sie uns die Gelegenheit dankbar nutzen, unsere alte Haut abzuschälen, die uns nun nicht mehr dient. Sie verkörpert Furchtlosigkeit und Mut, und beides führt zu Transformation und Ekstase.

Im Tarot spiegelt sich die Essenz der Death Camas in der Karte „Der Turm". Der Turm steht für plötzliche und unerwartete Veränderungen, er ermöglicht Reinigung und Reinheit auf allen Ebenen.

Besonders wertvoll ist Death Camas, wenn wir uns zu einer Selbstreinigung entschließen wie Fasten oder Bearbeitung von Glaubenssystemen usw.

Chakren:	Sakral-Chakra, Herz-Chakra
Meridiane:	Lunge, Niere
Schlüsselworte:	Wiedergeburt, Neubeginn, Ekstase, Transformation
Herausforderungen:	Neubeginn, Veränderung
Affirmationen:	Ich bin im Einklang mit dem Unendlichen. Ich vertraue mich dem Fluss des Lebens an.

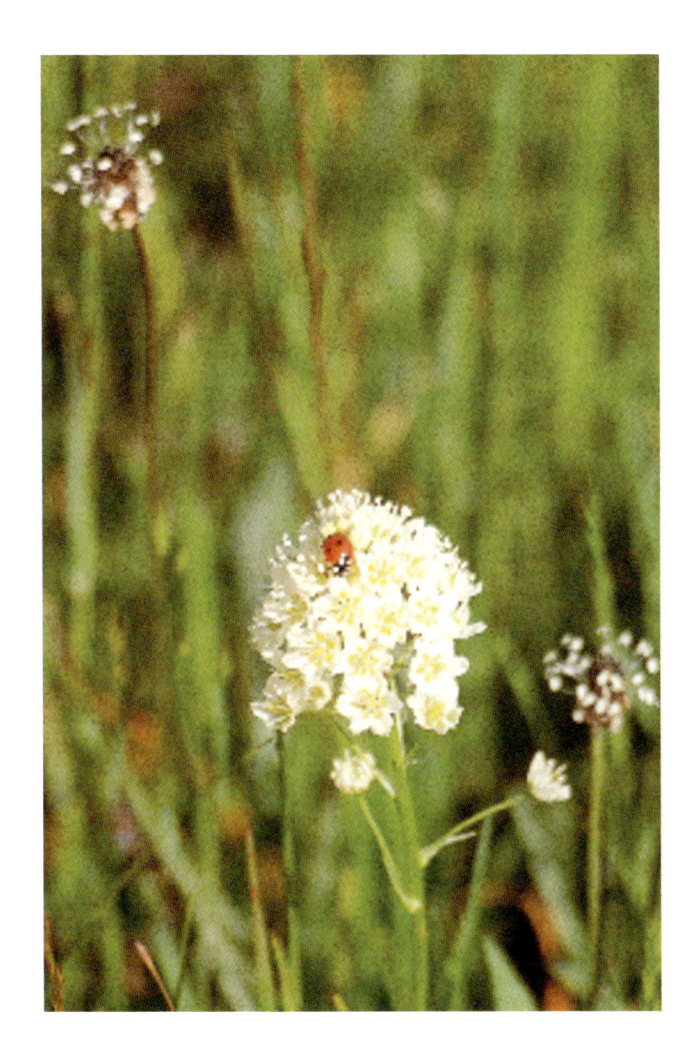

Death Camas – *Wiedergeburt*

Der Same trägt in sich schon den ganzen Baum,
der Baum trägt in sich schon den Samen.

Die Energie der Frühlings kommt im Sommer zur Fülle,
zieht sich im Herbst wieder zurück und schläft im Winter.

Jeder Augenblick ist ein neuer Anfang.

Douglas Aster
aster subspicatus

Aster

**endlose Ausdehnung unter Bewahrung seiner Mitte;
die Erfahrung des Lebens auskosten; ganz und gar bewusst leben;
Mut und Anpassungsfähigkeit**

Signatur: Diese Pflanze wächst entlang des Pazifischen Ozeanes auf der Küste vorgelagerten Felsen. Die kleine lila Blume erfreut das Herz von Juli bis Oktober. Sie benötigt nur wenig Erde, um Wurzeln zu schlagen, und von weitem betrachtet wirkt es, als wachse sie direkt auf dem Felsgestein. Sie beweist so eine enorme Standfestigkeit und ein sicheres Gefühl für sich selbst. Im Zentrum der Blütenköpfe stehen die winzigen goldenen Einzelblüten, die zusammen wie eine goldene Scheibe wirken, von der lila Strahlen ausgesandt werden. In ihrer natürlichen Umgebung begegnet diese Blume allen Elementen unbekümmert und mit Leichtigkeit.

Wir können unsere wahre Ausdehnung nur dann fühlen und unseren inneren Schamanen nur dann ans Licht bringen, wenn wir eine Verbindung zu unserer inneren Quelle besitzen. In diesem Falle aber überstehen wir mühelos alle Turbulenzen des Lebens. Diese Blüte lässt uns alle Erfahrungen ganz auskosten und stets unsere Mitte / unsere Quelle / unsere göttlichen Anteile finden, was unserer wahren Natur entspricht. Ihre Stärke liegt in ihrer Anpassungsfähigkeit.

Diese Blütenessenz hilft uns bei der Feinabstimmung unserer Sinne und deren Erfahrung, ohne uns über der vollständigen Teilhabe am Leben selbst zu verlieren. Sie verbessert die Wahrnehmung und versetzt uns so in die Lage, die der physischen Manifestation zu Grunde liegenden himmlischen Energien zu erkennen und zu würdigen. Erfahren wir die Wirklichkeit auf einer solchen Ebene, füllt sich unser Herz mit Dankbarkeit.

Douglas Aster hilft uns darüber hinaus auch, angesichts von Herausforderungen zentriert zu bleiben.

Chakra:	Herz-Chakra
Meridiane:	Niere, Gouverneur
Schlüsselworte:	Ausdehnung, Großzügigkeit, Anpassungsfähigkeit
Herausforderungen:	innere Verhaftungen, Ego, Festhalten
Affirmation:	Ich strahle Großzügigkeit und Liebe aus meiner wahren Mitte aus.

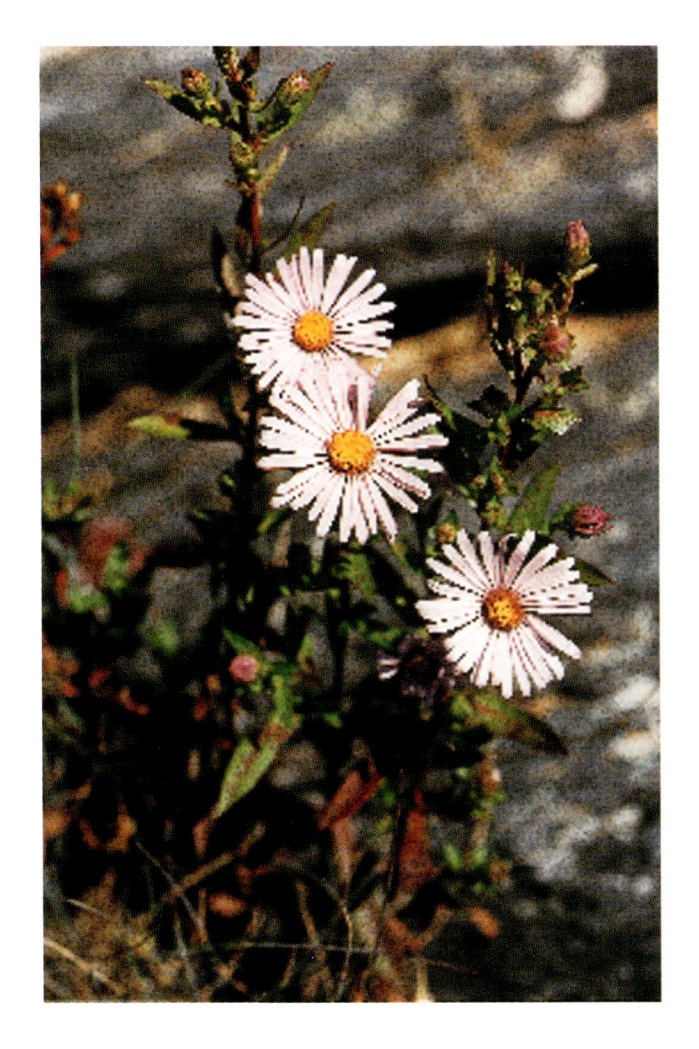

Douglas Aster – *Ausstrahlung*

Welche Freude im Wachstum liegt.
Welch Entzücken im Selbstausdruck.

Ich bin der Kanal für das Licht des Himmels.

Trink von meiner Essenz und erfrische deine Lebenskraft.

Easter Lily
erythronium oreganum

Hundszahn

ermutigt der freien Selbstausdruck; eliminiert soziale Masken

Signatur: Die Pflanze besitzt weiße, lilienähnliche Blüten, die einzeln auf anmutigen Stängeln mit zwei hübschen, gesprenkelten Blättern sitzen. Die Form der gewellten Blütenblätter erinnert ein wenig an die Kopfbedeckung einer Nonne. Auf einer tiefen Ebene symbolisieren sie Reinheit und Freiheit. Matthew Wood, ein Kräuterkundiger und Homöopath, entdeckte, dass sich diese Essenz besonders zur Behandlung des Prämenstruellen Syndromes eignet.

Easter Lily hilft, die unterschiedlichen Aspekte unserer Persönlichkeit zu integrieren. Sie ermöglicht es, sich frei, offen und ehrlich auszudrücken.

Ihre Wirkung auf das Scheitel-Chakra lässt Easter Lily zu einem besonders wirkungsvollen Mittel werden, wenn es darum geht, überkommene Rollen abzulegen, von denen wir bisher annahmen, sie machten uns für andere attraktiv. Wir können mit Hilfe dieser Blüte lernen, unser wahres Sein durch das Herz-Chakra auszudrücken und als Kanal der universellen Energie über das Scheitel-Chakra zu dienen. Dadurch wird die Energie so konzentriert und kraftvoll, dass wir selbst zum Licht werden, dass die Dunkelheit der Illusion durchleuchtet.

In der Sicht der Chinesischen Medizin steht Easter Lily in Beziehung zum Element Wasser, das heißt ihre Essenz beeinflusst die Meridiane der Niere und der Blase. Wasser speichert die Reserven vitaler Energie von Körper und Geist und bestimmt dadurch unsere Anpassungsfähigkeit in Bezug auf Stress. Wasser findet immer einen Weg um ein Hindernis herum. Wasser fließt.

Die Energie, die für die Entstehung des Qi notwendig ist, wird im Nieren-Meridian gespeichert. Easter Lily lässt uns die in der verschlossenen Auster verborgene Perle, den Diamanten in der Kohle entdecken, sehen und ausdrücken.

Für Frauen ist Easter Lily ein wertvolles Hilfsmittel bei der Linderung des Prämenstruellen Syndromes und anderer gynäkologischer Probleme.

Chakren:	Herz-Chakra, Stirn-Chakra, Scheitel-Chakra
Meridiane:	Niere, Blase
Schlüsselworte:	Wahrheit, Reinheit, Integrität, Ehrlichkeit
Herausforderungen:	Falschheit, Unehrlichkeit, Illusionen
Affirmationen:	Ich bin, was ich bin. Ich bin, wer ich bin.

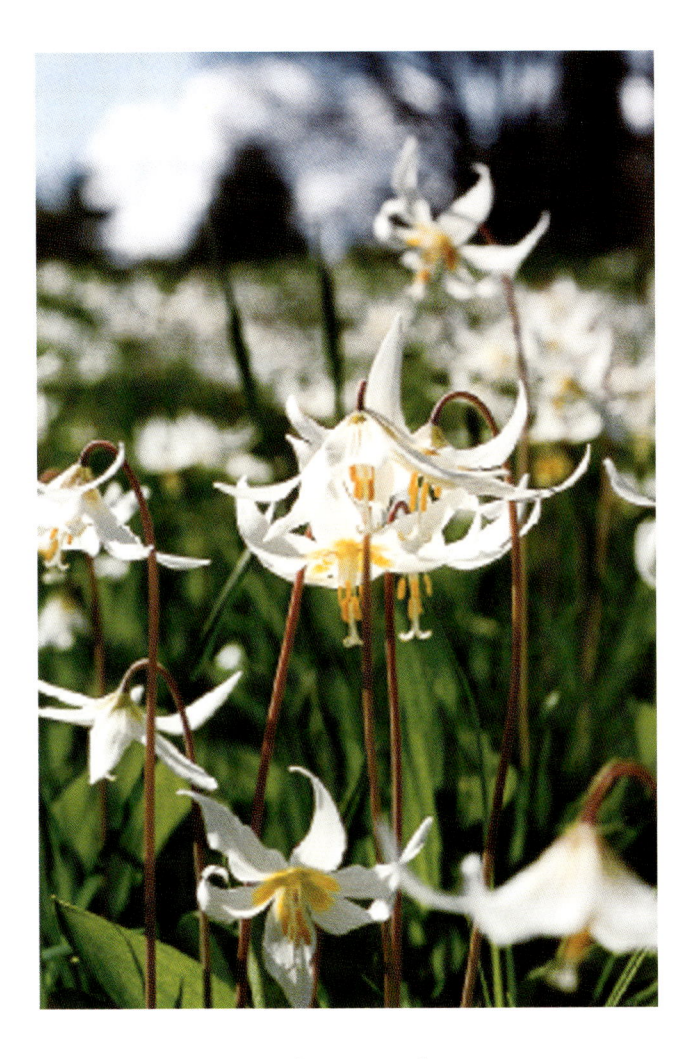

Easter Lily – *Authentizität*

Wie ein Schmetterling sich aus seinem Kokon herauswindet,
trete ich im dunklen, kalten Winter ins Licht.

Ich zeige dir ein Paar gefleckter Blätter und einen einzelnen Stängel,
die mein gebeugtes, weißes Haupt stützen.

Sobald ich meinen Platz in der äußeren Welt erkenne, öffne ich
meine Blüte. Ermutigt mich die Sonne noch ein klein wenig mehr,
erhebe ich mein Gesicht zur Welt und zeige mich ganz.

Lass mich dir zeigen, wie du die Wahrheit und Schönheit
deiner selbst ausdrücken kannst.

Fairy Bell
disporum smithii

**leichtherziges Loslassen trüber Gedanken;
erweiterte Bereitschaft, der inneren Führung zu folgen;
erleichtert Depressionen**

Signatur: An feuchten schattigen Standorten wachsend, läuten die cremefarbenen zylindrischen Glocken ihre tonlose Melodie durch die Dunkelheit des Waldes. Die Pflanze selbst wächst dicht am Boden und die glockenförmigen Blüten erscheinen unterhalb der Blätter und weisen zur Erde hin. Nach der Blüte entwickeln sich im Herbst an ihrer Stelle orange-rote Beeren.

Dies ist eine sanfte Essenz, sie hilft uns, das Licht zu finden, wenn die mentale Dunkelheit endlos erscheint und uns zu überwältigen droht. Sie taut eingefrorene Gefühle ebenso wie eingefrorene Körpermuster.

Sie hilft einem emotional und körperlich durch den Schmerz einer Heilkrise und hat zuweilen leicht sedative Wirkung.

Sie macht jeder Zwiespältigkeit ein Ende, besonders wenn es eine ist, die einen am eigenen Lebenswillen und an der körperlichen Existenz auf der Erde zweifeln lässt. Auf der körperlichen Ebene befreit sie die Lungen und erleichtert die Atmung.

Fairy Bell zerstreut jeden Widerstand gegen das Wachstum und erinnert uns daran, dass jeder Atemzug ein Gebet ist, wenn wir nur im Einklang mit unserer inneren Natur sind. Diese Blüte unterstützt zudem die ersten Atemzüge der neu geborenen Babys. Sie lässt uns in unsere Gefühle, besonders solche der dunklen Art wie Verzweiflung, hinein- und sie hinwegatmen.

Die Signatur der Pflanze erinnert uns, dass die innere Führung zu jeder Zeit für uns vorhanden ist. Es ist nur unser eigener Widerstand, der uns vom Zugang zur inneren Weisheit abhält.

Chakra:	Stirn-Chakra
Meridian:	Lunge
Schlüsselworte:	Leichtigkeit des Seins
Herausforderungen:	Zwiespältigkeit, Widerstand, Depression
Affirmation:	Ich fühle mich leicht. Das lässt mich diese schwierige Zeit gut überstehen.

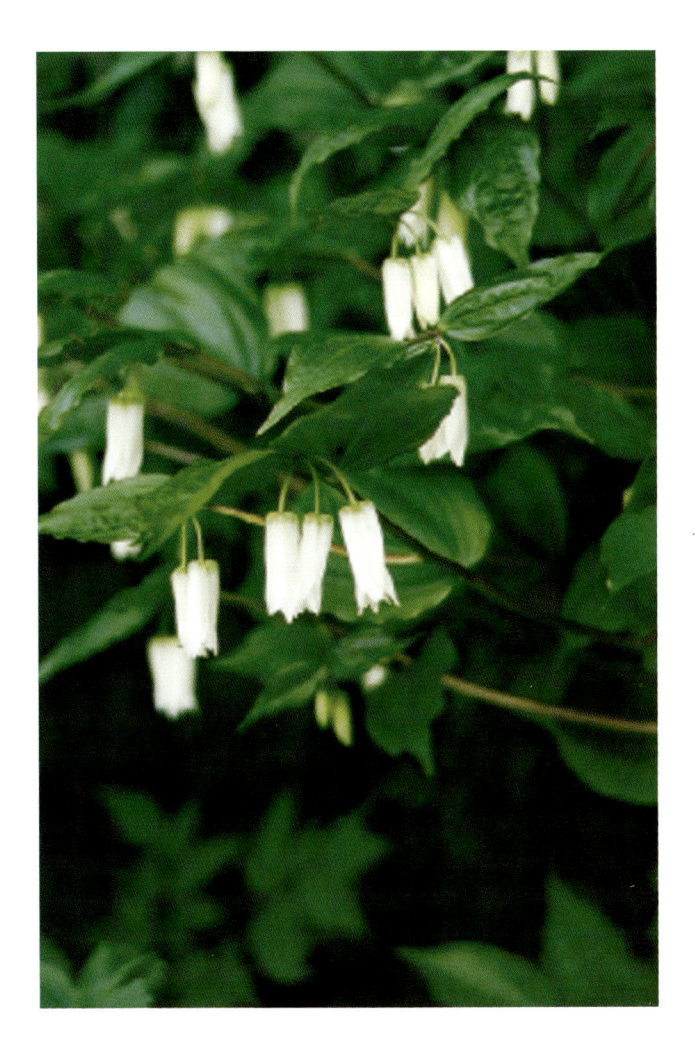

Fairy Bell *– Verletzlichkeit*

Lass mich dir die unglaubliche Leichtigkeit des Seins zeigen.
Lass mich deinen Weg beleuchten.
Lass mich dich mit meinen Glocken führen.
Lass mich dich auf den Pfad des Lichts führen.

Wirf deine belastenden Gefühle ab.
Wirf deine trüben Gedanken ab.
Komm mit mir und tanze im Rhythmus des Lebens.

Fireweed   *Schmalblättriges Weidenröschen*
epilobium angustifolium

den Reichtum an innerer und äußerer Liebe erkennen

Signatur: Eine hoch wachsende Pflanze mit leuchtend magentafarbenen Blüten, die in langen Ähren an der Spitze hoher, aufrechter und blattreicher Stängel erscheinen. Metaphysisch gesehen ist Magenta assoziiert mit emotionalem Gleichgewicht. Die zarten jungen Schößlinge können zu einem wunderbaren Gemüse verarbeitet werden, aus den getrockneten Blättern kann man einen köstlichen Tee zubereiten. Bienenzüchter platzieren ihre Bienenstöcke gerne zur Gewinnung eines besonderen Honigs in der Nähe von mit Weidenröschen bewachsenen Flächen.

Fireweed hat Bezug zum Element Feuer und zum Herz-Chakra, dadurch löst es Furcht auf und macht einen frei für Liebe.

Emotionale Erfahrungen werden im Herzen gespeichert. In der Chinesischen Medizin ist das Herz das Haus des Shen, des Bewusstseins. Ist unser Herz gebrochen oder durch eine heftige emotionale Verletzung verwundet, fühlt sich Shen dort nicht mehr zu Hause und wird ruhelos. Möglicherweise verlässt es den Körper sogar zeitweise wie in Fällen schweren Schocks. Fireweed tröstet das Herz und schmeichelt Shen zurück in den Körper. Diese Blüte erlaubt uns, die Liebe als eine vitale Kraft in unserem Leben zu erfahren. Sie löst Gefühle der Isolation von sich selbst und von anderen auf.

Auf der Körperebene stärkt Fireweed den Kreislauf. Zudem lockert es angespannte Muskeln und Sehnen in der Brust und im oberen Rücken.

Gefühlsmäßig ermöglicht uns Fireweed, jede Beziehung als eine neue Erfahrung zu leben, ohne Überbleibsel vergangener Beziehungen mit hinein nehmen zu müssen.

Nach einem Kahlschlag im Wald oder einem Waldbrand ist Fireweed die erste Pflanze, die das Gebiet wieder besiedelt. Man sieht dann einen lila-magentafarbenen Schein über den schwarzen, verbrannten Stümpfen leuchten. Auf diese Weise liebt sich Mutter Erde selbst zurück zur Gesundheit.

Chakra:	Herz-Chakra
Meridian:	Herz
Schlüsselworte:	Liebe, lieben, liebenswert sein
Herausforderungen:	Kälte, Unachtsamkeit, Unfähigkeit zu fühlen, emotionale Verletzungen
Affirmation:	Ich bin liebevoll und liebenswert.

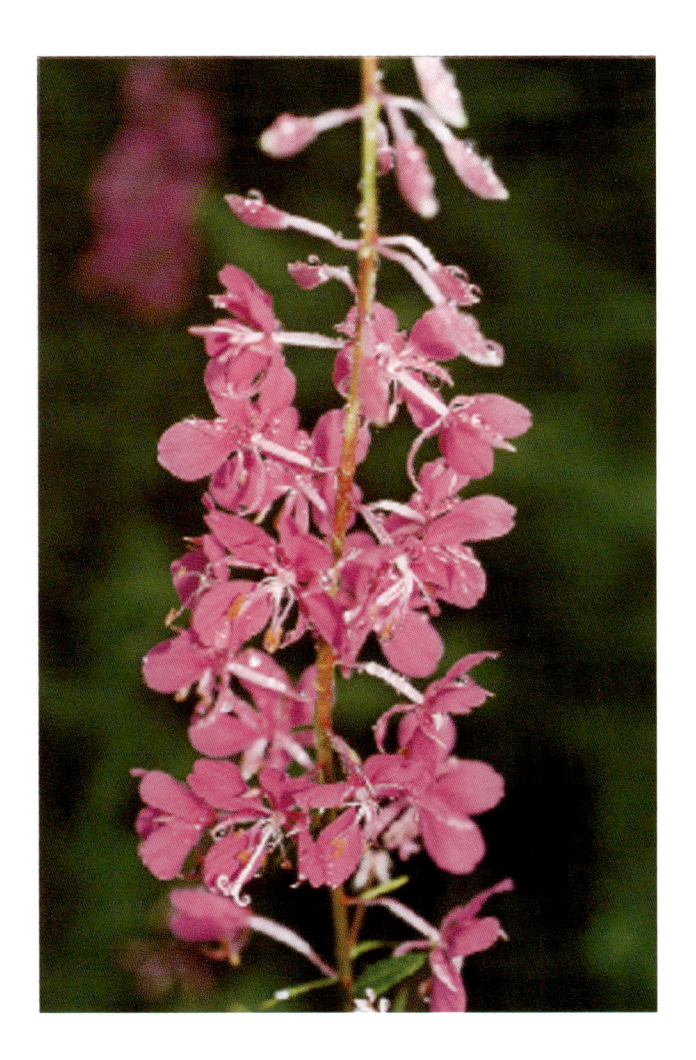

Fireweed – *Mitgefühl, Dienen*

Ich spanne ein Netz aus Magenta über die Erde.
Ich biete Mutter Erde meine Liebe,
um ihre geschundene Haut zu heilen.

Ich biete meinen Duft den Honigbienen.

Ich gebe und empfange Liebe
und erwecke das Potenzial zu lieben in dir.

Forsythia
forsythia suspensa

Hängeforsythie

bringt Motivation, wenn es um die Transformation alter, nutzloser Verhaltensmuster geht – wie Gewohnheiten, Süchte, Gedanken; hilft, sich von Süchten zu befreien.

Signatur: Die Blüten bestehen aus vier leuchtend gelben Blütenblättern, die an der Basis verbunden sind. Die Blüten erscheinen sehr früh im Jahr, also in der Zeit des Neubeginns, noch vor den Blättern.

In der Pflanzenheilkunde werden gelbe Blüten häufig verwandt, um die Leber zu entgiften. Die Leber ist stets das am stärksten belastete Körperorgan, wenn man von abhängig machenden Substanzen nicht mehr loskommt. Die robusten Zweige, auf denen die Blüten das erste Zeichen neuen Lebens sind, repräsentieren die Willenskraft, die man benötigt, solche Muster zu verändern.

Forsythia kann man bei allen mentalen, emotionalen und körperlichen Formen der Abhängigkeit einsetzen, die dazu führen, dass man Selbsthass entwickelt und sich dennoch ohnmächtig zur Veränderung fühlt. Diese Blüte bringt uns die Kraft, unseren Weg aus der Dunkelheit ans Licht zu finden.

Forsythia lässt uns intuitiv und spontan das tun, was wirklich gut und richtig für uns ist. Sie ist ein großartiger Katalysator des Wandels.

Auf der körperlichen Ebene erweist sich Forsythia als wirkungsvoll bei der Lösung aus Alkohol-, Drogen- und Nikotinsucht.

Auf der geistigen Ebene hilft sie uns, überholte und sich ständig wiederholende Gedankenmuster aufzulösen, die uns schon lange nicht mehr nützlich sind.

Auf der emotionalen Ebene ermöglicht diese Blüte die Lösung aus dysfunktionalen Beziehungen und die Befreiung von lange im Innern angestautem Kummer.

Chakra:	Scheitel-Chakra
Meridian:	Gallenblase
Schlüsselworte:	Transformation, Motivation
Herausforderung:	Selbstzerstörung
Affirmationen:	Ich bin bereit, mich zu ändern. Ich habe die notwendige innere Stärke und Energie, mich zu ändern.

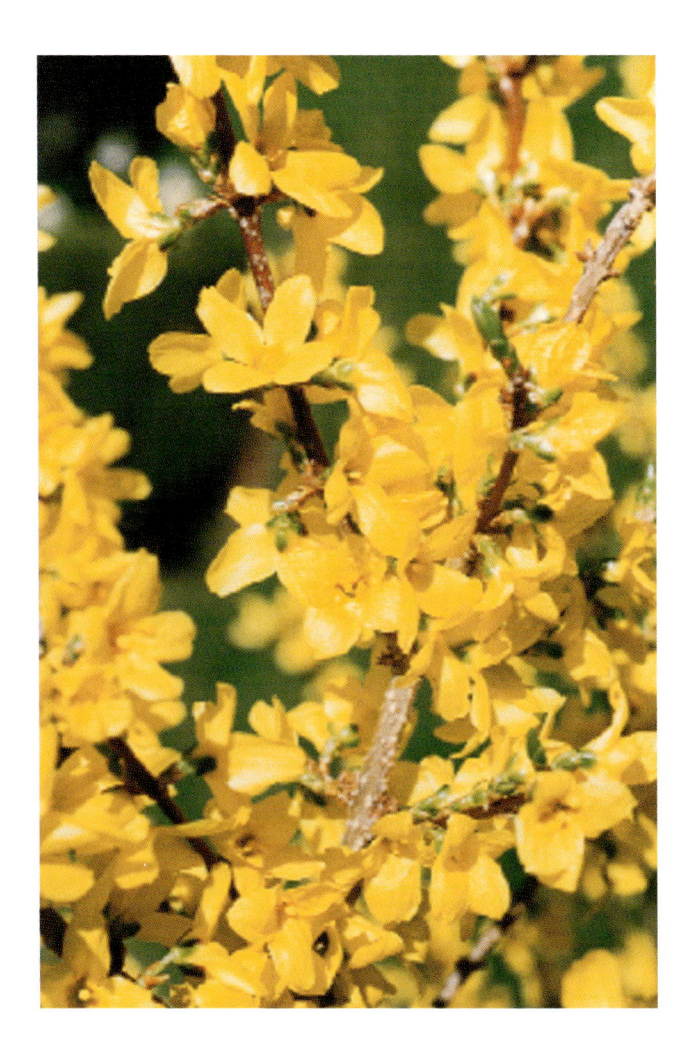

Forsythia *— Motivation /*
Transformation

Erlaube dem Goldgelb meiner Blüten,
dich ins Licht der Transformation tauchen zu lassen.

Lass mich deine Bereitschaft stärken, dich immer weiter hin
zum perfekten Ausdruck deiner selbst zu entwickeln.

Fuchsia
fuchsia

Fuchsie

**Erneuerung;
dysfunktionale Muster loslassen;
selbst zum Wandel werden, den man sich für die Welt wünscht**

Signatur: Die vielfarbigen Blüten dieser Pflanze wirken wie tanzende, wirbelnde Ballerinas, die ständig in Bewegung zu sein scheinen, ganz gleich ob der Wind sie bewegt oder nicht. Das Spektrum der Blütenfarben reicht von weiß über rosa, rot bis lila, sie bringen Herz und Auge Freude und Entzücken. Die Blüten sehen aus wie Tränen, die sich vierblättrig nach außen schälen und eine zweite innere Blüte freigeben.

Farbige tanzende Lichter drücken ihr Entzücken am einfachen Sein aus. Diese Blütenessenz hilft langsamen, trägen Menschen, sich leichter zu fühlen und sich zu bewegen. Andererseits hilft sie auch den schnellen, allzeit geschäftigen und in ihren Aktivitäten stets übertreibenden Menschen, sich zu beruhigen, den Stress herunter zu fahren und sich zu entspannen. Fuchsia ist eine Blüte des Ausgleiches.

Wir besitzen verschiedene innere Programmierungen bezüglich akzeptablen Verhaltens. Fuchsia schält diese Schichten nach und nach ab, bis wir unsere eigenen inneren Rhythmen wieder erkennen und uns darauf einstellen können. Sie lässt uns erkennen, das es unser Über-Ich ist, dessen Stimme wir im Inneren vernehmen mit allen seinen Befehlen in Bezug auf das, was man darf, und das, was man soll und muss. Nun aber lernen wir, das zu tun, was wir *wirklich* wollen. Wir verändern unser Verhalten und erfahren, wieviel Befriedigung und Freude im Sein liegt, wenn man es tatsächlich im Einklang mit seinem wahren Wesen lebt.

Fuchsia ist das Konstitutionsmittel für das Element Wasser, es nährt und kräftigt sowohl den Nieren- wie den Blasen-Meridian.

Chakra:	Sakral-Chakra
Meridian:	Niere, Blase
Schlüsselworte:	Ausgleich, Selbstaktualisierung
Herausforderungen:	Verzögerung, Trägheit, Apathie
Affirmation:	Ich selbst bin der Wandel, den ich mir für die Welt wünsche.

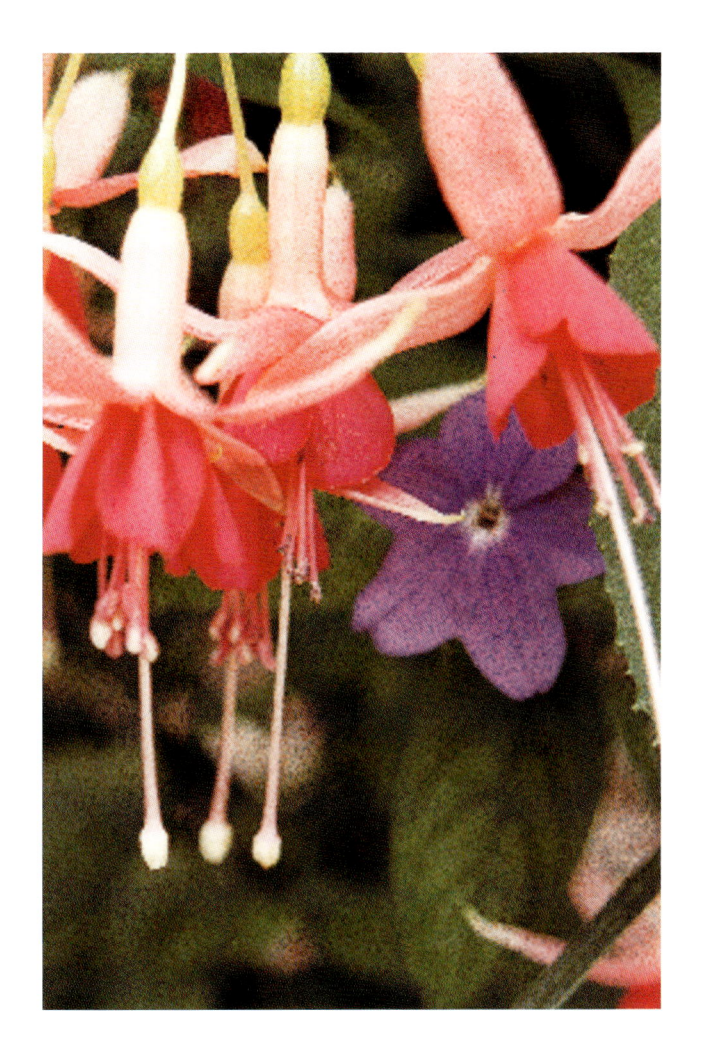

Fuchsia *– Erneuerung*

Du glaubst, dein Leben sei festgefahren?
Du glaubst, die Vergangenheit ist in Stein gemeißelt?

Wach auf! Wach auf!

Du schreibst dein Drehbuch selbst,
bist dein eigener Regisseur und Schauspieler.

Und in jedem Augenblick kannst du alles selbst erschaffen,
genau wie du es dir wünschst.

Lass mich dir bei der Neugestaltung deiner Lebensreise helfen.

Goatsbeard   Geissbart
aruncus sylvester

Zugang zum Vermögen, sich selbst in tiefer Entspannung zu visualisieren

Signatur: *Große Duftwolken, die von winzigen weißen Blüten ausgehen, die in großen Mengen von einem großen Busch herabhängen. Die Blüten erscheinen wie ein sanfter Wasserfall verjüngender Energie.*

Goatsbeard ermöglicht es, uns selbst völlig ruhig und entspannt in stresserfüllten Situationen zu sehen. Diese Blüte aktiviert die Thymusdrüse, deren Aktivität uns bei der Stressbewältigung besonders hilfreich ist. Es handelt sich hier um eine Essenz des Nicht-Handelns, sie löst Spannung dadurch auf, dass sie einen innerlich ausrichtet, bevor man handelt.

Goatsbeard erinnert uns daran, dass unsere Wünsche nur dann erfüllt werden können, wenn wir durch Einhaltung regelmäßiger Pausen zur Herstellung des inneren Gleichgewichtes sowohl auf der körperlichen, wie auf der mentalen und emotionalen Ebene bereit sind. Dazu müssen wir regelmäßige Pausen machen, in denen wir Frieden finden können. Erst dann können wir auf alles, womit uns das Leben konfrontiert, vollständig reagieren. Finden wir Ruhe, bevor wir handeln, lässt dies jede Handlung vollkommener und befriedigender sein.

Zwar zielt die Wirkung dieser Essenz in erster Linie auf den mentalen Bereich, darüber hinaus besteht aber auch eine Beziehung zum Dünndarm-Meridian in der Chinesischen Medizin. Dies unterstützt die innere Anpassung neuer Erfahrungen. Ihr Bezug zur Milz stärkt das Immunsystem und fördert die Produktion weißer Blutkörperchen.

Auf der körperlichen Ebene ist Goatsbeard hilfreich bei allen stressbedingten Störungen, denn sie ermöglicht Entspannung und Erneuerung der Körperchemie.

Goatsbeard ist überdies eine große Hilfe bei der inneren Zentrierung, wodurch sie ein wesentliches Hilfsmittel für Menschen wird, die ihren Selbstheilungsprozess hauptsächlich durch Visualisierungen steuern.

Chakra:	Stirn-Chakra
Meridiane:	Dünndarm, Milz
Schlüsselworte:	Fantasie, Meditation, kreatives Visualisieren
Herausforderungen:	Spannung, Verhärtung, Festhalten
Affirmation:	Ich spüre, wie sich Spannung und Stress auflösen.

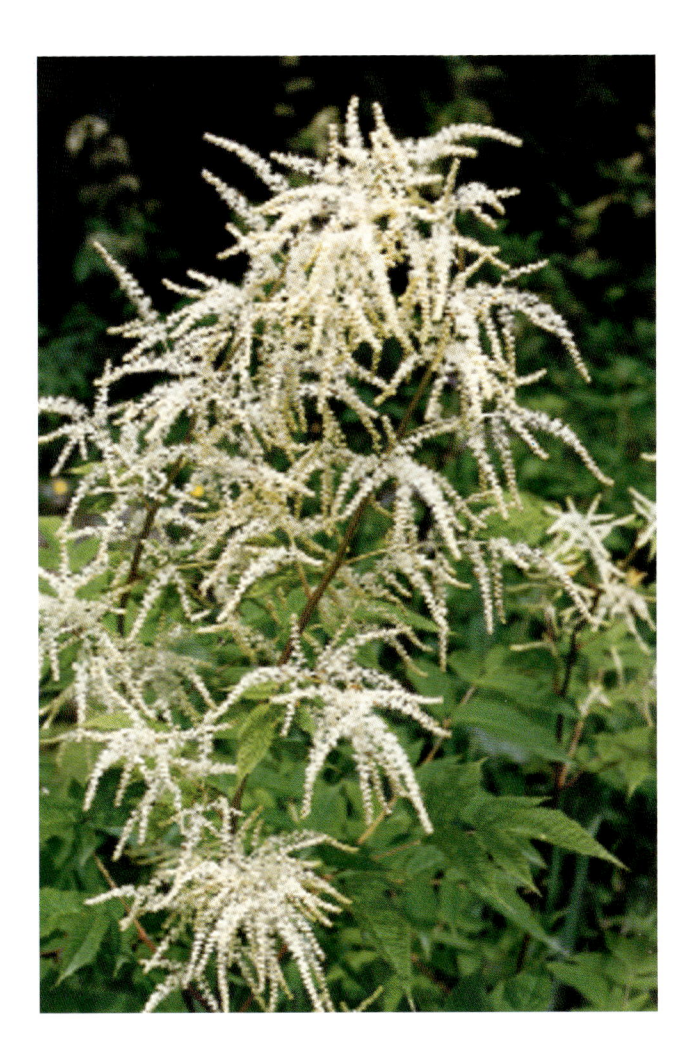

Goatsbeard – *Verjüngung*

Lass mich dich überschütten
mit heilenden Kaskaden weißer Blüten.

Lass mich dein Wei Qi nähren.
Lass mich deine Körperabwehr stärken.

Ich habe die Energie einer Ziege – bin sicher, bestimmt
und habe festen Grund unter den Füßen. Ich gebe dir die
Fähigkeiten einer Katze – ich lasse dich auf den Grund des Seins
sinken, dorthin wo Harmonie herrscht.

Grape Hyacinth
muscari racemosum

Traubenhyazinthe

für Zeiten äußeren Schocks, Stresses und Verzweiflung – ermöglicht, sich einen Schritt aus der Situation zu entfernen und zugleich die inneren Ressourcen nutzbar zu machen, mit deren Hilfe man der Herausforderung begegnen kann

Signatur: *Robuste kleine Kämpfer, bewaffnet mit langen Trauben tiefblauer bis indigofarbener Blüten, die ein wenig an die Kettenhemden der Ritter des Mittelalters erinnern. Indigo ist die Farbe, die besonders harmonisierend auf das dritte Auge wirkt.*

Diese Blütenessenz ist angezeigt in Zeiten von Trauma und Stress emotionaler oder körperlicher Art. Sie ermöglicht zuerst die Reintegration der Körpersysteme, bevor sie einen in die Lage versetzt, auf die aktuelle Situation zu reagieren.

Meist erkennen wir Stress zuerst an einem unguten Gefühl im Bauch. Grape Hyacinth harmonisiert den Magen. Stress blockiert überdies den Lungen-Meridian, so dass der Atem verflacht. Das vermindert die Lebenskraft insgesamt. Grape Hyacinth stärkt den Meridian und hebt Blockaden wieder auf.

Man kann diese Essenz bei jeder Art von Prellung, Quetschung, Verletzung, Schock und emotionalem Trauma einsetzen.

Durch seine Beziehung zur Epiphyse (Zirbeldrüse) löst Grape Hyacinth Gefühle von Verzweiflung auf, die sich bis zu vollkommener Hoffnungslosigkeit steigern können, wenn man vom eigenen Zentrum abgeschnitten ist. Aus diesem Grund kann diese Blüte auch bei verschiedenen Formen der Depression zum Einsatz kommen.

Chakra:	Stirn-Chakra
Meridiane:	Magen, Lunge
Schlüsselworte:	Ausgleich, Perspektive
Herausforderungen:	Schock, Trauma, Verzweiflung
Affirmation:	Ich bin innerlich im Gleichgewicht und ganz.

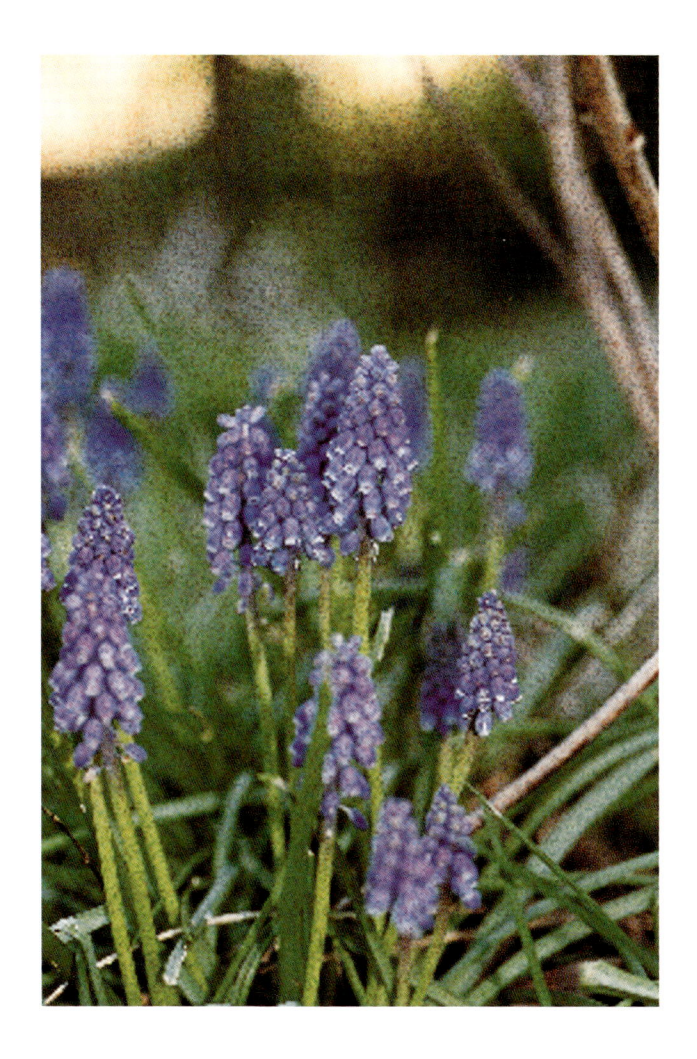

Grape Hyacinth – *Ausgleich/
Perspektive*

Schocks und Traumen –
sie kommen halt vor auf der Reise durchs Leben,
sie halten dich in der Realität
und erinnern dich an deine wahre Natur.

Grass Widow — Binsenlilie
sisyrinchium douglasii

löst alte Überzeugungen und begrenzende Muster auf

Signatur: *Zwischen Büscheln schmaler, schwertartiger Blätter erscheinen magentafarbene schalenförmige Blüten. Die Blätter symbolisieren die für die Ausrichtung auf unsere innere Weisheit notwendige geistige Schärfe. Die Farbe symbolisiert emotionales Gleichgewicht.*

In erster Linie wirkt Grass Widow auf der mentalen Ebene, sie lässt uns unsere Überzeugungen hinterfragen und verändern, wenn sie uns nicht länger dienlich sind. Sind wir mit uns selbst nicht im Frieden und haben keine Ausstrahlungskraft, hilft uns Grass Widow, die dahinter verborgene Überzeugung zu identifizieren, und gibt uns zudem die Willenskraft, sie loszulassen. Dies gilt für Überzeugungen sowohl über uns selbst wie auch über andere.

Grass Widow wirkt auf die Herausforderungen, die in den Strukturen liegen, für die wir uns in diesem Leben entschieden haben: Familie, Arbeitsplatz, Religion usw. Wir können uns entscheiden, uns von solchen Strukturen zu lösen, die nicht in Übereinstimmung mit unserem größeren Lebensplan stehen.

Mental geht es um die Unverdaulichkeit unbegründeter Überzeugungen, körperlich entsprechend um Verdauungsprobleme, besonders Nahrungsunverträglichkeiten.

Emotional geht es um die Angst, die Illusion der angenehmen Unbequemlichkeit loszulassen, die es mit sich bringt, wenn wir einem Glaubenssystem anhängen, das nicht vom Massenbewusstsein getragen wird.

Chakra:	Herz-Chakra
Meridiane:	Magen, Dickdarm
Schlüsselwort:	Freiheit
Herausforderung:	Angst, von anderen verurteilt zu werden
Affirmationen:	Ich löse meine Begrenzungen auf. Ich bin grenzenlos.

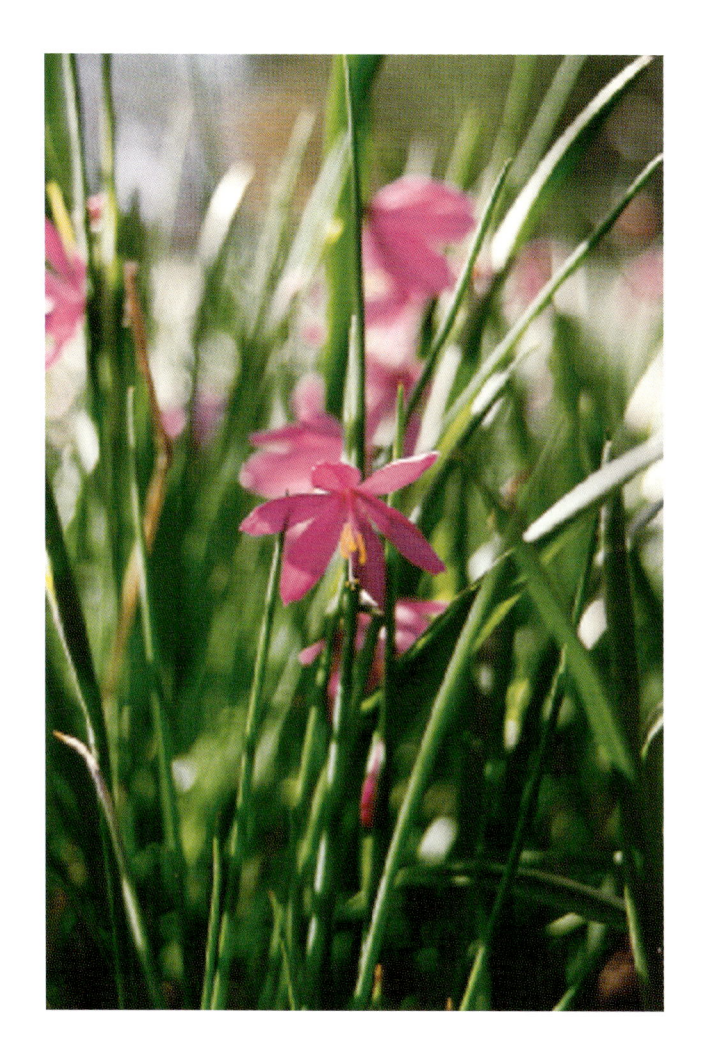

Grass Widow – *Freiheit*

Erweitere den Verstand.

Überprüfe, was du glaubst.

Stoße gegen die Grenzen deiner Realität.

Du hast sie selbst erschaffen, du weißt das.

Harvest Lily
brodiaea coronaris

Gruppenenergien fördernd; stärkt die Fähigkeit, die Sichtweise anderer zu verstehen

Signatur: Violette, trichterförmige Blüten mit drei weißen unfruchtbaren Staubgefäßen im Zentrum, die wie Fächer geformt sind. Jeder der aufrechten Stängel trägt sieben Blüten, die während der ganzen Blütezeit himmelwärts geöffnet sind. Ihr Violett weist auf die Beziehung zum Scheitel-Chakra hin, die drei weißen Staubgefäße symbolisieren unsere Fähigkeit, Kontakt zum universellen Licht zu halten.

Die Westküstenindianer pflegten, die Knollen auszugraben und roh oder gekocht zu essen.

Dies ist eine Essenz des Erwachens und des Wachstums. Sie hilft einem, über die eigenen Grenzen hinaus zu gehen und dort andere Aspekte seiner selbst kennenzulernen und anzunehmen. Dort gibt es das Potenzial für wahren Gemeinsinn. Wirkliche Gemeinschaft kann nur an einem Ort namens „Namaste" entstehen – dies Sanskrit Wort bedeutet, sich an einen Ort zu begeben, an dem es keinen Unterschied zwischen dem Ich und dem Du mehr gibt.

Nach der Lehre der Chinesischen Medizin steht Harvest Lily in Beziehung zum Element Feuer und besonders zu den Meridianen des Dreifachen Erwärmers und des Meisters des Herzens. Sie kann zur Lösung von Spannungen in zwischenmenschlichen Beziehungen eingesetzt werden. Fühlt sich das Individuum harmonisch und ausgeglichen, sendet es diese Energie auch in die Gruppe hinein.

Auf der emotionalen Ebene bietet Harvest Lily eine energetische Matrix für die Vereinigung von Gruppenenergien. Sie ist besonders wertvoll, wenn zwei Gruppen mit unterschiedlichen Interessen Verhandlungen miteinander führen, von deren Ergebnis beide profitieren wollen – wenn es also um Win-Win-Resultate geht.

Diese Essenz kann generell eingesetzt werden, wenn es um Fruchtbarkeits-, Verdauungs-, Stoffwechsel- und Ausscheidungsprobleme geht oder aus der Sicht der Chinesischen Medizin bei Atemstörungen und Herzproblemen, sofern diese aus einem Ungleichgewicht des Feuer-Elementes resultieren.

Chakren:	Sonnengeflechts-Chakra, Scheitel-Chakra
Meridiane:	Dreifacher Erwärmer, Meister des Herzens
Schlüsselworte:	Gemeinschaft, Beziehungen
Herausforderung:	soziales Miteinander
Affirmationen:	Ich strahle Schönheit und Vitalität aus.
	Ich erkenne Schönheit und Vitalität in anderen.

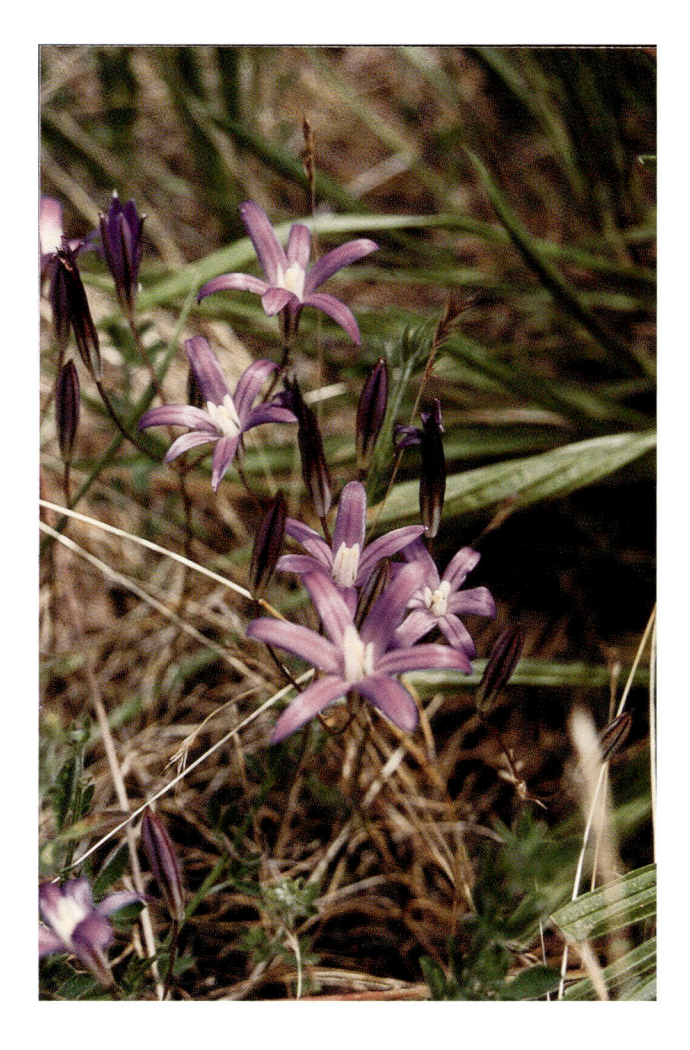

Harvest Lily – *Entschlossenheit*

Lass mich dich der Gemeinschaft zeigen, in der viele aus derselben
Quelle genährt werden und doch ihre Individualität behalten.
Ich erhebe mich aus dem Gewirr trockenen Sommergrases.
Viele Ichs stehen in Verbindung zur gleichen Rebe.

Lass mich dich lehren, wie man sich gegenseitig als Reflektion
seiner selbst erkennen kann, ohne Kompromisse eingehen zu
müssen oder sich selbst zu opfern.
Einstimmung und Einstimmigkeit sind möglich.

Hooker's Onion
allium cernuum

sich leichtherzig und erfrischt fühlen; nährt die Kreativität

Signatur: Rosa und weiße Blüten in sanft von der Spitze hoher, dünner Stängel sich neigenden Ähren. Diese feinen Blüten strahlen Leichtigkeit und Freiheit aus.

Die Knollen dieser Blumen besitzen einen starken zwiebelartigen Geruch. Von den Indianern der Westküste wurden sie gegessen, von ihnen lernten die frühen Siedler auch den Gebrauch als Heilmittel gegen Skorbut.

Dies ist zuerst eine spirituelle Blütenessenz, denn sie wirkt auf alle sieben Chakren ein und lässt jedes dieser Energiezentren sein eigenes Potenzial entfalten und diese harmonisch zusammenwirken. Sie schafft eine lebendige und harmonische Beziehung von Himmel und Erde.

Als ich vor Jahren einmal um einen Traum über diese Essenz bat, erhielt ich Besuch vom Deva der Pflanze. Sie war in schimmerndes Rosa und Silber gekleidet und bewegte sich wie ein Lichtstrahl im Wald. Sie führte mich durch einen Gang mit vielen Türen. Auf jeder Tür stand geschrieben, welch kreatives Wagnis sich dahinter verbarg. Sie sagte: „Das Einzige, was dich begrenzt, ist deine Überzeugung, begrenzt zu sein. Lass diese Gedanken vor der Tür und tritt ein, voller Erwartung und Freude."

Als ich erwachte, fühlte ich mich genährt und inspiriert. Hookers Onion wirkt wie ein Katalysator für kreativen Ausdruck. Sie macht das Herz ganz leicht. Und sie löst Schreibblockaden auf.

Überdies besitzt diese Essenz die Kraft, das Geburtstrauma aufzulösen. Sie zerstreut die Angst von Mutter und Kind, die auftritt, wenn die Körper sich voneinander lösen. Zugleich knüpft sie eine spirituelle Verbindung zwischen beiden. Auch bei postnataler Depression kann sie eingesetzt werden. Manchmal sind Eltern sehr besitzergreifend und betrachten ihr Kind als Eigentum, das aber stört den Aufbau einer vollständigen und für beide Seiten fruchtbaren Beziehung. Hookers Onion ist in der Lage, hier klärend und die übermäßige emotionale Verhaftung auflösend zu wirken.

Chakras:	alle sieben Hauptchakren
Meridiane:	alle zwölf Meridiane
Schlüsselworte:	Licht, Freiheit, Inspiration, Kreativität, Spontaneität
Herausforderungen:	Gefühl überwältigt zu werden, Frustration, Feststecken, Verschlossenheit, Schwere
Affirmationen:	Ich bin Licht. Ich bin ein Kanal für Licht und Kreativität.

Blütenessenzen 95

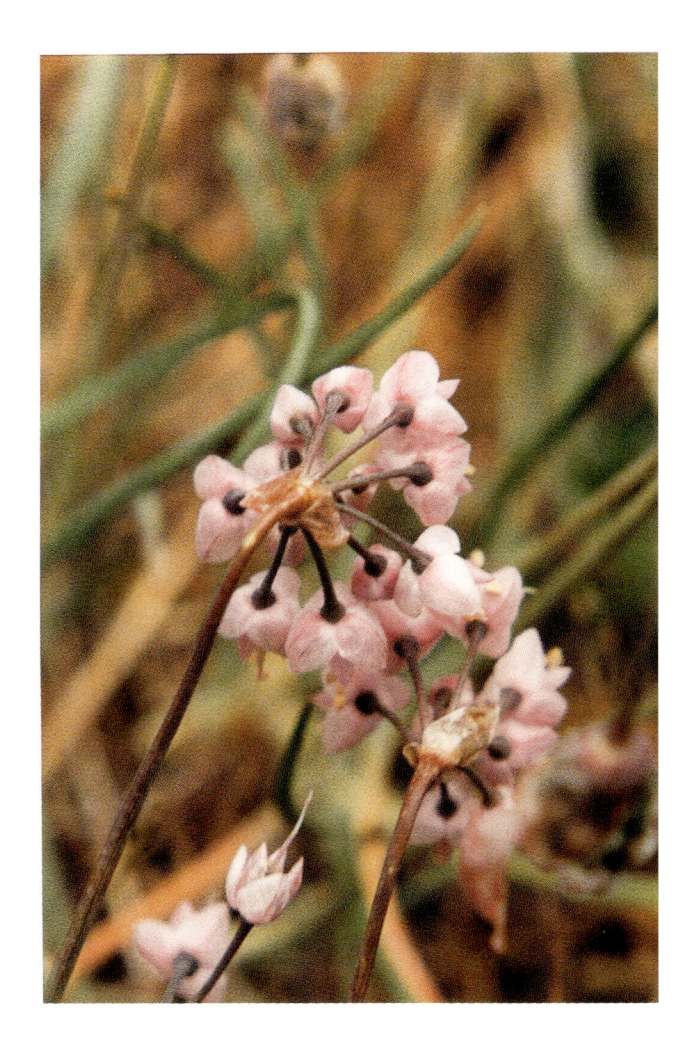

Hooker's Onion – *Inspiration*

Wenn das Bündel, mit dem ich beladen bin, einmal aufplatzt,
bin ich von aller Schwere befreit.

Meine winzigen rosa Blüten sind leicht und frei.
Ich bin in tiefem Kontakt zur Spiritualität.

Lass mich dich inspirieren.
Lass mich deinem Herz und Verstand neues Leben einhauchen.

Lass mich dir helfen, deine Kreativität zu befreien.

Indian Pipe
monotropa uniflora

**Versöhnung mit anderen, Frieden mit sich selbst;
Ehrfurcht vor allem Leben**

Signatur: *Weiße durchsichtige Stängel und pfeifenkopfförmige Blüten charakterisieren diesen kleine Saprophyten[1], der in der Dunkelheit des Waldes lebt. Obwohl deutlich einzelne Pflanzen auszumachen sind, treten sie doch stets nur in Gemeinschaft auf. Die Ureinwohner bereiteten aus Indian Pipe Breiumschläge für schlecht heilende Wunden.*

Indian Pipe hat die Fähigkeit allein und doch in Gemeinschaft zu sein. Dies zeigt, dass wir sowohl in Beziehungen und Gemeinschaften leben und zugleich doch unsere Individualität und Einzigartigkeit aufrecht erhalten und ausdrücken können. Diese Blüte fördert sowohl den Respekt vor sich selbst wie den gegenüber anderen. Sie löst die inneren Stimmen auf, die durch ihr endloses Geplapper die Schönheit unseres wahren inneren Wesens beeinträchtigen. Sie wirkt negativen Selbstgesprächen entgegen und vertreibt Gefühle von Wertlosigkeit, so dass es uns leicht gelingt, unseren Lebenszweck zu finden und zu verwirklichen.

Für die Ureinwohner Amerikas sind Pfeifen Instrumente, welche die Spiritualität ins Irdische übertragen. Das Rauchen der Friedenspfeife mit dem Feind nach der Schlacht galt als Einladung der spirituellen Kräfte, die neue Beziehung zu segnen.

Indian Pipe ist das Konstitutionsmittel für das Element Metall. Sie hilft uns, uns in der Welt auszudrücken und zu erkennen und einzufordern, was wertvoll ist.

Chakra:	Basis-Chakra
Meridiane:	Lunge, Konzeptionsgefäß
Schlüsselworte:	Versöhnung, Ehrfurcht
Herausforderungen:	Illusion, Abspaltung
Affirmation:	Wir sind alle eins.

---

[1] Pflanze, die von faulenden Nährstoffen lebt

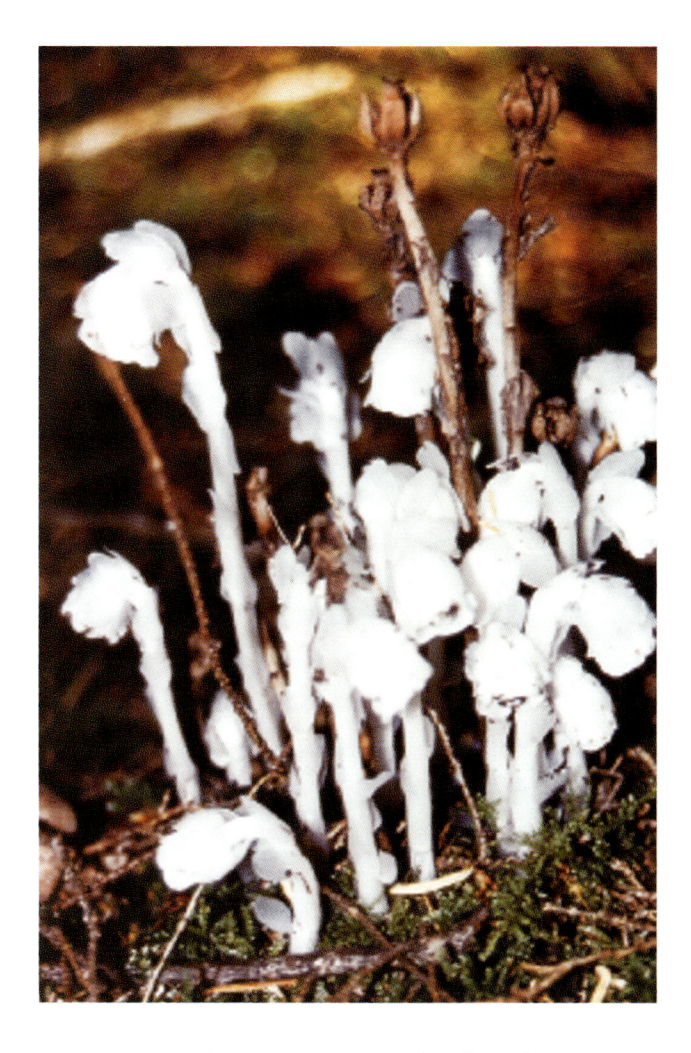

Indian Pipe – *Ehrfurcht*

Denk an mich, wenn du einen heiligen Ort
erschaffen willst oder musst.

Selbst wenn der physikalische Raum begrenzt sein mag, kannst du
doch einen Raum in deinem Bewusstsein freihalten.

Lass mich dich lehren, dich selbst und jeden anderen
in derselben Weise zu ehren.

Lass mich dir die Heiligkeit der Erde
und allen Lebens auf ihr zeigen.

Lily of the Valley
convallaria majalis

Maiglöckchen

ermöglicht die Freiheit der Wahl, indem sie einen die einfachste Verhaltensweise entdecken lässt

Signatur: *Winzige weiße Glöckchen, die so echt aussehen, dass man beinahe ihren beruhigenden Klang zu vernehmen glaubt. Ihr feiner Duft beruhigt den Geist und bringt uns an einen Ort bedingungsloser Liebe.*

Lily of the Valley führt uns zurück in einen kindähnlichen Zustand der Unschuld und Weisheit, von wo aus wir uns nur liebevoll verhalten können. Wir kommen in Berührung mit einem Ort in uns, der bereits existierte, bevor unser Leben so kompliziert wurde durch Regeln und die vielen Schichten der Konditionierung, die wir erlernten, um zu überleben und Liebe und Anerkennung zu erlangen.

Lily of the Valley ist ein emotionales Tonikum, das uns hilft, die Welt mit den Augen eines Kindes zu sehen. Sie lässt uns das innere Strahlen und die Lebendigkeit des Herzzentrums zurück gewinnen. Sie lehrt uns mit den Ohren des Herzens zu hören und gibt uns den Mut, uns mit Klarheit, Vertrauen, Einfachheit und Leichtigkeit auszudrücken.

Menschen, deren Leben durch die Konventionen beschränkt wird und die nach sozialer Anerkennung streben, können in großem Maße von Lily of the Valley profitieren, denn ihre sanfte Energie verschafft ihnen Zugang zu ihrem eigenen, einzigartigen inneren Wesen.

In Osteuropa wird der Extrakt aus Lily of the Valley aufgrund seines chemisch dem Fingerhut (Digitalis) sehr ähnlichen Wirkstoffes in der Behandlung von Herzschwäche eingesetzt.

Chakra:	Kehl-Chakra
Meridian:	Herz
Schlüsselworte:	Einfachheit, Unschuld
Herausforderungen:	Intellektualismus, übermäßige Kontrolle, Starre
Affirmationen:	Ich umarme das Leben offenen Herzens.
	Ich umarme meine eigene Einzigartigkeit.

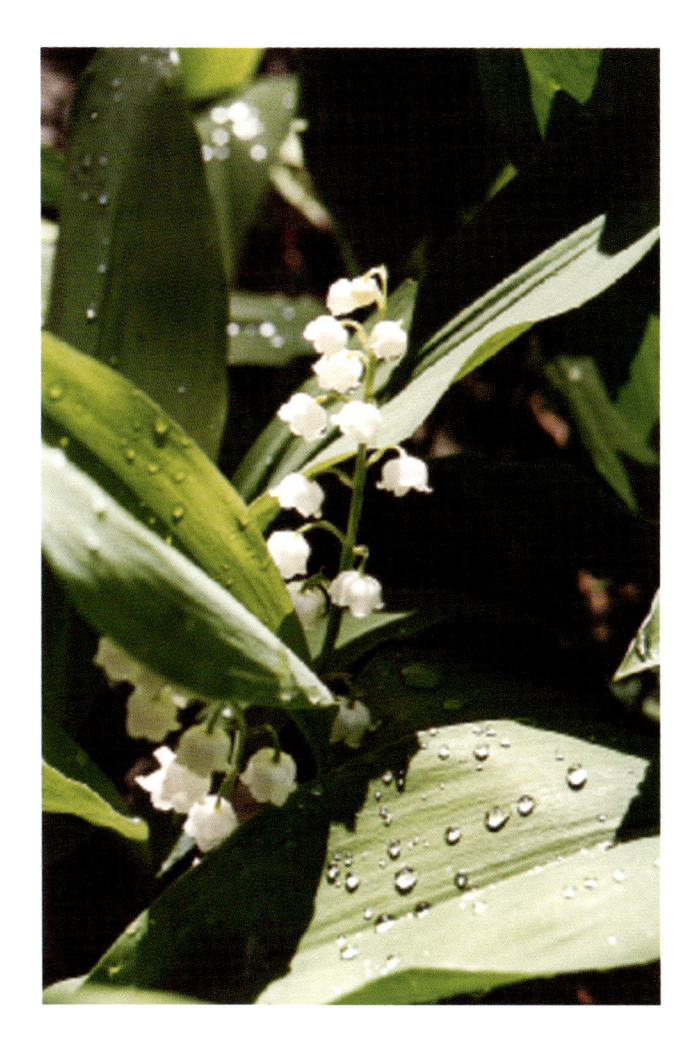

Lily of the Valley – *Einfachheit/ Unschuld*

Erinnerst du dich der Zeit, als du keine Erwartungen hattest?
Erinnerst du dich, wie die Tage fließend ineinander übergingen?

Erinnerst du dich, wie der Rhythmus deines Lebens in jedem einzelnen Moment einzigartige Entfaltung war?

Durch die Verbindung zu mir kannst du dich mit jenem Raum/Zeit Rhythmus verbinden, der keine Raum/Zeit war.

Bewegt von deiner Seele erfährst du den Segen.

Narcissus
narcissus pseudo-narcissus

Narzisse

lässt Konflikte erkennen und lösen, indem sie uns zum Zentrum des Problems/der Angst führt; von dort kann man sich mit diesen Themen konfrontieren und festlegen, was wesentlich und das Selbst nährend ist.

Signatur: Sieben cremig weiße Blütenblätter öffnen sich um einen orangegoldenen inneren Kelch im Zentrum. Im Tarot repräsentiert der Kelch die Gefühle. Narcissus sieht aus, als lächele sie die Welt an, Erfahrung anmutig verarbeitend. Schlüssel zur Wirkung ist aber der süße Duft, der ein ganzes Haus durchdringen und Ruhe und Geistesfrieden bringen kann.

Narcissus tötet die inneren Drachen, die kleinen Stimmen der Angst, die immer dann auftauchen, wenn das Leben eine endlose Folge von Herausforderungen zu sein scheint. Sie hilft, die gemachten Erfahrungen zu verarbeiten und für das weitere Wachstum zu nutzen. Sie beruhigt den Druck und die Übelkeit im Bauch. In der Chinesischen Medizin benötigt das Element Erde der Nährung. In einem gesunden Magen-Meridian fließt die Energie abwärts vom Himmel zur Erde hin. Wird dieser Fluss unterbrochen aufgrund unverdauter Ideen oder Gefühle, besteht eine Tendenz, den Energiefluss umzukehren und so den Geist zu verwirren. Diese Form des Ungleichgewichtes manifestiert sich als Detailversessenheit und obsessives Denken.

Narcissus wirkt auf das Basis-Chakra, unsere Verbindung zur Erde und unseren Überlebensinstinkt. Sie lässt uns vollständig geerdet fühlen.

Körperlich wirkt Narcissus als Verdauungshilfe und ist somit eine gute Essenz bei Verdauungsstörungen wie Übersäuerung des Magens, Magen- und Darmgeschwüren, übermäßiger Gasbildung und Aufstoßen.

Auf der mentalen Ebene lindert diese Blüte Kummer.

Chakren:	Basis-Chakra, Sakral-Chakra
Meridian:	Magen
Schlüsselworte:	Sicherheit, Nährung
Herausforderungen:	Kummer, Ängstlichkeit
Affirmation:	Ich bin sicher.

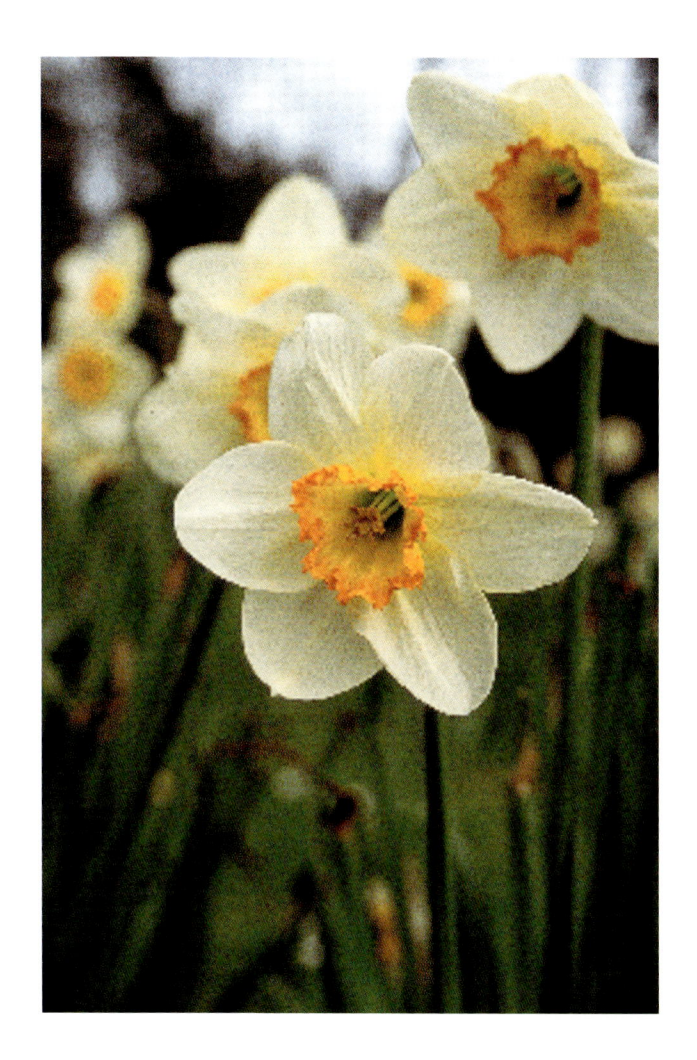

Narcissus – *Nährung*

Trink aus meinem Becher des Lebens.

Bade deine Seele in meiner cremigen Weichheit.

Atme meinen Duft und entzünde das spirituelle Feuer in dir.

Nootka Rose
rosa nutkana

die Liebe zum Leben, zum Lachen und zur Freude ausdrücken

Signatur: Blassrosa Blüten, die auf einem dornigen Strauch wachsen. Der sanfte Duft von Rosen durchdringt die Wälder, in denen sie wachsen. Die Früchte stellen eine natürliche Vitamin-C-Quelle dar, aus denen man allerlei Nahrungsmittel wie Marmeladen und Gelees herstellen kann.

Die Ureinwohner der amerikanischen Westküste beerdigten ihre Toten mit der Nootka Rose, um eine sichere und glückliche Reise in das nächste Leben sicherzustellen.

Nootka Rose verkörpert die Seele. Sie zentriert das Herz Chakra, lässt einen lachen und Freude empfinden und löst Bitterkeit und Groll auf.

Dies ist eine spirituelle Essenz. Sie erinnert uns daran, dass das Leben der Seele weder erst mit der Geburt des Körpers beginnt noch mit dem körperlichen Tod endet. Man nimmt sie am besten, wenn die Dornen des Lebens einmal zu schmerzhaft geworden sind. Sie lässt uns sogar das Leben noch umarmen, wenn wir gerade ein tiefes Trauma durchleiden, sei es körperlich, emotional oder mental. Nootka Rose zeigt exzellente Wirkung bei denjenigen, die eine „spirituelle Krise" erlebt haben – wie durch Missbrauch, Vernachlässigung, psychische, emotionale oder körperliche Angriffe. Nach einem solchen Angriff hilft diese Blüte, die Psyche wieder zu integrieren. Sie vermag eine zersplitterte Seele selbst Jahre nach dem Vorfall wieder zusammenzufügen. Auch wenn die Ursache des Traumas im Missbrauch des Selbst, z.B. durch Drogen oder Alkohol, zu finden ist, bleibt die Wirkung dennoch dieselbe. Es geht bei dieser Blüte um solche Erfahrungen, die zur Unsicherheit der Seele in ihrem körperlichen Vehikel führen. Auf der emotionalen Ebene gleicht Nootka Rose den Meridian Meister des Herzens aus, dadurch öffnet sie das Herz der Liebe.

Chakren:	alle sieben Hauptchakren
Meridiane:	alle zwölf Meridiane
Schlüsselwort:	Enthusiasmus (en theos bedeutet „in Gott")
Herausforderungen:	Ermüdung, Missbrauch, Aufgabe
Affirmationen:	Ich selbst verkörpere einen Aspekt des Göttlichen. Ich bin ein Funken des Unendlichen.

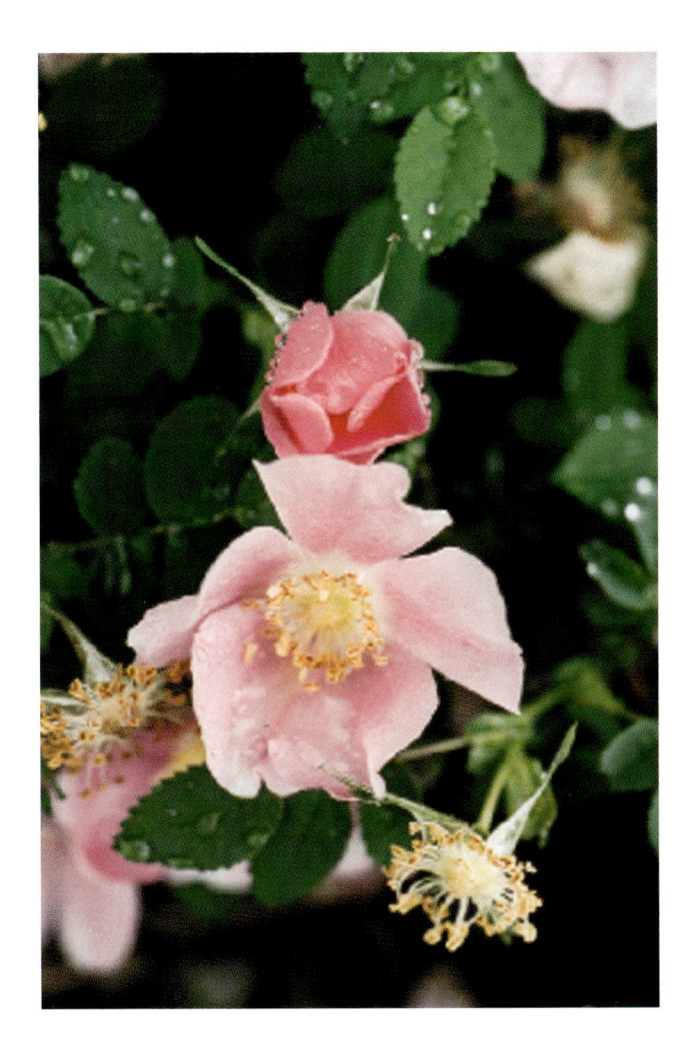

Nootka Rose – *Liebe*

Gib mir deine Sorgen. Ich zeige dir, dass die Dornen
des Lebens ein Teil des Ganzen sind.
Ich biete dir meine Schönheit
und meinen Duft als Begleitung meiner Dornen.
Das Leben ist wie eine Rose – Die Dornen,
die dich stechen, sind ein Geschenk. Du kannst dich entscheiden,
deine Wunden offen zu halten und weiter bluten zu lassen.
Oder du kannst voranschreiten ins Licht.

Orange Honeysuckle — Geissblatt
lonicera ciliosa

ruft friedvolle Kreativität hervor

Signatur: *Leuchtend orangefarbene Ähren röhrenförmiger Blüten, die jeweils zwischen zwei becherförmigen Blättern auf 2,50 bis 7,50 m hohen Sträuchern erscheinen.*

Der Schlüssel zur Heilkraft dieser Pflanze ist ihr leuchtendes Orange, die Farbe, die die Verdauung anregt. Somit handelt es sich hier um ein machtvolles Mittel gegen Verdauungsstörungen.

Orange ist auch die Farbe, die das Sakral-Chakra harmonisiert. Das zweite Chakra regelt Fragen von Macht und Kreativität und zwar nicht nur in Bezug auf die Fortpflanzung, sondern auch in Hinblick auf Ausrichtung und Ausdruck dieser Energie durch andere Formen der Kreativität. Dies ist der Aspekt der Energie dieser Blüte, der Frauen in der Menopause hilfreich ist. Zuvor investierten sie einen großen Teil ihrer Energie in den Bereich des Gebärens und Aufziehens der Kinder in der Familie. In dem Moment aber, da die Kinder das elterliche Heim verlassen, fühlen sie sich oft verloren und wissen nicht, wohin mit ihrer Energie. Nützlich ist diese Essenz auch Jugendlichen, die durch die Pubertät mit all ihrer Unberechenbarkeit und ihrem inneren Aufgewühltsein hindurch müssen. Sie werden in die Lage versetzt, ihre Energien lebensbejahend und kreativ zu nutzen. Es geht hier allerdings nicht um Veränderungen an sich, sondern um solche, die den bisherigen Weg des Umganges mit der Energie nicht mehr zulassen und somit eine Neuorientierung notwendig machen. Häufig resultieren aus solchen Notwendigkeiten persönliche Identitätskrisen begleitet von Verspannung der Muskulatur. Orange Honeysuckle hilft uns, den Bereich der inneren Körperweisheit anzusprechen, der die Energielenkung unserem neuen Entwicklungsstand anpasst.

Auf der emotionalen Ebene löst diese Blüte kreative Blockaden auf und bringt dadurch die Frustration oder gar den Zorn zum verschwinden, die durch diese hervorgerufen werden können.

Sie transformiert die sexuelle Energie und kann sie in andere kreative Kanäle umleiten, so dass wir uns aus der Vorherrschaft der Begierden lösen können.

Chakren:	Sakral-Chakra, Sonnengeflechts-Chakra
Meridian:	Dreifacher Erwärmer
Schlüsselworte:	Kreativer Ausdruck, innere Ausrichtung
Herausforderungen:	Identität, Verlust, Zorn
Affirmationen:	Ich bin kreativ. Ich finde Ruhe und Frieden im vollkommenen Ausdruck meiner Kreativität.

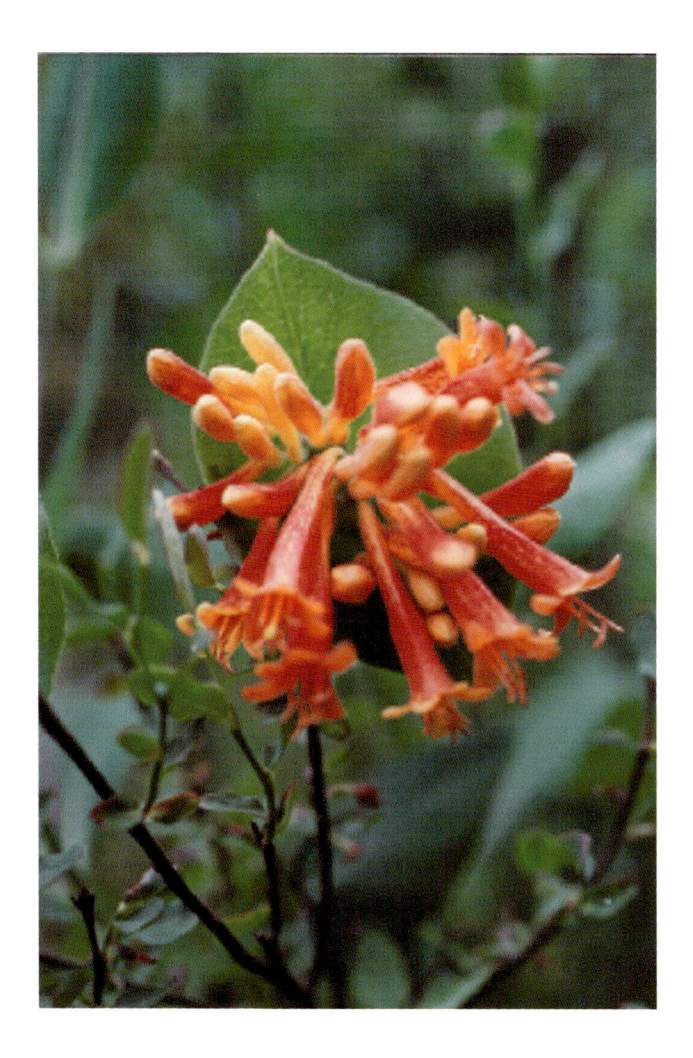

Orange Honeysuckle – *Kreativität*

Lass meine orangefarbenen Blüten dich beleben.

Ich bin wie ein Eierstock, der ein Ei zur Befruchtung freigibt.

Lass mich das Potenzial dieses Eies in den fruchtbaren Grund
deines Seins pflanzen. Erreichst du den Punkt des Überganges
in deinem Leben, erlaube mir, dir dabei zu helfen,
deine Energie in kreative Kanäle zu lenken.

Ox-Eye Daisy   *Margerite*
chrysanthemum leucanthemum

vollständige Perspektive; zentriert sein

Signatur: *Die Blütenköpfe bestehen aus winzigen gelben Röhrenblüten in Form einer goldenen Scheibe, umgeben von schlanken, strahlenförmigen weißen Zungenblüten. Die äußeren weißen Zungenblüten streben nach außen und symbolisieren so eine Vergrößerung der Perspektive. Einerseits erinnert diese Blütenform an ein Auge, andererseits stellt sie auch ein perfektes Mandala dar, ein Symbol für Konzentration.*

Dies ist ein Blütenmittel für Visionäre und Visionen. Wenn wir uns zu stark auf ein Detail konzentrieren, hilft uns Ox-Eye Daisy den Fokus unserer Sichtweise neu anzupassen, so dass wir in die Lage versetzt werden, unsere Perspektive zu vergrößern. Das große Ganze zu erkennen, bedeutet, Strukturen auszumachen und die Dinge im Zusammenhang sehen zu können, das ist Synthese oder Alchemie. Ox-Eye Daisy hilft uns, die einzelnen Elemente unseres Lebens in neuer und kreativer Weise anordnen zu können.

Das goldgelbe Zentrum ist ein sicherer Ort, von dem aus wir die Ganzheit des Lebens betrachten und zugleich den Kontakt zu unserem eigenen Sein beibehalten können.

Diese Essenz wirkt auf den Nieren-Meridian und das Stirn-Chakra. Dadurch löst sie die blockierende Ängste auf, die uns davon abhalten, die Wahrheit klar zu erkennen.

Körperlich wirkt Ox-Eye Daisy auf Augen und Ohren, was uns hilft, eine Vision zu entwickeln. Es ist das Mittel der Wahl, wenn wir uns wirklich bemühen, Dinge in einem anderen Licht zu sehen sowie eine größere Perspektive und Verständnis gewinnen zu können.

Chakra:	Stirn-Chakra
Meridiane:	Meister des Herzens, Niere
Schlüsselwort:	Perspektive
Herausforderungen:	Überkonzentration, den Wald vor lauter Bäumen nicht sehen können
Affirmation:	Ich kann die Dinge auch anders sehen.

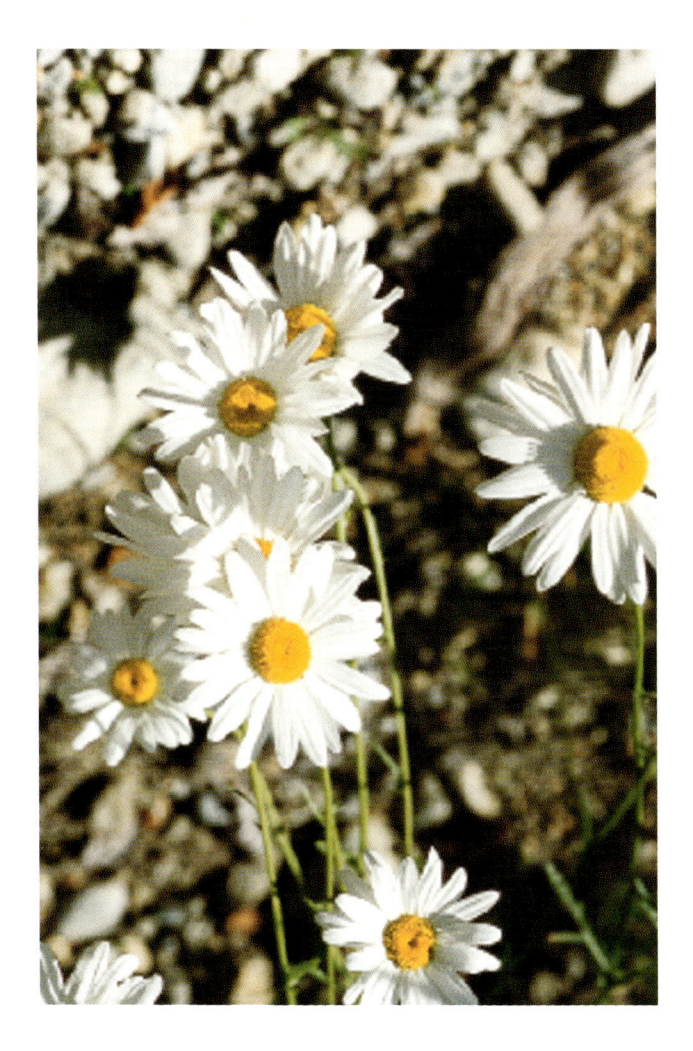

Ox-Eye Daisy – *Perspektive*

Ich sitze auf einem goldenen Kissen im Herzen der Blume.
Ich kann von jedem Punkt dieses goldenen Kreises in alle
Richtungen schauen. Ich bin ein vollkommenes Mandala,
und ich biete dir die Fähigkeit, die Gesamtheit allen Lebens
sich entfalten zu sehen.

Meditiere mit mir und finde das Zentrum des Friedens,
von dem aus dir unbegrenzte Möglichkeiten zur Verfügung stehen.

Pearly Everlasting   *Perlkörbchen*
anaphalis margaritacea

**Verpflichtung und dauerhafte Hingabe;
sich den Mysterien des Lebens öffnen; Transformation durch Dienen**

Signatur: *Winzige weiße Blüten mit dichtem gelben Zentrum in Trauben an den Spitzen langer Stängel. Die Blumen wirken trocken und benötigen tatsächlich auch nur wenig Wasser. Sie halten sich sehr lange, selbst wenn sie abgeschnitten werden.*

Weiß ist *die* spirituelle Farbe. Tatsächlich bergen diese winzigen weißen Blüten das Potenzial dauerhafter Hingabe für jede zwischenmenschliche Beziehung. Binden wir uns auf der Seelenebene aneinander, dann bleibt der/die Geliebte in den Augen des Partners/der Partnerin dauerhaft schön.

Diese Blütenessenz hilft uns, unsere Bindung zum anderen zu vertiefen. Das reinigende Feuer des Zorns wird zum machtvollen Verbündeten, mit dessen Hilfe Transformation möglich wird. Wir haben es hier also mit einer weiteren Blüte zu tun, die unsere Verbindung zur Quelle aufrecht erhält und die irdischen Angelegenheiten aus der angemessenen Perspektive betrachten lässt.

Schütte das Kind nicht mit dem Badewasser aus. Erinnere dich der Quelle, mit der wir alle verbunden sind und aus der wir alle entspringen.

In der westlichen Welt gibt es viele, die überzeugt sind, dass Beziehungen auf der persönlichen Freiheit basieren müssen. Im Osten dagegen werden die Ehen häufig von den Eltern arrangiert. Das oberste Ziel ist, für den anderen da zu sein und sich um ihn zu kümmern, egal was geschieht.

Pearly Everlasting ist die Blütenessenz, die all jenen hilfreich sein kann, die unwillig oder unfähig sind, sich dauerhaft und auf einer tiefen Ebene auf eine Beziehung einzulassen.

Chakren:	Stirn-Chakra, Sonnengeflechts-Chakra
Meridiane:	Leber, Gallenblase
Schlüsselworte:	innere Bindung, Hingabe, Dienen
Herausforderungen:	Perspektive, Wut
Affirmation:	Ich fühle mich dem Prozess des Zusammenwachsens in Liebe und Harmonie verpflichtet.

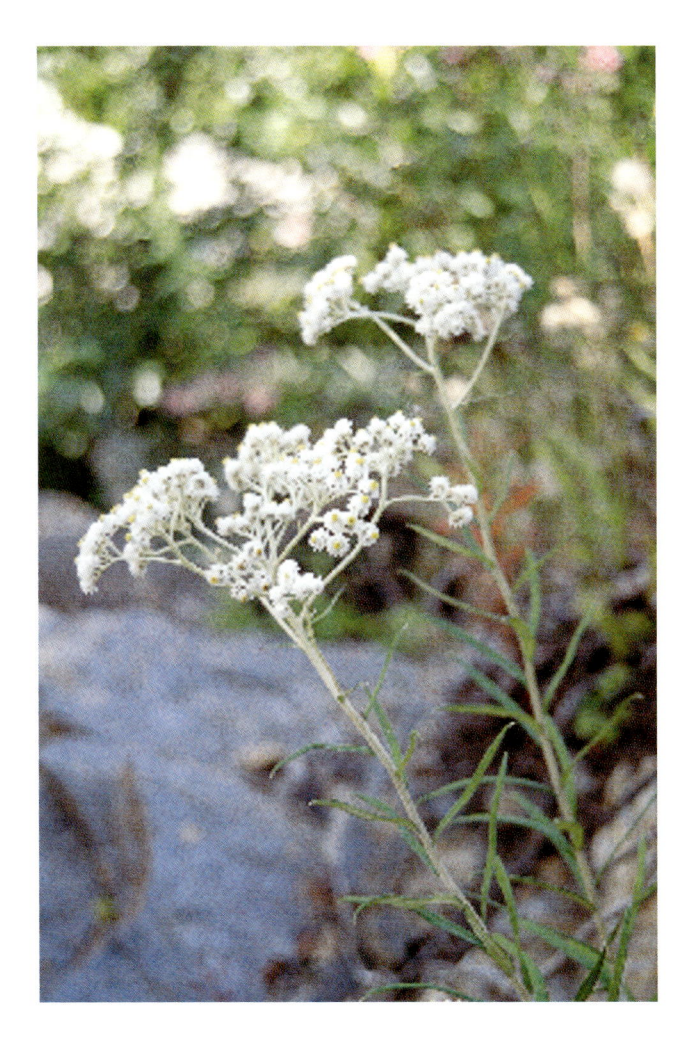

Pearly Everlasting – *Hingabe*

Viele Formen. Ein Selbst.

Glaubst du, du könntest jemand anderen leichter lieben,
als die Person, mit der du zusammen bist?

Bei der nächsten kommen dieselben Fragen und Probleme
auf dich zu. Denn sie sind Reflektionen deiner selbst.

Steh zu dir selbst – nach innen wie nach außen.

Periwinkle
vinca major

Großes Immergrün

hilft, die Verantwortung für die eigenen Depressionen zu übernehmen und sie dadurch aufzulösen; verhilft zu einem klaren Gedächtnis

Signatur: Periwinkle wächst im Schatten und bedeckt den Boden mit leuchtend hellgrünen Blättern. Die Blüten bestehen aus fünf blau-violetten Blütenblättern. Wenn sie sich öffnen, enthüllen sie ein Fünfeck in ihrem Zentrum. Ihre Farbe wirkt besonders harmonisierend auf das Scheitel-Chakra, die fünf Blütenblätter und das von ihnen umschlossene Fünfeck symbolisieren Freiheit und Wandel. Die Tatsache, dass diese Pflanze nur sehr wenig Sonnenlicht benötigt, zeigt an, dass sie ihre Integrität von innen heraus aufrecht erhalten kann.

Periwinkle bringt die dunklen Wolken der Depression zum Verschwinden, ungeachtet welcher offensichtlichen Ursache sie auch sein mögen. Sie befördert uns an einen Ort des inneren Wissens, unseren Ort tiefster Weisheit, an dem wir uns daran erinnern können, wer wir wirklich sind. In der Chinesischen Medizin ist das Herz das Haus der Seele. Depressionen und/oder andere mentale/emotionale Herausforderungen zeigen häufig ein Ungleichgewicht im Herz-Meridian an. Handelt es sich nicht nur um eine oberflächliche Verstimmung, kommt es einem leicht so vor, als sei niemand zu Hause im Herzen.

Auf der körperlichen Ebene lassen sich durch Periwinkle Bluthochdruck, Blutungen und nervöse Störungen, besonders Angstzustände, positiv beeinflussen. Eingesetzt werden kann diese Blüte auch bei SAD[1], einer Form von Depression, die durch den Mangel an Sonnenlicht ausgelöst wird, so dass die Melatoninproduktion[2] in den Wintermonaten nicht mehr ausreichend ist.

Als Kräutertinktur verbessert Periwinkle die Gedächtnisleistung, als Essenz lässt sie die Erinnerungen klar werden. Daher kann diese Blüte in der Reinkarnationstherapie eingesetzt werden. Darüber hinaus fällt die Erinnerung an Träume am Morgen viel leichter.

In Afrika wurde das Kraut zur Behandlung von Diabetes verwendet.

Chakren:	Sakral-Chakra, Scheitel-Chakra
Meridian:	Herz
Schlüsselworte:	Erinnerung, Zentrierung
Herausforderungen:	Verwirrung, Vergesslichkeit, Verzweiflung, Depression
Affirmationen:	Ich fühle mich erleichtert. Ich erinnere mich daran, wer ich wirklich bin.

---

[1] SAD = Seasonal Affected Disorder = jahreszeitlich bedingte Depression
[2] Melatonin = durch Sonnenlicht stimuliertes Hormon, das für die Bräunung der Haut und den Schlaf-Wach-Rhythmus zuständig ist

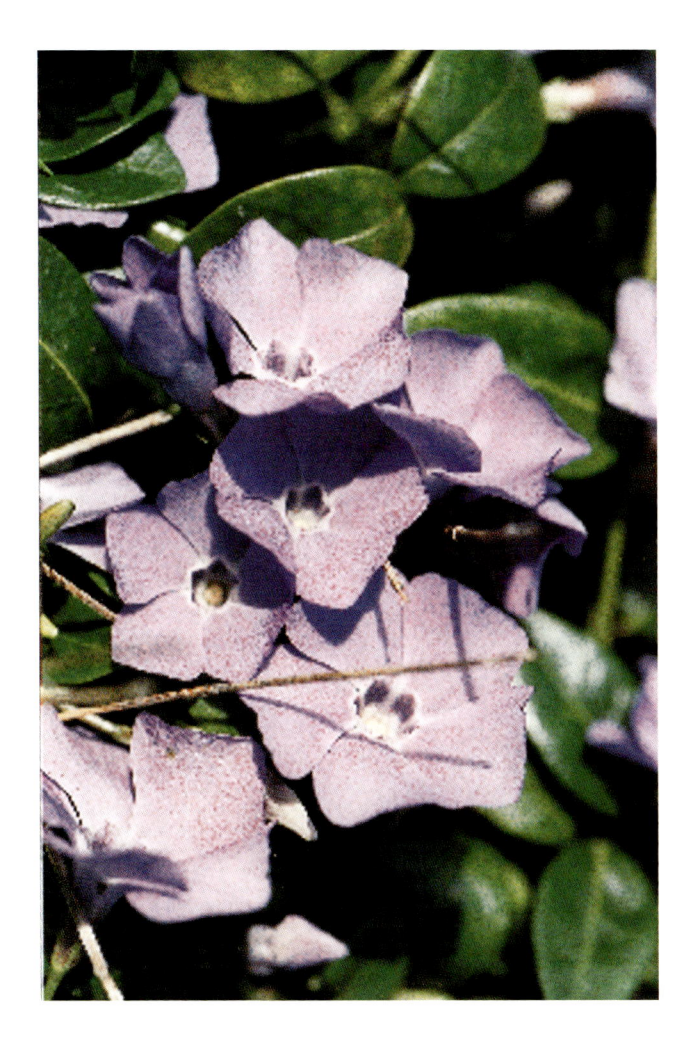

Periwinkle *– Erinnerung*

Du kannst dich daran erinnern, wer du bist.

Du bist ewig, unwandelbar und großartig.

Du bist ein Kind von Mutter-Vater-Gott, bist ein Abbild Gottes.

Lass mich dir helfen beim Vertreiben der dunklen Wolke, die dich niederdrückt. Lass mich dir helfen, das Lied deines außergewöhnlichen Seins wieder einmal zu singen.

Pipsissewa
chimaphila umbellata

Entscheidungen treffen, Zwiespältigkeit klären

Signatur: *Rosa schalenförmige Blüten mit fünf Blütenblättern. Die Pflanze wächst auf felsigem Boden in Nadelwäldern. Der botanische Name bezieht sich auf das griechische „chima" = Winter und „phila" = liebend. Damit weist er auf die Tatsache hin, dass es sich hier um eine winterfeste Pflanze handelt.*

Als pflanzlicher Aufguss wurde Pipsissewa von den nordamerikanischen Ureinwohnern zur Auflösung von Gallen- und Nierensteinen verwendet.

Wenn wir in unserem Leben vor wichtigen Entscheidungen stehen, geraten wir zuweilen in einen Zustand von Verwirrung und Besorgnis. Pipsissewa ist die Blütenessenz, die diesen zu überwinden hilft. Manchmal verstellen uns die vielen Wenns und Abers die Sicht auf unser ursprüngliches Ziel. Unsere geistige Aktivität erinnert dann an eine Schallplatte mit Sprung, so dass sich dasselbe emotionale Drama um die Entscheidung nur immer und immer wiederholt. Treffen wir hingegen eine Entscheidung, hören wir auf, ein Opfer der sich stetig wiederholenden Abfolge zu sein. Wir legen unseren Kurs dann selbst fest. Eine Wahl zu treffen, bedeutet, die Verantwortung zu übernehmen.

Eine andere jedoch vergleichbare Indikation tritt ein, wenn wir zwar zu einem Entschluss gekommen sind, es nun aber so scheint, als führe uns dieser nicht in die gewünschte Richtung. Die daraus resultierende Frustration kann ebenfalls mit Pipsissewa behandelt werden. Anstatt uns nämlich in endlosen Klagen über uns selbst zu ergehen, lassen wir uns von dieser Essenz zu einem Punkt der Kraft in der Gegenwart leiten, von dem aus wir eine neue Entscheidung treffen können.

Körperlich wirkt diese Essenz auf das Gehirn, sie erweckt das Areal, das mit der Entscheidungsfindung befasst ist. Daneben beeinflusst sie Erkrankungen, die aus einem Mangel an Energie der Meridiane Milz, Leber und Niere resultieren.

Chakren:	Sonnengeflechts-Chakra, Kehl-Chakra
Meridiane:	Milz, Leber, Niere
Schlüsselwort:	Entscheidungsfähigkeit
Herausforderung:	Unentschlossenheit
Affirmationen:	Ich kann selbst entscheiden. Ich kann auf meine Kraft vertrauen und meinem Herzen folgen.

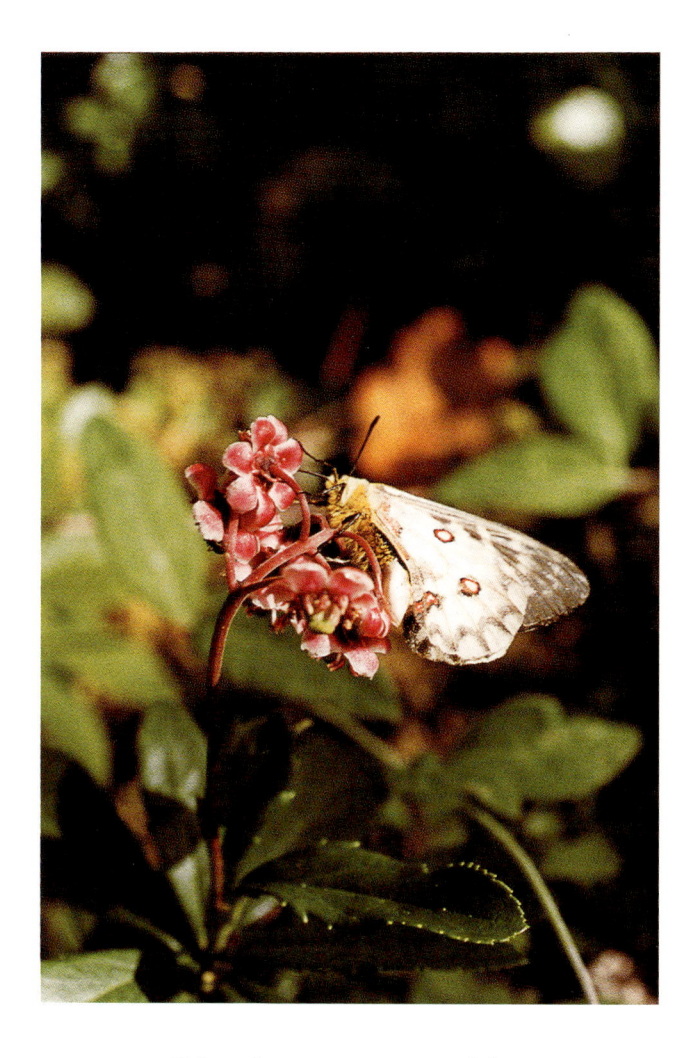

Pipsissewa – *Wählen*

Wenn sich ein Hindernis dir in den Weg stellt,
dann lade mich in dein Herz und deinen Verstand ein.
Ich kann dir helfen, den richtigen Weg zu wählen.
Es gibt tatsächlich nur eine richtige Wahl.
Wenn du dem Weg folgst, der dich zu geistigem Frieden
und zufriedenem Herzen führt,
dann hast du stets die richtige Wahl getroffen.

Plantain
plantago
Wegerich

mentale Blockaden lösen und Negativität beseitigen

Signatur: Grünlich weiße Blüten auf einem stacheligen Stängel. Grün ist die Farbe des Heilens und der Sauerstoffanreicherung, und weiß ist die Farbe der Reinheit und des höheren Bewusstseins.

Umschläge aus den Blättern des Spitzwegerichs (Plantain) werden in der Pflanzenheilkunde zur Entgiftung über die Haut eingesetzt.

Diese Essenz wirkt auf der ätherischen Ebene ganz ähnlich, wie es die Pflanze auf der körperlichen Ebene tut. Plantain hilft uns, Bitterkeit und Groll loszulassen, die über eine längere Zeit angestaut zur Verhärtung und Starre des Körpers und des Geistes führen. Konkret löst diese Blütenessenz negative Gedankenmuster auf, die uns in einer Sackgasse festhalten und schließlich zu emotionalen und körperlichen Störungen führen, wenn sie nicht erkannt und aufgelöst werden.

Plantain wirkt auf den Leber-Meridian, dadurch hilft er uns, wenig hilfreiche Gedanken zu erkennen, sobald sie ins Bewusstsein treten. Besonders nützlich ist sein Einsatz, wenn wir unter sich wiederholenden Gedanken leiden und uns machtlos fühlen, sie zu kontrollieren. Auf emotionalem Gebiet löst er Frustration und Zorn auf, die häufig in der Folge kritischen und verurteilenden Denkens auftreten.

Durch seine Beziehung zum Scheitel-Chakra ermöglicht die Essenz uns, die Vision eines gemeinsamen Bewusstseins auf alle Geschehnisse und Menschen in unserem Leben zu übertragen einschließlich uns selbst.

Auf der körperlichen Ebene ist diese Blüte besonders wirksam bei Blut- und Leberstörungen. Alle körperlichen Vergiftungssymptome, die auf mentalen oder emotionalen Ursachen basieren, können mit Plantain behandelt werden, wie z.B. Migräne und Verdauungsstörungen.

Chakren:	Sakral-Chakra, Scheitel-Chakra
Meridiane:	Leber, Gallenblase
Schlüsselworte:	Reinheit, Reinigung
Herausforderungen:	Giftige Gedanken und Einstellungen, Wut
Affirmationen:	Ich überwinde jedes Hindernis meines Wachstums und meiner Heilung. Ich lasse Gedanken los, die weder mein Leben noch das anderer bereichern.

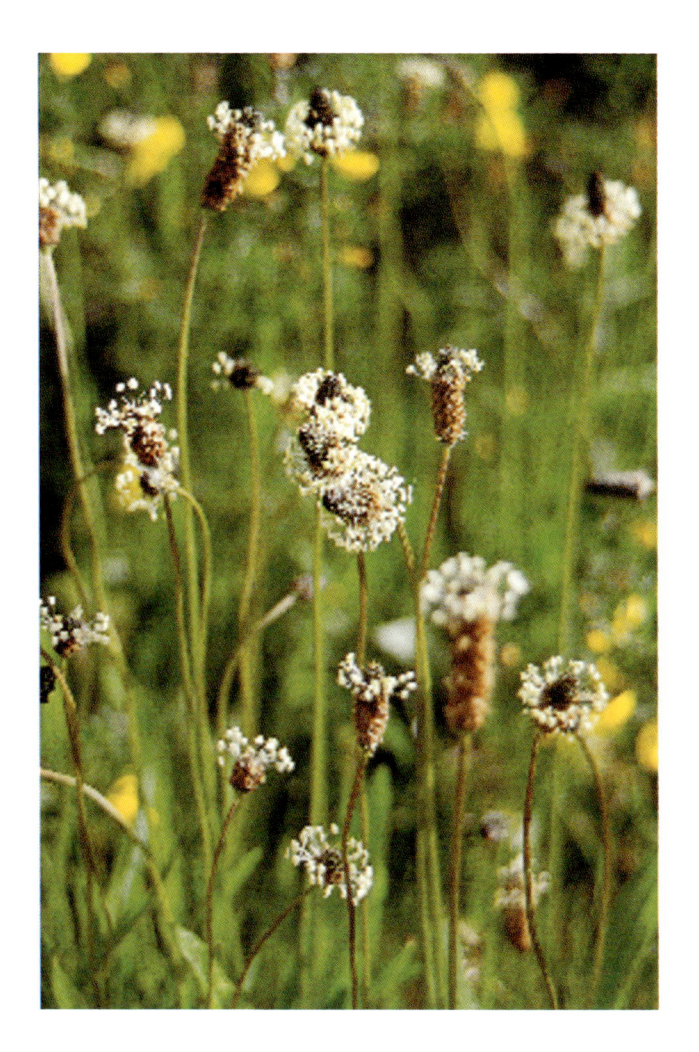

Plantain *– Reinheit*

Lass mich deine bösen Gedanken und Gefühle auflösen,
die du dir selbst und deinen Mitmenschen gegenüber hegst.

Lass mich alles von dir abwaschen, was dich davon abhält,
das Licht zu werden, das du bist.

Poison Hemlock
conium maculatum

loslassen; Transformationen durchleben, ohne stecken zu bleiben

Signatur: *Viele kleine weiße Blüten in Dolden an den Spitzen 1½ bis 3 m hohen, hohlen Stängeln mit länglichen, lila Flecken. Das hochgiftige gelbe Öl konzentriert sich vor allem in Wurzeln und Früchten, jedoch zieht bereits einfaches Pfeifen auf den hohlen Stängeln sofortige Wirkungen auf das zentrale Nervensystem nach sich, die sich in Zuckungen bis hin zu tödlichen Krämpfen zeigen.*

Bemerkung: Aufgrund ihres hohen Giftgehaltes wird die Urtinktur homöopathisch bis zur C6[1] potenziert, um sicherzustellen, dass keinerlei körperliche Giftwirkung eintreten kann.

Diese Essenz löst emotionale, mentale und körperliche Lähmungserscheinungen auf, die in Zeiten des Überganges und großer Veränderungen auftreten können. Dies gilt besonders, wenn man glaubt, die Veränderung sei von außen angestoßen worden und wir hätten aus diesem Grund keine Kontrolle über die so initiierten Vorgänge. Paralyse ist eine Art, die Konfrontation mit der Gegenwart zu vermeiden, Erfahrungen zu verleugnen und auf eigene Macht zu verzichten.

Auf der materiellen Ebene wirkt Poison Hemlock auf Muster des körperlichen Festhaltens – Verstopfung, verminderte Harnausscheidung, Übergewicht und jede Form von Lähmung des Körpers und der Nerven. Diese Blüte lässt zudem Wehenschwäche bis hin zum völligen Versiegen der Wehen während der Geburt überwinden.

Auf der emotionalen Ebene hilft uns die Blüte, starre Gefühle loszulassen und Angst in positive Erregung zu verwandeln, die uns energetisiert und motiviert, voran zu schreiten.

Mental wirkt Poison Hemlock auf fest verwurzelte Gedankenmuster, z.B. sich wiederholende und oft unbewusst ablaufende Gedanken, die uns im Augenblick alles andere als hilfreich sind.

Chakra:	Scheitel-Chakra
Meridian:	Gallenblase
Schlüsselworte:	Loslassen, Vertrauen
Herausforderungen:	Festhalten an alten Strukturen und Überzeugungen
Affirmation:	Ich lasse los.

---

[1] Vom Ausgangsstoff, also der Uressenz, wird ein Tropfen mit 100 Tropfen Alkohol verschüttelt, um eine C1 herzustellen. Davon wiederum ein Tropfen auf 100 Tropfen Alkohol ergibt die C2 usw.

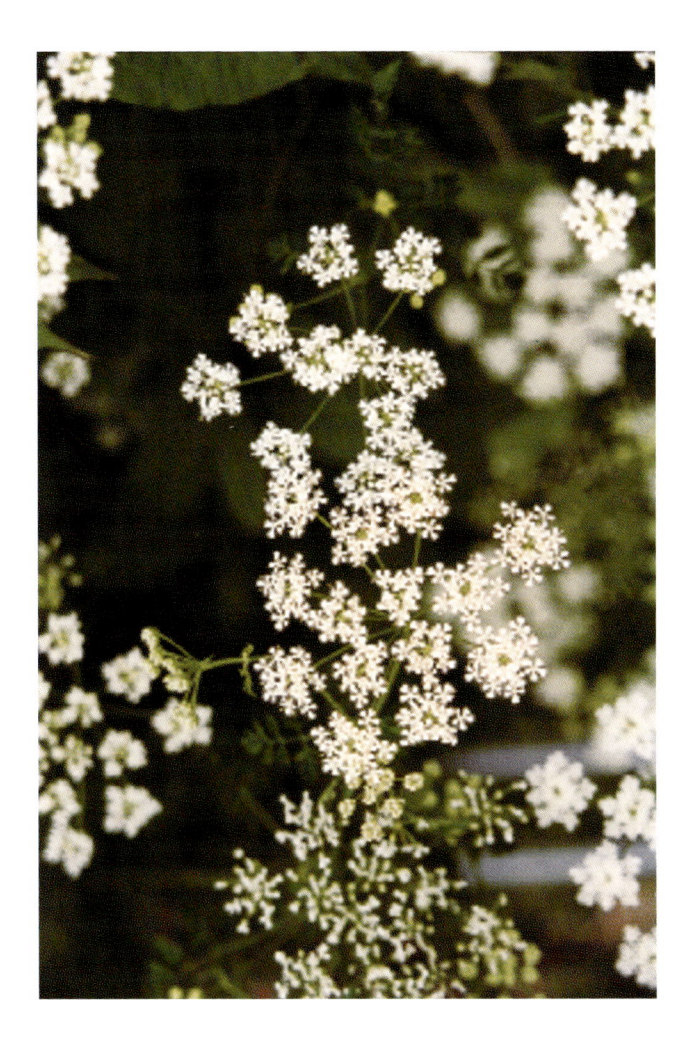

Poison Hemlock – *Loslassen*

Überprüfe deine Überzeugungen. Erkenne deine Gefühle.

Wo immer du ein überholtes altes Muster erkennst,
sei bereit, es von dir zu werfen und Neues zu sehen.

Polyanthus *Primel*
primula x polyanthus

löst alles auf, was an der Entwicklung eines Wohlstandsbewusstseins hindert; transformiert Mangelgedanken in solche von Selbstwert und Bereitschaft, Reichtum anzunehmen

Signatur: Polyanthus blüht in einer Vielzahl von Farben sogar bereits dann, wenn alles pflanzliche Leben am Ende des Winters noch ruht. Die Blüten sind wie ein verborgener Schatz wertvoller Edelsteine, den man der braunen Erde ungeachtet der bitteren Kälte abnehmen darf. Die winzigen goldgelben Zentren der Blüten symbolisieren Reichtum. Die Blätter erinnern an die kleinen Bronchien der Lunge.

Polyanthus hilft uns, alle inneren Blockaden aufzulösen, die uns daran hindern, unser wahres Erbe anzutreten. Seine Energie tritt über das Basis-Chakra ein und fließt dann spiralförmig aufwärts durch den Körper bis zum Scheitel-Chakra. Sie erinnert uns daran, dass das Himmelreich schon jetzt in uns ist und kein Zustand, den man sich für irgendeine ferne Zukunft erhofft. Polyanthus erschafft Wohlstandsbewusstsein, zieht Reichtum an und zerstreut Überzeugungen von Mangel und Wertlosigkeit, wo immer sie auftreten. Darüber hinaus lässt uns diese Essenz dankbar erkennen, wo in unserem Leben bereits Reichtum existiert – z.B. kann unsere Gesundheit vital und widerstandsfähig sein, während unsere Gedanken ausschließlich um unsere finanziellen Probleme kreisen. Dankbarkeit für die Form von Reichtum, die wir bereits besitzen, ist der richtige Weg, sich ihm in allen übrigen Bereichen unseres Lebens zu öffnen.

Polyanthus gehört zur Familie der Primeln, die in der Pflanzenheilkunde seit langer Zeit als Husten lösende Mittel bei Bronchitis und anderen Atemwegserkrankungen dienen.

Im Rahmen der Chinesischen Medizin wirkt Polyanthus ausgleichend auf das Element Metall. Die Essenz stärkt die Meridiane Lunge und Dickdarm, die beide der Reinigung von Körper und Geist dienen, indem sie pures Qi vom Himmel einatmen bzw. Abfallstoffe ausscheiden lassen. Körperlich bewirkt diese Essenz eine Kräftigung der Atem- und Ausscheidungsfunktion.

Chakra:	Basis-Chakra
Meridiane:	Dickdarm, Lunge
Schlüsselwort:	Reichtum
Herausforderung:	Gefühl von Wertlosigkeit
Affirmationen:	Ich bin bereit, Reichtum anzunehmen.
	Ich verdiene es, Reichtum anzunehmen.

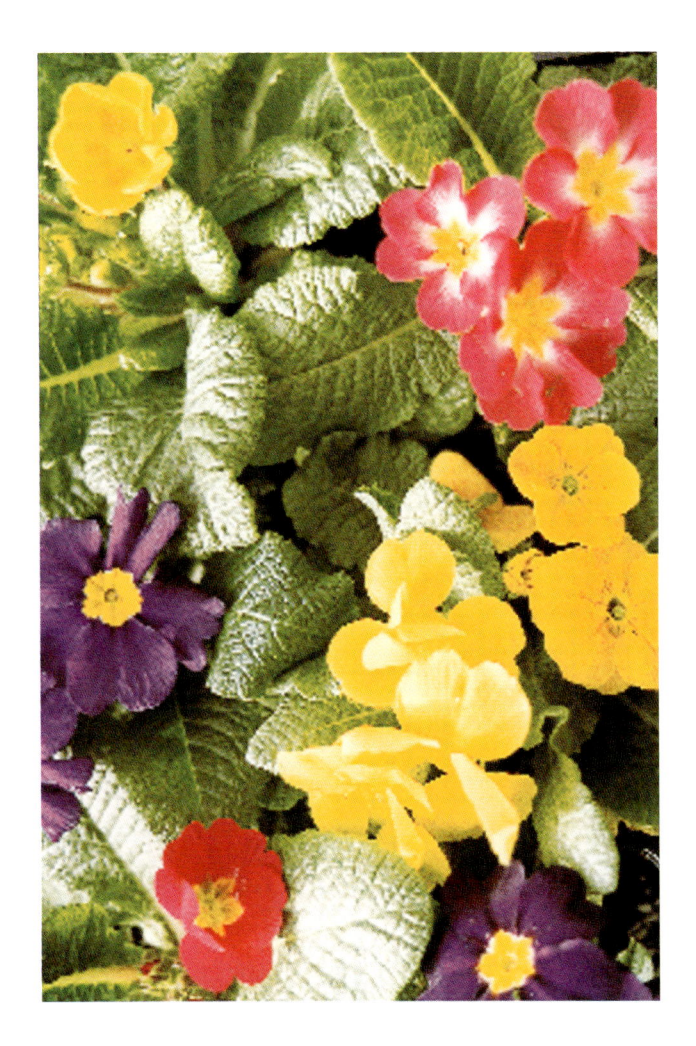

Polyanthus – *Selbstwert*

Ich biete dir die Gabe, deinen wahren Wert zu erkennen.
Ist dein Selbstwert fest in dir verwurzelt, kannst du mit Leichtigkeit
geben und nehmen. Viel zu lange glaubten die Menschen,
dass geben seliger denn nehmen sei.

Das eine jedoch kann nicht ohne das andere geschehen.
Alles, was du gibst, kehrt zu dir zurück.
Und du wirst die Segnungen nur erhalten, wenn du bereit bist,
dich ihrer wert zu finden.

Poplar
populus tremuloides

Kontakt zur Spiritualität; Fähigkeit Heilenergie zu übertragen; Entschlusskraft; sich auf die Sanftheit der Natur einstimmen

Signatur: Wunderhübsche strahlende Bäume, 6 bis 18 m hoch mit runden Blättern mit gesägten Rändern. Auf ihrer Oberseite sind die Blätter grün, während ihre Unterseite silbern ist. Im Herbst werden sie leuchtend gelb und golden. Der gebräuchliche Name Quaking Aspen (Zitterpappel) bezieht sich auf die beständige Bewegung der Blätter, die bereits durch den leichtesten Lufthauch ausgelöst wird.

Diese besondere Essenz wurde mit Hilfe einer Gruppe aus sieben Bäumen am Ufer hergestellt. Diese Bäume erschaffen ein einzigartiges Energiefeld. Begibt man sich in dessen Zentrum, wird der ganze Körper belebt. In der Mitte dieser sieben Wesen zu stehen, ist wie sich an einem heiligen Ort zu befinden.

Polarbäume sind wahre Riesen, die uns in die Sanftheit der Natur hinein leiten. Ihre Blätter schimmern grün und silbern – grün steht für die Heilung, silber für das Empfangen höherer spiritueller Energie, das Gold des Herbstes für die Übertragung dieser heilenden Kräfte.

Wenn der Wind durch die Blätter weht, scheint das Rascheln wie ein Ruf der Spiritualität zu sein. Wie ein Ruf der Natur. So sanft erinnert uns Poplar daran, dass wir in Verbindung zur Natur stehen, ja selbst Natur sind.

Da die Essenz den Meridian Dreifacher Erwärmer stärkt, harmonisiert sie den Fluss der Energie in einer aufwärts führenden Spirale beginnend an Tan Den[1] und Ming Men[2] über das Herz-Chakra und weiter bis zum Scheitel-Chakra. So stimmt sie den Körper auf höhere Frequenzen ein.

Chakren:	Kehl-Chakra, Nacken-Chakra
Meridian:	Dreifacher Erwärmer
Schlüsselworte:	Heilung, Unschuld, Demut
Herausforderung:	Trennung
Affirmation:	Ich erlaube mir, mich spirituell bewegen zu lassen.

---

[1] Punkt 6 auf dem Konzeptionsgefäß
[2] Punkt 4 auf dem Gouverneursgefäß

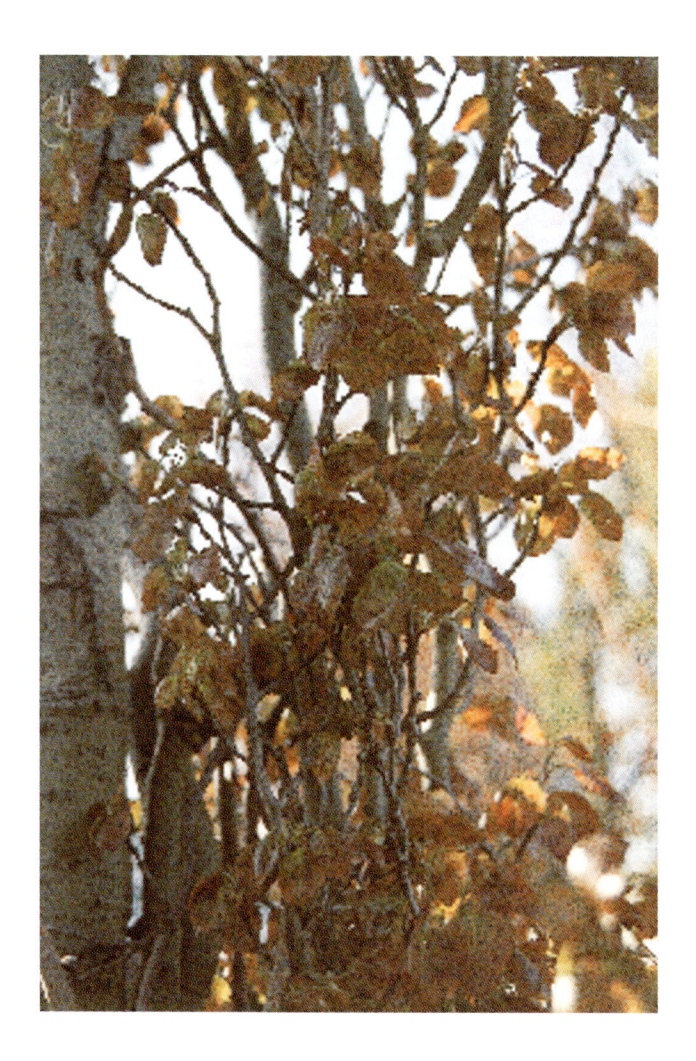

Poplar – *Unschuld*

Spirituelle Energie kann dich bewegen. Sie kann dich heilen.

Lass mich dich inspirieren durch meine Fähigkeit,
mich spirituell führen zu lassen, mich spirituell zu erneuern
und zum spirituellen Kanal zu werden.

Vertraue dich der spirituellen Energie an,
die durch deinen Körper und Geist fließt.

Fließe mit dieser Energie und sei verbunden mit allem, was ist.

Purple Crocus *Krokus*
crocus tomasinianus

Spannung aufgrund von Kummer und Verlust auflösen

Signatur: Die Knospen besitzen das tiefe Lila der Trauer. Die Blütenblätter sind dicht ineinander gefaltet und symbolisieren die Reise nach innen, die der Kummer verursacht. Wenn sich die Blüten öffnen, wird das leuchtend goldgelbe Zentrum enthüllt, das den Reichtum symbolisiert, der in allen Erfahrungen liegt, und die Möglichkeit, Zugang zu einem anderen Teil unseres Herzens und unserer Seele zu finden. Wir müssen nur bereit sein, solche Erfahrungen anzunehmen.

Diese Blütenessenz verbessert unsere Fähigkeit, uns auf alle Aspekte von Schmerz und Kummer einzustimmen. So können wir alle Spannung und Einengungen auflösen, die durch diese Erfahrungen verursacht werden.

In erster Linie ist dies ein emotional wirksames Mittel. Sie lässt uns die Energie des Verlustes spüren und erlaubt uns, darauf zu reagieren – und zwar wie wir es aus unserem wahren Ich heraus tun, nicht wie gesellschaftliche Konventionen es uns vorschreiben. Es gibt keine wirklich angemessene Art, Kummer auszudrücken. Kummer *ist* einfach. Ihn zuzulassen, ermöglicht uns, die tiefsten Tiefen unseres Sein zu berühren.

Purple Crocus tritt über das Kehl-Chakra in den Emotionalkörper ein und lindert körperliche Spannung besonders im oberen Rücken und den Schultern. Alle Schwere und Spannung kann losgelassen werden, sofern sie aus Verlusten resultiert. Man lernt, Kummer und Leere widerstandslos zu durchleben. Dies ist besonders für solche Menschen wichtig, die nach einem Verlust ihre blockierte Energie gegen sich selbst richten und möglicherweise gar lebensbedrohliche Krankheiten entwickeln. Diese Blüte stärkt die Lungen, deren Meridian in der Chinesischen Medizin in Beziehung zum Kummer steht. Dadurch werden sie in die Lage versetzt, die lebensspendende Energie des Atems wieder dem ganzen Körper zur Verfügung zu stellen.

Chakra:	Kehl-Chakra
Meridian:	Lunge
Schlüsselwort:	Fühlen
Herausforderungen:	Kummer, tiefe Traurigkeit
Affirmation:	Ich darf genau da sein, wo ich bin.

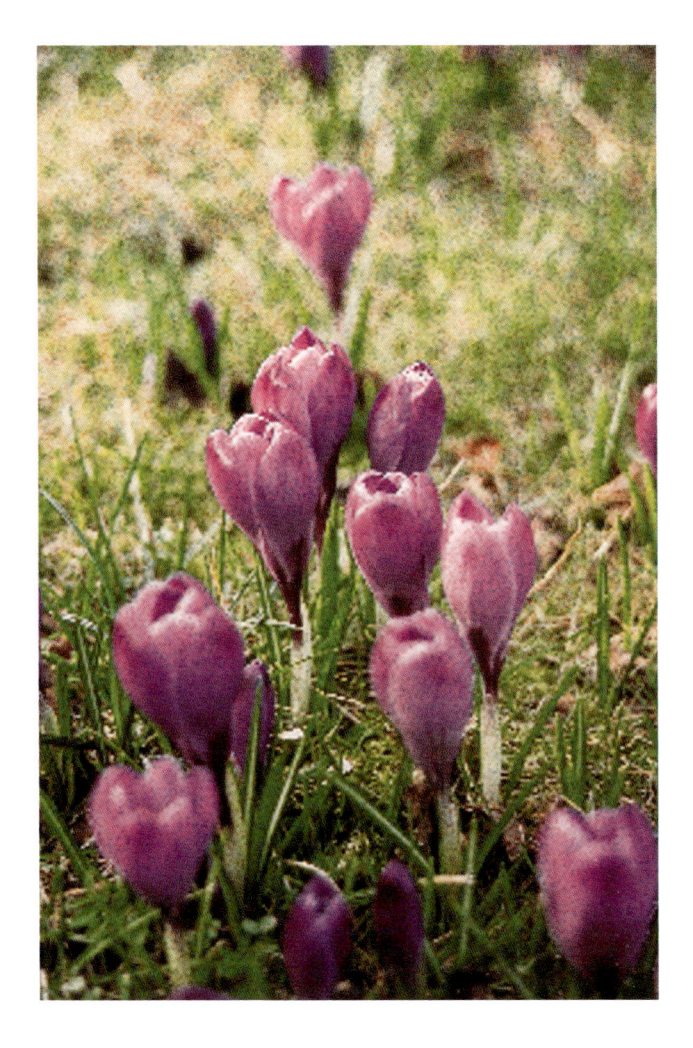

Purple Crocus – *sich umarmt fühlen*

Lass mich meine Blütenblätter um dein schmerzendes Herz legen.

Lass mich dich nähren im Bauch meiner Blüte.

Und nun in der Sicherheit meiner Umarmung.
Erlaube dir selbst, deinen Schmerz zu umarmen.
Fühle ihn bis in die Tiefen deines Seins.
Kummer gehört zum Übergang dazu.
Fühle ihn und dann schreite voran.

Purple Magnolia *Magnolie*
magnolia soulangeana

Nähe und Intimität zulassen können; Verbesserung aller Sinne

Signatur: *Obwohl der Name Purple Magnolia darauf hindeutet, dass die Blütenfarbe dieser Magnolienart lila ist, wäre magenta doch treffender. Magenta wirkt ausgleichend auf die Gefühle. Dieser Baum wird bis 7,50 m hoch und misst bis zu 6 m im Durchmesser. Die Knospen sind ein wenig phallisch, wenn sie sich öffnen, erscheinen runde Blüten, die fruchtbar aussehen. So verkörpern sie sowohl männliche wie weibliche Qualitäten. Die Blüten sind nicht sehr widerstandsfähig, schon der kleinste Windhauch lässt die Blütenblätter zu Boden fallen, so dass nur noch die fruchtbaren Anteile der Blüte zu sehen sind.*

Purple Magnolia ermöglicht, das volle sexuelle Potenzial zu entwickeln. Intimität und Gemeinsamkeit können so entstehen. Auf einer anderen Ebene schärft diese Blüte all unsere Sinne, macht uns Wind, Sonne, Regen und den Duft von Blüten und Erde der sinnlichen Erfahrung zugänglich. Vorurteile und Befangenheit werden abgebaut, die Wahrnehmung verbessert und die Sinnlichkeit erhöht. Die innere Beurteilung und Etikettierung unserer sinnlichen Wahrnehmung, die sich zwischen die direkte Erfahrung und uns selbst drängte, verschwindet.

Zu allererst eine spirituelle Essenz bewirkt Purple Magnolia dennoch körperlich eine Verbesserung der Sinneswahrnehmung, besonders das Riechen, Tasten und Fühlen.

In der Chinesischen Medizin wird der Meridian des Meisters des Herzens auch Kreislauf/Sexus-Meridian genannt, denn er ist auch für die Aufrechterhaltung der sexuellen Funktionen zuständig. In dieser Hinsicht kann Purple Magnolia besonders denen hilfreich sein, die sich nach Befriedigung ihrer sexuellen Bedürfnisse sehnen oder die sich aus intimen Situationen zurückziehen.

Chakren:	Sonnengeflechts-Chakra, Scheitel-Chakra
Meridian:	Meister des Herzens
Schlüsselworte:	Öffnung, Intimität
Herausforderungen:	Kälte, Frigidität, Rückzug aus dem Leben
Affirmation:	Ich feiere das Leben.

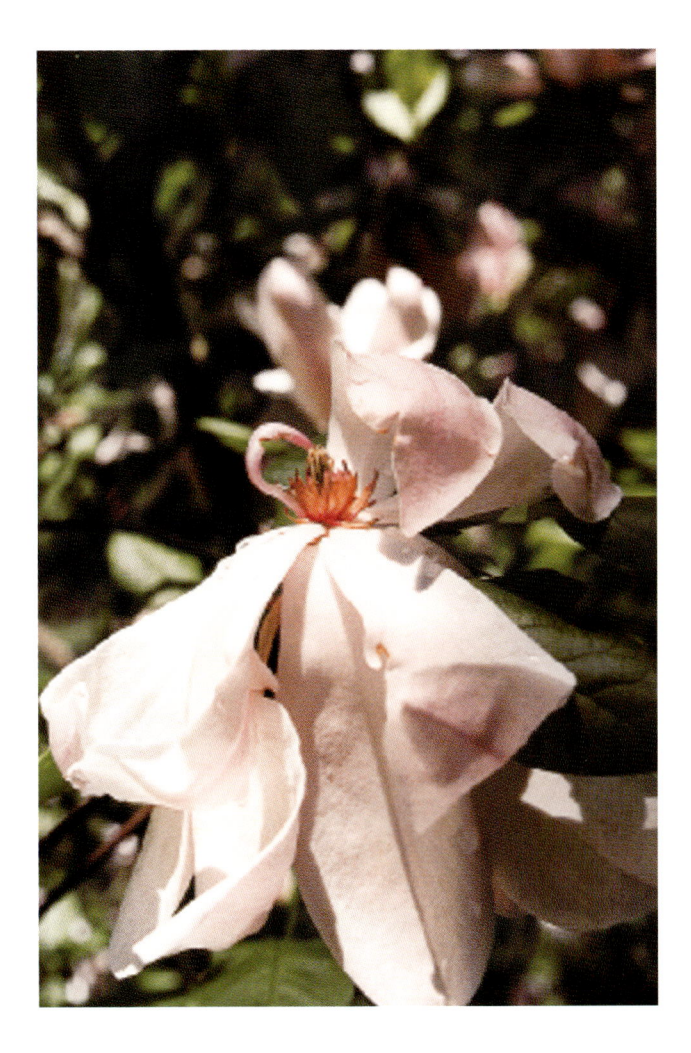

Purple Magnolia – *Sinnlichkeit*

Lass meine Sinne beben und mit dem Entzücken der Erde in Einklang sein. Lass meine Augen sehen, meine Ohren hören und meine Hände spüren.

Lass mich den Duft der Erde riechen. Lass mich die Schönheit der Erde sehen. Lass mich die Struktur der Erde fühlen.

Lass mich die Freude feiern, ganz Körper zu sein.
Lass mich das Lied der Dankbarkeit dem Leben gegenüber singen.

Red Huckleberry
vaccinium parviflorum

Heidelbeere

**die Macht der Innenschau erfahren;
sich Zeit für die Verdauung nehmen, sich genährt fühlen;
Intelligenz, Einsicht und spirituelle Weisheit speichern; Regeneration**

Signatur: Kleiner Strauch in Nadelwäldern, wächst häufig auf abgestorbenen Stümpfen verrottender Bäume. Von den amerikanischen Ureinwohnern wurden die winzigen roten Beeren gegessen und medizinisch als Gurgelmittel bei Halsentzündungen verwendet.

Diese winzigen roten Beeren sind wie kleine Leuchtfeuer, die den Weg durch den dunklen Wald beleuchten. Ganz offen bieten sie Mensch und Tier Nahrung – eine besondere Nahrung für Körper *und* Seele.

Diese Essenz gibt einem die Kraft, sich nach innen zu wenden, sie ermöglicht die Innenschau, ja den Winterschlaf. Man lernt durch sie, sich aus verrückt spielenden Menschenmengen, aus all der Hektik und Geschäftigkeit des heutigen Lebens, ja von all den Dingen, die wir für so furchtbar wichtig halten, zurückzuziehen. Oft ist es ein plötzlicher, unerwarteter Schock, der uns an diesen inneren Ort versetzt. Red Huckleberry dagegen führt uns mit Leichtigkeit dorthin und erinnert uns an die Macht der Vorratshaltung und der Regeneration, die im Winterschlaf liegt.

Diese Essenz stimmt uns ein auf die Zyklen der Natur unseres Planeten wie die unserer materiellen Körper. Es ist ganz normal und sogar vernünftig, während der dunklen Wintermonate Ruhe zu suchen. Einer der Gründe, aus denen Menschen an der so genannten jahreszeitlich bedingten Depression leiden, liegt darin, dass sie darauf bestehen, das Maß ihrer sommerlichen Aktivitäten auch im Winter aufrecht zu erhalten.

Chakra:	Sonnengeflechts-Chakra
Meridiane:	Gallenblase, Magen
Schlüsselworte:	Introspektion, Verdauung, Nährung
Herausforderung:	sein, nicht tun
Affirmation:	Rückzug und Innenwendung sind sicher.

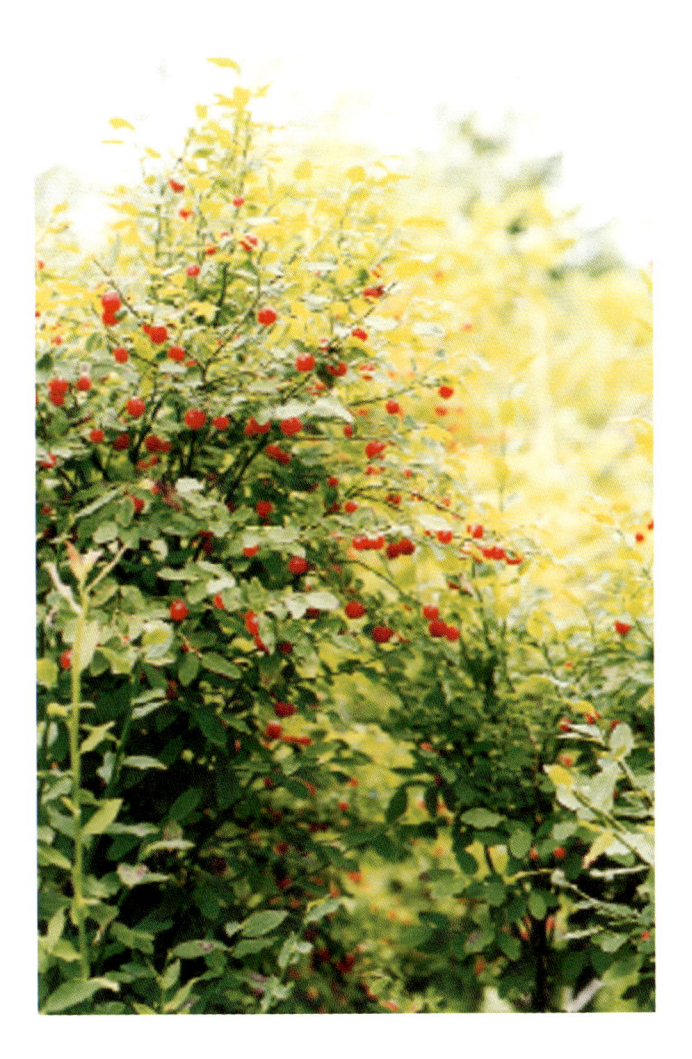

Red Huckleberry – *Innensicht*

Lass mich dir zeigen, wie wertvoll es ist, nach innen zu gehen.

Lass mich dir den Wert von Ruhe und Aktivität zeigen –
des Ausgleiches zwischen Sein und Tun.

Machst du eine Pause und gehst nach innen,
werden deine Augen Neues sehen, deine Ohren Neues hören,
deine Wahrnehmung wird alles, was es gibt, erkennen.
Mach dir selbst dies Geschenk.

Salal
gaultheria shallon

Rebhuhnbeere

die Macht der Vergebung erkennen – seiner selbst und anderer

Signatur: Die weiß bis rosa gefärbten glockenförmigen Blüten hängen mit ihrer schmalen Öffnung nach unten in Trauben an einer Seite des Blütenstängels. Sie erinnern an winzige chinesische Laternen, die das Licht der Vergebung symbolisieren.

Die lila Beeren dienen Wildtieren als Nahrung und wurden auch von den Ureinwohnern Amerikas gerne gegessen. Sie sind ein wichtiger Vitamin-C-Spender.

Vergebung ist ein anderes Wort für „loslassen". Vergebung holt einen aus der Sackgasse überholter Einstellungen und Projektionen wieder heraus, in der man steckengeblieben ist. Vergebung wurzelt in Urteilslosigkeit und der Erkenntnis, dass es nicht unsere Aufgabe ist, über andere zu richten.

Gemeint ist allerdings nicht die Art von Vergebung, die zuerst einen Menschen oder eine Situation verurteilt, um anschließend Großmut walten zu lassen und sich durch das Vergeben als überlegen darzustellen. Wahre Vergebung ehrt den Anderen, das Selbst und den Fluss des Lebens.

Salal hilft uns, Lebenserfahrungen entweder als unwesentlich auszusortieren oder als wichtig anzunehmen. Diese Blüte lässt uns die Wirklichkeit durch das Fenster des Herzens erkennen. Sie bringt Selbstgerechtigkeit zum Verschwinden. Sind wir nämlich nachtragend, blockieren wir selbst unsere Herzensenergie.

In erster Linie ist dies eine emotional und mental wirksame Essenz. Auf beiden Ebenen löst sie Stress auf und schafft Platz für die wahre Verkörperung der eigenen Seele. Eine Erfahrung, die Freiheit und Freude verheißt und die sich oft auf geheimnisvolle Weise manifestiert.

Der Deva[1] dieser Pflanze tauchte während einer Reise auf. Er trug einen Stängel der Pflanze mit hell leuchtenden Blüten. Das Licht dieser winzigen Laternen führte mich durch das dichte Gestrüpp im Unterholz hin zu einem Wasserfall. Solange ich mich von Furcht und Kritik verwirren ließ, erschien der Wald unfreundlich, ja feindlich. Ich bemerkte jedoch, dass meine Schritte leicht und sicher waren und mein Weg frei, solange ich meine Aufmerksamkeit ganz auf das Licht lenkte.

Chakra:	Herz-Chakra
Meridiane:	Herz, Dünndarm
Schlüsselworte:	Vergebung
Herausforderungen:	Hass, Groll
Affirmationen:	Ich bin voller Vergebung. Ich vergebe mir selbst und löse mich aus der Vergangenheit.

[1] Pflanzengeist

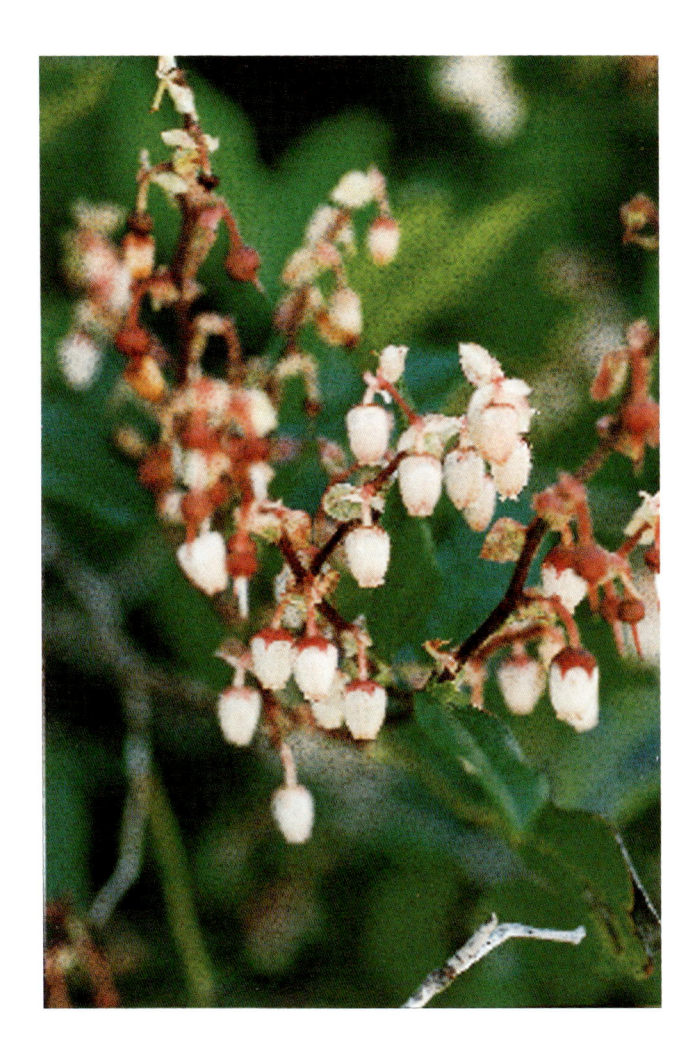

Salal – *Vergebung*

Vergebung gilt dir und nur dir allein.

Meine laternenartigen Glocken erleuchten die dunkelste Ecke
deines Herzens, befreien dich von der Dunkelheit
und lassen dich wieder lieben.

Lass los. Sei frei.

Salmonberry
rubus spectabilis

Lachshimbeere

**körperliches Tonikum;
Ausrichtung der Wirbelsäule und der Körperstruktur**

Signatur: *2 bis 4 m hoher Strauch mit dornigem Geäst und leuchtend rosa Blüten.*

Der Name dieser Pflanze[1] entstand am Columbia River, wo die amerikanischen Ureinwohner die zarten Schösslinge mit Lachs und Rogen verzehrten. Die Beeren sind essbar und süß.

Wieder ein Blütenmittel für den Selbstausdruck. Primär wirkt Salmonberry auf den materiellen Körper. Mit der Geburt übernehmen wir unseren materiellen Körper, anschließend bilden die Erfahrungen des Lebens und unser Umgang mit ihnen Energieblockaden im Körper, die sich anatomisch kartografieren lassen. Muster des Festhaltens werden darauf erkennbar. Salmonberry wirkt auf Muskeln, Knochen und Sehnen und richtet die Wirbelsäule auf. Diese Essenz eignet sich hervorragend bei jeder Art von Verletzung. Über eine längere Zeit eingenommen können chronische Fehlhaltungen und Haltungsstörungen des Körpers positiv beeinflusst und behoben werden, sofern sie durch bestimmte Überzeugungen und Einstellungen hervorgerufen werden. Beidseitig der Brust- und Lendenwirbelsäule befinden sich die so genannten Shu Punkte[2]. Über den Blasen-Meridian kann man die Energie zu diesen Punkten lenken, was besonders nützlich ist, da von dort aus jedes Körperorgan energetisch zu erreichen ist.

Es heißt, dass jeder Gedanke, den wir haben, und jede Emotion, die wir fühlen, im materiellen Körper gespeichert wird. Obwohl die Wirkung dieser Essenz sich im Körper manifestiert, ist es doch wichtig, die zu Grunde liegenden Gedanken bzw. Gefühle zu identifizieren, die eine körperliche Reaktion erst bewirken.

Chakra:	Stirn-Chakra
Meridian:	Blase
Schlüsselworte:	Aufrichtung des Körpers, Körperausdruck
Herausforderungen:	Körperliche, mentale, emotionale und spirituelle Ausrichtung
Affirmation:	Ich feiere meine Seele durch meinen Körper.

---

[1] Salmonberry bedeutet wörtlich Lachsbeere
[2] Besondere Reizpunkte der Akupunktur, die Bewegung, Ausrichtung und Durchlass von Energie steuern und damit in einem therapeutischen Sinne von besonderer Bedeutung sind.

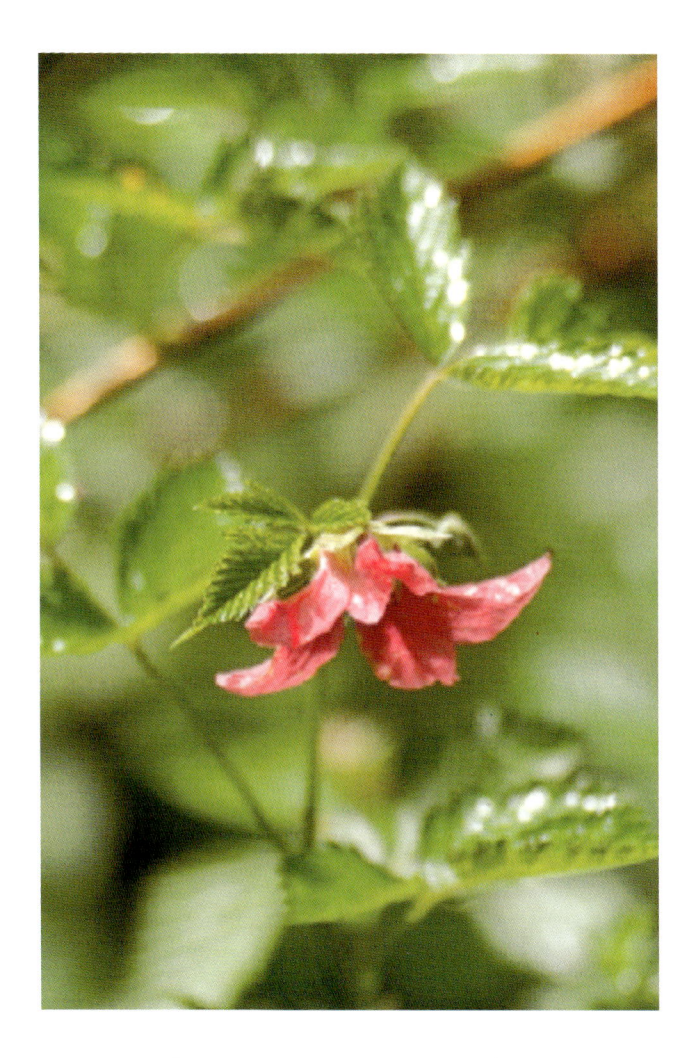

Salmonberry *– Ausrichtung*

Feiere das Leben. Akzeptiere deinen materiellen Körper.

Erlebe deinen Körper als Tempel deiner Seele.

Ehre und sorge für ihn, dann reflektiert er dein inneres Licht.

Silver Birch
betula pendula

Weißbirke

begreifen und akzeptieren lernen; Kontrollbedürfnisse mildern; Leiden zerstreuen und Bescheidenheit entwickeln

Signatur: Birken sind Lichtfänger. Männliche und weibliche Blüten erscheinen auf derselben Pflanze. Die Blüten werden bereits im Herbst als Knospen angelegt, sie öffnen sich im Frühling zu zarten Kätzchen. Der Schlüssel zum Verstehen dieser Pflanze liegt in der dünnen, weißen, papierartigen Rinde, die auch tatsächlich für die Papierproduktion genutzt wird. Außerdem nutzt man sie in vielen Kulturen zum Bau von Kanus.

Silver Birch ist ein Katalysator für ausgeglichene weibliche Energie. Kurz gesagt zeigt sie einem die Kraft, die in der Weichheit liegt.

Auf der körperlichen Ebene heilt diese Blüte die Geschlechtsorgane. Emotional und spirituell erleichtert sie die Empfängnis, vor allem wenn ihr emotionale oder mentale Blockaden im Weg stehen. Metaphysisch betrachtet unterstützt Silver Birch die Bildung neuer Ideen und hilft, sie Wirklichkeit werden zu lassen.

Darüber hinaus kann man Silver Birch bei Machtkämpfen innerhalb der Beziehung einsetzen. Versucht keiner der beiden Partner, die Gemeinschaft zu dominieren, ist es viel einfacher, Übereinstimmung zu erzielen und Harmonie hervorzubringen.

Kontrolle ist bei uns in Nordamerika von großer Bedeutung, besonders für Leute, die versuchen, mehrere Rollen zugleich auszufüllen. Ein unglaublich selbstzerstörerisches Verhalten. Bäume würden zerbrechen, wären sie so unbeweglich wie manche Menschen.

Chakra:	Herz-Chakra
Meridian:	Milz
Schlüsselworte:	Empfängnis, Manifestation
Herausforderung:	Kontrolle
Affirmationen:	Ich bin stark und flexibel. Ich bin bereit zu empfangen.

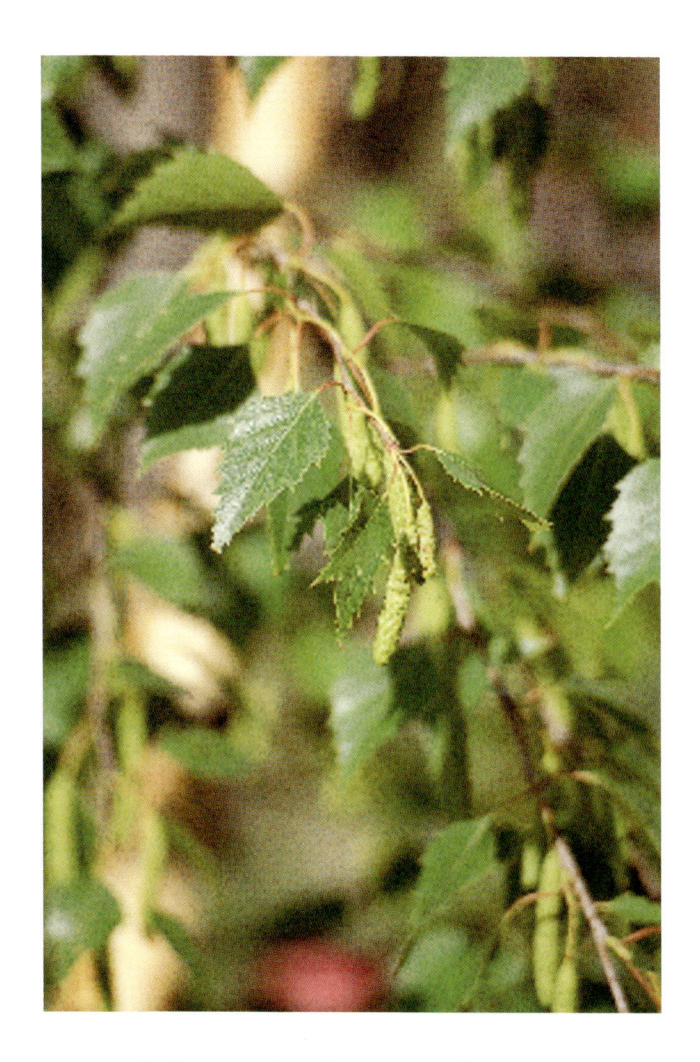

Silver Birch – *Empfängnis*

Meine Stärke ist Weichheit. Ich beuge mich dem Wind.
Ich passe mich sogar Vereisung an.
Ich benutze für meine Bewegung die Energie dessen, was ist.

Lass mich dir zeigen, wie flexibel man
auf Herausforderungen reagieren kann. Lass mich dir zeigen,
wie man den Tanz des Lebens tanzt.

Lass mich den Samen des Möglichen in jedem Augenblick neu
in dich pflanzen. Lass mich dir zeigen, wie du erkennst,
was das Leben für dich vorgesehen hat, und wie du es erfüllst.

Snowberry
symphoricarpus albus

Schneebeere

das Leben jeden Augenblick so nehmen, wie es ist

Signatur: *Bis 1,50 m hoher Strauch mit winzigen rosa Blüten in Trauben. Die weißen Beeren verbleiben den ganzen Winter über an den Zweigen. Diese Pflanze nimmt das Leben stets so hin, wie es kommt, das zeigt sich in ihrer ausdauernden Natur, mit der sie das ganze Jahr über deutlich sichtbar bleibt.*

Snowberry löst Widerstand gegen die Realität auf und lehrt uns auf sanfte Weise das Akzeptieren und Annehmen. Manchmal scheinen bestimmte Situationen und Erfahrungen vollkommen sinnlos zu sein, dennoch können wir sie mit ganzem Herzen annehmen.

Das zu akzeptieren, was ist, kann zur Erfahrung von Ekstase führen, sogar wenn es schmerzt. Snowberry führt uns dorthin, wo wir jeden Augenblick voll ausleben können.

Die Seele ist ein Teil des Lichtes. Auf ihrer Reise durch das Leben trifft sie immer wieder auf Dunkelheit und Schatten – sogar in sich selbst. Aber nur wenn man das Dunkel akzeptiert und umarmt, kann man zum Licht voranschreiten. Leisten wir dagegen Widerstand, wird die Dunkelheit nur dichter.

Snowberry wirkt auf das Scheitel-Chakra, das bedeutet, dass wir durch diese Blüte daran erinnert werden, wer wir sind und womit uns das Leben konfrontiert, und dass wir durch sie alles als Herausforderung akzeptieren lernen können.
Snowberry stärkt die Verbindung von Herz- und Scheitel-Chakra und vitalisiert auf diese Weise das Herz selbst.

Auf der körperlichen Ebene wirkt diese Blütenessenz dem Chronischen Müdigkeitssyndrom und jahreszeitlich bedingten Störungen entgegen.

Chakren:	Scheitel-Chakra, Herz-Chakra
Meridiane:	Niere, Blase
Schlüsselworte:	Akzeptanz, Enthusiasmus
Herausforderung:	Widerstand
Affirmation:	Ich umarme meine Lebenserfahrungen.

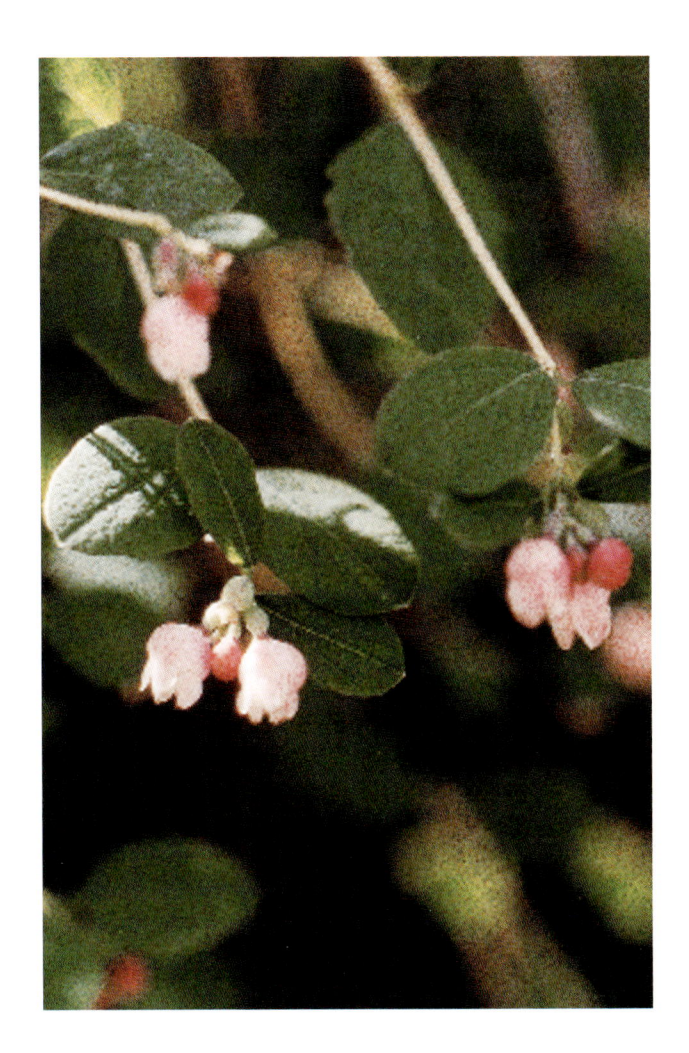

Snowberry – *Akzeptanz*

Ihr Menschen denkt so oft, ihr seid etwas schuldig geblieben –
ihr glaubt, dass sich das Leben nicht genau so enfaltet,
wie es das eurer Meinung nach tun sollte, weil ihr irgendeinen
Fehler gemacht oder an irgendeiner Stelle versagt habt.

Kümmert euch lieber darum, das anzunehmen,
was sich vor euch entfaltet, anstatt zu glauben,
ihr wüsstet, wie das Leben richtig abzulaufen hat.

In der Umarmung liegt Weisheit.

Snowdrop
galanthus nivalis

Schneeglöckchen

loslassen, Spaß haben, Aufheiterung

Signatur: *Ein kleines Blümchen, das bereits sehr früh im Jahr blüht. Tatsächlich durchbricht es sogar gefrorenen Boden. Sie wachsen stets in Gruppen und zeigen dann viele weiße glockenförmige Blüten. Ihre Fähigkeit, sogar den härtesten Winter zu überstehen, symbolisiert die Kraft der Seele, sogar die schwierigsten Herausforderungen auf der Erde akzeptieren zu können.*

Snowdrop vereint in sich Enthusiasmus, Inspiration und freudiges Erforschen des Lebens. Es verkörpert persönliche Macht und Führungsqualität.

Es zerstreut Energieblockaden und das Festhalten an persönlichen Mustern, die das Qi[1] vom freien Fluss abhalten.

Die Freiheit des Körperausdruckes kann durch Lähmungen oder Erkrankungen wie Arthritis, Multiple Sklerose, Polio oder Durchblutungsstörungen bis hin zum Schlaganfall beeinträchtigt sein. Dies ist der Bereich auf körperlicher Ebene, den Snowdrop positiv zu beeinflussen vermag.

Die Essenz energetisiert den Nieren- und Blasen-Meridian. Dadurch wird die Willenskraft gestärkt und lähmende Angst aufgelöst. Das holt uns aus der Starre heraus und macht uns wieder beweglich.

Basis-, Sonnengeflechts- und Scheitel-Chakra werden durch Snowdrop energetisch miteinander verbunden, die Themenbereiche von Überleben, persönlicher Identität und Spiritualität werden so verknüpft.

Trotz ihrer Giftigkeit wird die Pflanze in Osteuropa bei Erkrankungen eingesetzt, die auf der Degeneration der Nervengewebes basieren, wie z.B. Kinderlähmung (Polio).

Ein wichtiges Einsatzgebiet stellen Defizite des Qi im Bereich der Nieren dar, besonders wenn sie gemeinsam mit Erkältungssymptomen auftreten.

Chakren:	Basis-Chakra, Sonnengeflechts-Chakra, Scheitel-Chakra
Meridiane:	Niere, Blase
Schlüsselworte:	Hoffnung, Entzücken, Loslassen
Herausforderungen:	Angst, Einengung
Affirmation:	Ich kann loslassen und Spaß haben.

---

[1] Lebensenergie

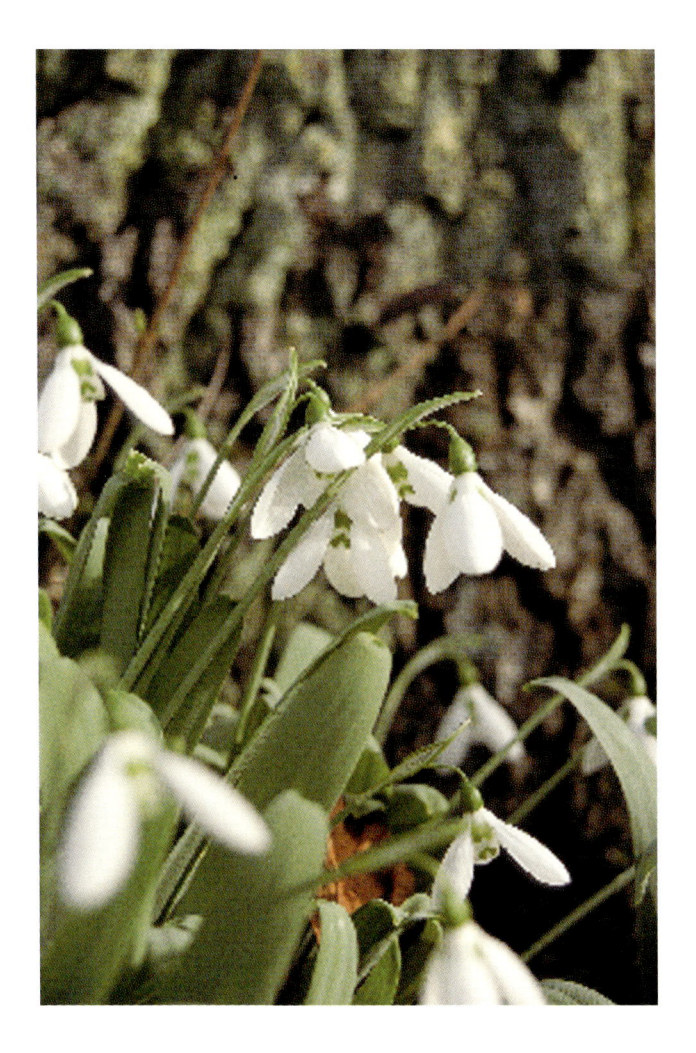

Snowdrop – *Hoffnung/Entzücken/
Loslassen*

Stell dir die Kraft vor, die gefrorenen Boden sprengt.
Stell dir das Entzücken vor, das ich empfinde, wenn ich die
Erdoberfläche erreicht habe und im Sonnenlicht bade.

Ich biete dir genau diese innere Kraft.
Ich will dein Wesen nähren und dein Herz wärmen,
so dass auch du deine Vitalität zeigen kannst.

Twin Flower   Moosglöckchen
linnaea borealis

Urteilslosigkeit

Signatur: *Bei dieser Pflanze handelt es sich um einen kriechenden Bodenbedecker mit kleinen, leuchtenden, elliptischen Blättern. Auf jedem Stängel erscheinen zwei identische glockenförmige rosa Blüten. Die Signatur der Pflanze mit ihren zwei identischen Blüten signalisiert das ewige Symbol der Waage der Gerechtigkeit. Das feine Rosa ihrer Blüten symbolisiert Mitgefühl, von dem aus keinerlei Urteil mehr möglich ist.*

Dinge zu verurteilen, führt zu Erstarrung und Widerstand. Zu Urteilslosigkeit jedoch kommen wir nur, wenn wir Frieden in uns selber finden. Dann können wir jeder neuen Situation entspannt und mit dem tiefen inneren Wissen begegnen, dass alles zu uns zurück kehren wird, was wir geben und äußern. Innerhalb eines solchen mentalen Rahmens kann sich unser Leben immer weiter entwickeln, ohne dass wir in irgendwelche Sackgassen geraten.

Zuerst wirkt diese Essenz auf den mentalen Bereich. Sie macht uns bewusst, dass wir nur einen Ausschnitt der Wirklichkeit sehen und verstehen können. Die Welt ist aber größer als das, was wir mit unseren Sinnen erfassen können. Twin Flower bringt Optimismus und Bescheidenheit.

Auf einer anderen Ebene hilft Twin Flower jenen, die eine kritische Haltung gegenüber allem und jedem einschließlich sich selbst angenommen haben. Twin Flower schenkt uns neue Wahrnehmungen. Sie lässt uns erkennen, welche Entscheidung im Einklang mit unserer Lebensreise steht und keinerlei Kritik an uns selbst oder anderen enthält.

Chakren:	Basis-Chakra, Herz-Chakra
Meridiane:	Leber, Gallenblase
Schlüsselworte:	Geistiger Frieden, Akzeptanz, Mitgefühl
Herausforderungen:	Verurteilen, Kritik
Affirmation:	Ich verstehe nicht, wofür es dient, also nehme ich es so wie es ist – ohne Kritik.

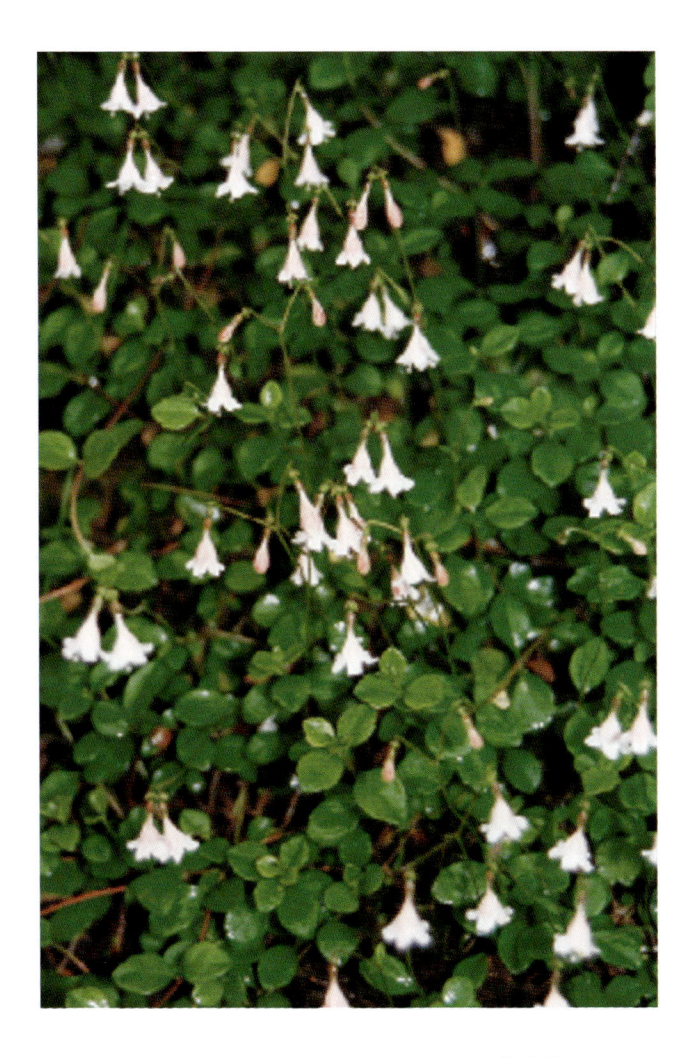

Twin Flower – *Mitgefühl*

Lass mich dir beide Seiten der Medaille zeigen.
Lass mich dir das Paradox zeigen. Lass mich dir die Spannung
zwischen Yin und Yang zeigen, aus der sich alle Form manifestiert.
Lass mich dir das Leben in all seinen Polaritäten zeigen.

Und wenn du aufhören möchtest, innerlich Urteile zu sprechen,
und deinen Glauben an Gut und Böse,
Richtig und Falsch aufgeben willst,
dann denke nur an meine rosa Glocken und spüre dein Herz.

Vanilla Leaf
achlys triphylla

das Selbst annehmen und dazu stehen

Signatur: In dunklen Wäldern anzutreffende Pflanze mit zwei Stängeln. Einer davon besitzt an seiner Spitze drei fächerförmige Blätter, der zweite erhebt sich über diese Blätter und zeigt an seiner Spitze in einer Ähre dicht gepackte, kleine, weiße Blüten. Die Blüte ist sehr fein und steht doch aufrecht und macht auf sich aufmerksam. Auf diese Weise nimmt sie eine Haltung der Selbstachtung an.

In der Vanilla Leaf Essenz sind beide Qualitäten enthalten, die bereits die Pflanze auszeichnen. Diese ist gut geerdet und strebt gleichzeitig ihr volles Potenzial und dessen Erfüllung an. In der Chinesischen Medizin ist es der Lungen-Meridian, der mit Vanilla Leaf assoziiert ist. Die Pflanze steht für das Einatmen des Prana und seine Umwandlung in Lebensenergie. Vanilla Leaf erinnert uns daran, unsere Einzigartigkeit sowie unseren individuellen Weg durch das Leben zu feiern, den wir für unsere derzeitige Inkarnation auf der Erde auswählten.

Dies ist eine Essenz für Akzeptanz, Freude und Überschwenglichkeit. Sie wirkt zuerst auf den emotionalen Bereich, der uns zeigt, was wir in Bezug auf unsere Person empfinden. Dann geht es um den mentalen Bereich, in dem das Denken über uns selbst angesiedelt ist, und schließlich wirkt sie auf den Körper. Auf letzterer Ebene beeinflusst sie Haut- und alle übrigen körperlichen Probleme, die in Beziehung zu Selbstverleugnung und Mangel an Selbstliebe stehen.

Chakren:	Stirn-Chakra, Scheitel-Chakra
Meridiane:	Lunge, Dickdarm
Schlüsselwort:	Selbstachtung
Herausforderung:	Abscheu vor sich selbst.
Affirmationen:	Ich liebe mich. Ich feiere mich selbst.

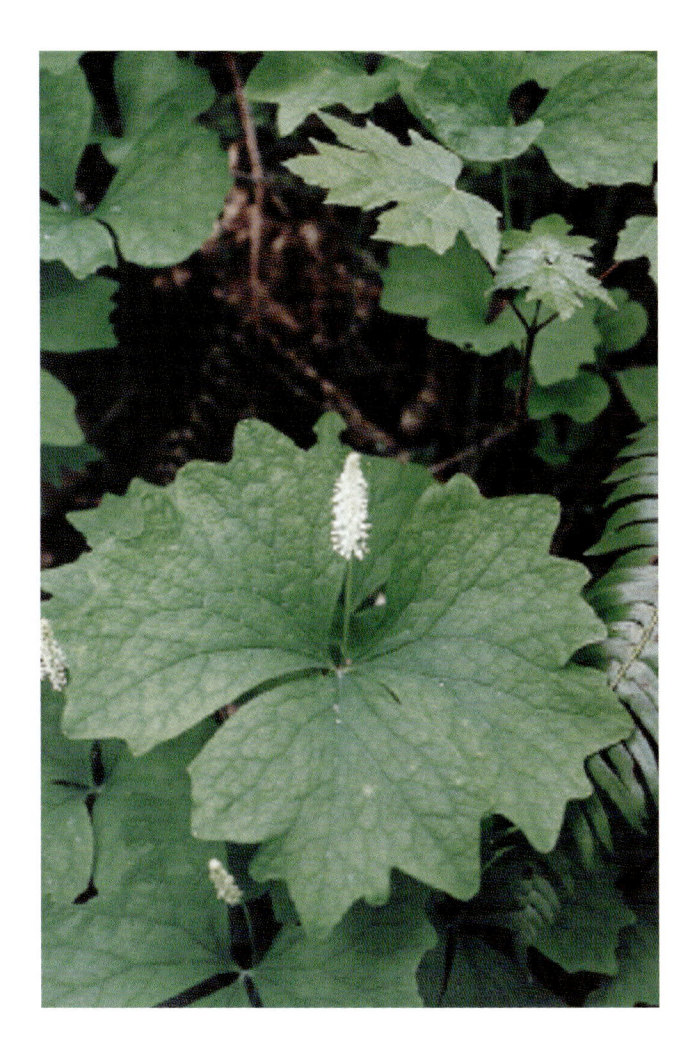

Vanilla Leaf – *Selbstachtung*

Fühle dich nicht kleiner als andere. Vergleiche dich nicht.

Erlaube dir selbst,
dein vollkommenes unendliches Potenzial zu entwickeln.

Drücke dich selbst aus. Zeige dich.

Stehe aufrecht und stelle dein Licht nicht unter den Scheffel.

Viburnum
viburnum carlesii

Korea-Schneeball

stärkt unsere Verbindung zum Unbewussten und unsere psychischen Fähigkeiten

Signatur: Trauben weiß-rosa gefärbter Blüten mit außergewöhnlichem Duft. Farbe und Duft inspirieren auf sanfte Weise zu Entspannung und urteilsloser Haltung.

Diese Essenz eignet sich ganz ausgezeichnet zur Zentrierung, für Meditation und Channelling. Sie hilft uns, die stille, kleine Stimme in unserem Innern zu vernehmen und ihr zu vertrauen.

Sie verschafft einem Zugang zum Stirn-Chakra und zu dessen Fähigkeit der Klarsichtigkeit. Unser Bewusstsein erweitert sich dadurch. Körperlich wirkt sie auf die Ohren und die Hörfähigkeit. Daneben beeinflusst sie die Gehirntätigkeit und sendet Entspannungsreize an das Nervensystem. Dies geschieht durch die in der Hirnanhangdrüse hervorgerufene Resonanz.

Der Meridian Dreifacher Erwärmer bringt Ausgleich und Harmonie in Körper, Geist und Seele. Der Milz-Meridian macht innere Einheit und Einheit mit allem Leben erfahrbar. Beide Meridiane werden von Viburnum angeregt. Dadurch lernt man, z.B. mit Devas und anderen Lebensformen zu kommunizieren. Wir finden Zugang zu inneren Bildern und Vertrauen in unser inneres Wissen.

Vor dem Einschlafen genommen, lässt diese Blütenessenz Träume programmieren. So finden wir innere Führung bei der Auseinandersetzung mit den Problemen unseres Alltages.

Chakra:	Stirn-Chakra
Meridiane:	Milz, Dreifacher Erwärmer
Schlüsselworte:	Intuition, Channeln, Entspannung, Einsicht
Herausforderungen:	Selbstzweifel, Unsicherheit
Affirmation:	Ich bin ein Kanal kreativer Intelligenz.

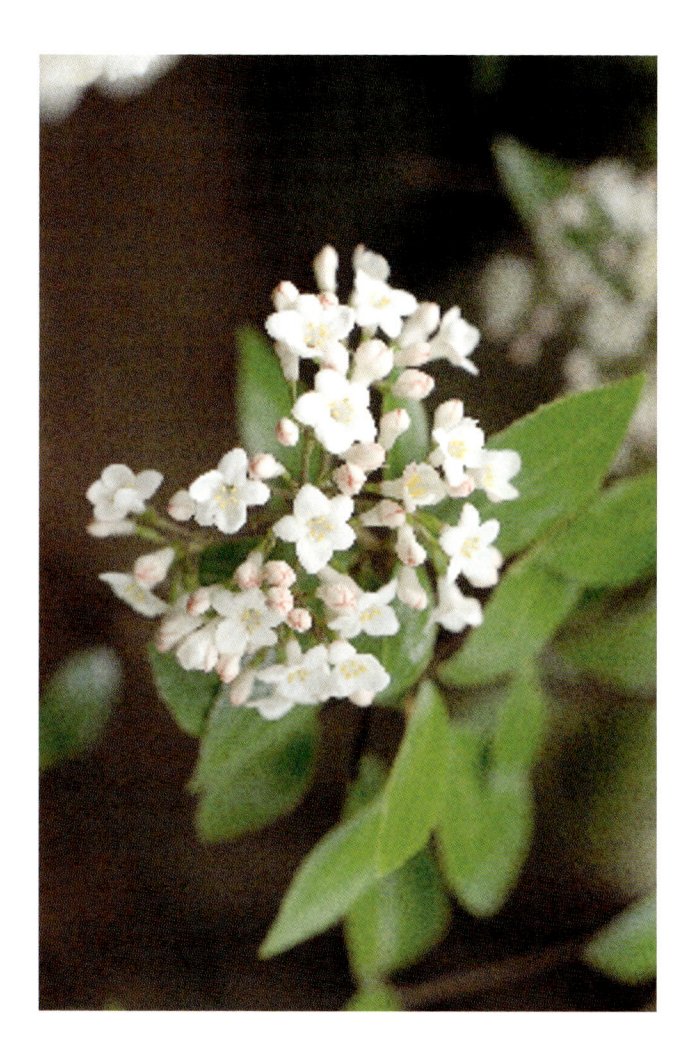

Viburnum *– Intuition*

Du bist gesegnet mit innerem Wissen.

Ja, es gibt einen Ort in dir, an dem du dich wohl fühlen kannst
und innere Führung erfährst. Alles was dazu nötig ist,
ist still werden und zuhören.

Lass mich deine Aufmerksamkeit
von den weltlichen Angelegenheiten ablenken.

Lass mich dir deine innere Führung vorstellen.

Wallflower
cheiranthus

bei Hoffnungslosigkeit; gut für Ausdauer und innere Bereitschaft; Einstimmung auf die inneren Rhythmen

Signatur: Duftende gelbe Blüten in Fülle auf holzigen Stängeln. Wallflower Blüten fallen trotz der Tatsache, dass sie extrem scheu sind, sofort ins Auge. Ihre Essenz unterstützt die Kommunikation mit inneren Welten. Sie baut Brücken zwischen den Menschen, die sonst Kommunikationsprobleme haben, weil sie sich mehr am Sehen oder am Hören oder Fühlen orientieren – „Wenn du sehen könntest, was ich fühle..."

Wenn man sich missverstanden fühlt und nicht die richtigen Worte findet, sich verständlich zu machen, resultiert daraus oft eine Form von Hoffnungslosigkeit, die durch diese Essenz zerstreut werden kann.

Tagore sagt: „Die Welt spricht zu mir in Bildern, meine Seele antwortet musikalisch." Dies ist das Geschenk der Wallflower-Essenz. Egal in welcher Form sich die Göttlichkeit zeigt, man kann sie dennoch ehren und sich daran erfreuen. Somit ist dies die rechte Essenz für Heilige und Mystiker. Man lernt auch jene zu schätzen, die nach dem Rhythmus eines anderen Trommlers tanzen.

Die Wirkung dieser Blüte tritt durch das Sonnengeflechts-Chakra ein und löscht dort alte, schmerzliche emotionale Prägungen aus, die aus dem Gefühl resultieren, ein hässliches kleines Entchen zu sein.

Chakra:	Sonnengeflechts-Chakra
Meridiane:	Magen, Milz
Schlüsselworte:	Ausdruck, Teilen
Herausforderungen:	Wahrnehmungsdefizite, Autismus
Affirmation:	Meine Sinne sind wach und ich teile meine Wahrnehmungen mit dir.

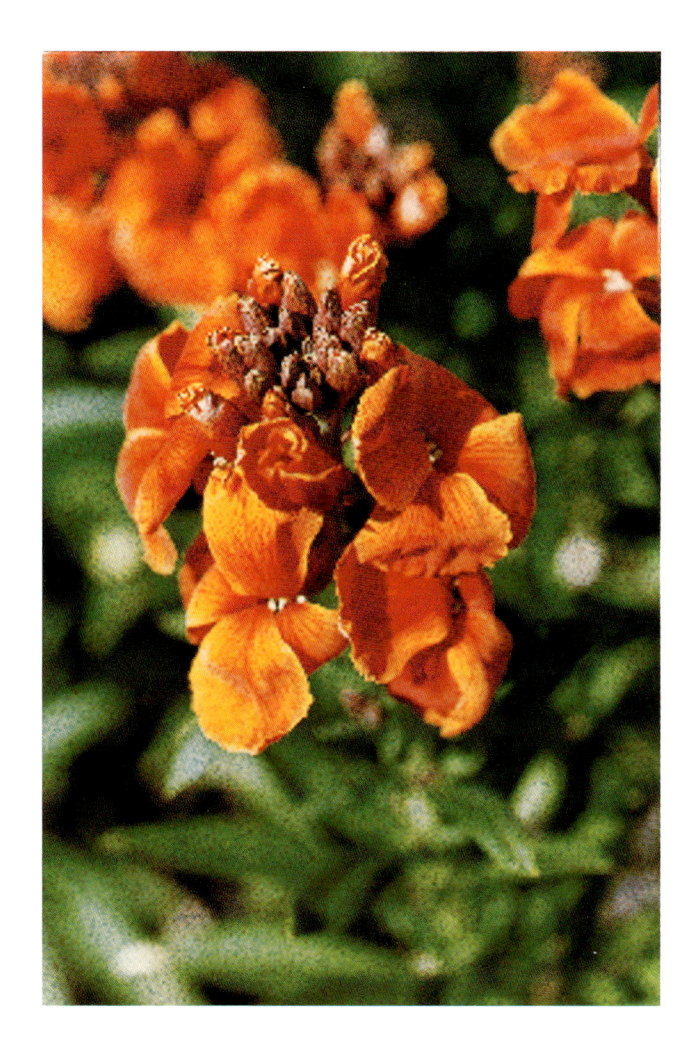

Wallflower – *Kommunikation*

In meiner Welt gibt es Farbe und Musik und Duft.

In meiner Welt gibt es Licht und Entzücken.

Gehe nach innen und sieh, was du fühlst,
und fühle, was du hörst, und höre, was du siehst.
Sei dir bewusst, dass du viele Facetten besitzt.

Weigela
weigela florida

Liebliche Weigelie

hilft Erfahrungen in den körperlichen und emotionalen Bereich integrieren zu können

Signatur: 1,50 bis 2,10 m hoher Strauch mit Kaskaden rosafarbener, glockenförmiger Blüten. Der Glockenrand wird von fünf Blütenblättern gebildet, die an einen geöffneten Mund erinnern. Die Blüten erscheinen androgyn.

Vertrauen wir in die Tatsache, dass wir immer zur rechten Zeit am rechten Ort sind, dann bekommen unsere Erfahrungen einen ganz neuen Sinn. Weigela lässt uns erkennen, was unsere Erfahrungen wirklich für uns bedeuten. Diese Erkenntnisse können wir nutzen, um gegebenenfalls ein Muster zu beenden oder zu verändern, wenn es unserem weiteren Wachstum nicht mehr dienlich ist. Dies gilt sowohl für körperliche wie emotionale Muster. Wenn wir uns beispielsweise an dem Muster der Ängstlichkeit und Schüchternheit orientieren, werden in der Folge im Umgang mit anderen immer Missverständnisse und Isolation auftreten. Sind wir dagegen bereit, uns selbst als Quelle unseres Schmerzes zu erkennen, können wir damit beginnen, das zu Grunde liegende Muster zu verändern und dadurch die Reaktionen anderer uns gegenüber. Damit ist nicht Manipulation gemeint, sondern Selbstbestimmung und Flexibilität.

Weigela lässt uns andere als Lehrer akzeptieren, die unsere eigenen – negativen wie positiven – energetischen Muster zu uns zurückspiegeln.

Die Energie dieser Essenz tritt über das Kehl-Chakra in den Körper. Dadurch unterstützt sie die Freiheit des Selbstausdruckes. Sie stärkt überdies das Element Holz und unterstützt somit unser Wachstum, selbst wenn die Umstände schwierig erscheinen.

Weigela-Essenz ist stets nützlich, wenn man Unfälle oder anscheinend unvorhersehbare körperliche und emotionale Traumen erleidet.

Chakren:	Kehl-Chakra, Stirn-Chakra
Meridiane:	Leber, Gallenblase
Schlüsselworte:	Integration, Ausrichtung
Herausforderungen:	Sprachlosigkeit, Dissoziation[1]
Affirmation:	Ich bin die Verkörperung der Weisheit.

---

[1] Zustand, in dem man sich von seiner eigenen Wahrnehmung und/oder Empfindung abspaltet

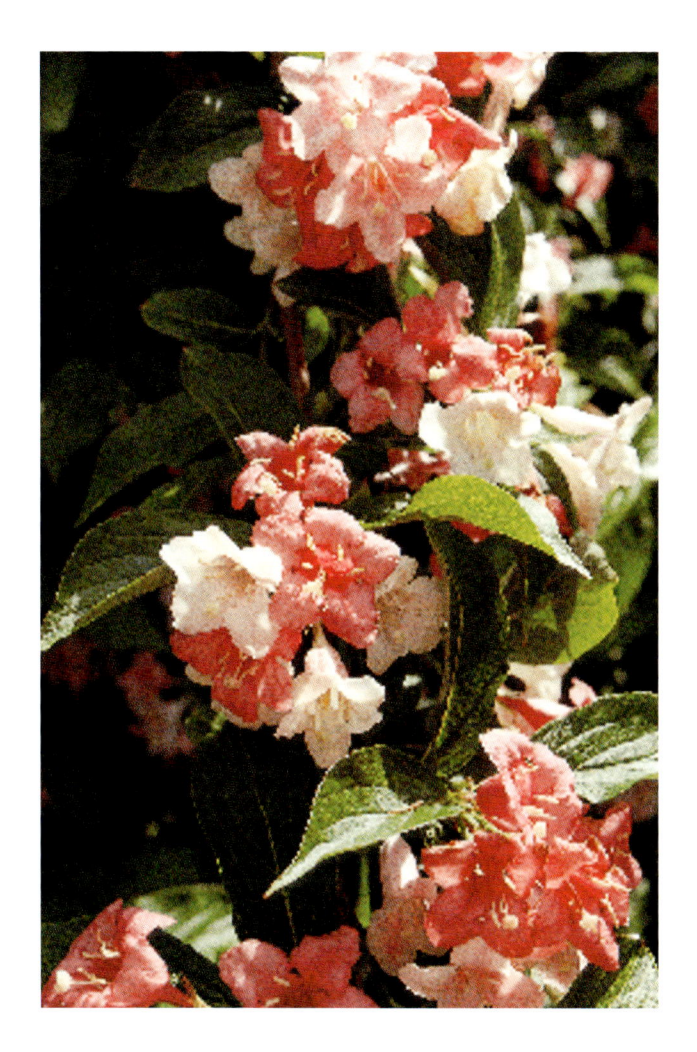

Weigela – Lehren

Es gibt keine Zufälle. Alles, was geschieht,
ist Teil des unendlichen göttlichen Planes.

Deine Freiheit liegt in deiner Fähigkeit,
Situationen so zu akzeptieren und so darauf zu reagieren,
wie sie geschehen.

Windflower
anemone pulsatilla

Küchenschelle

spirituelles Tonikum; Erdung und innere Sicherheit

Signatur: Die weichen, flauschigen, violetten Blüten wirken auf eine bestimmte Art und Weise scheu und ängstlich. Sie erscheinen sehr früh im Jahr, wenn der Boden in der Prärie noch von Eis und Schnee bedeckt ist. Diese Signatur steht in Beziehung zur Scheu, die wir manchmal empfinden, wenn wir unser inneres Licht nach außen strahlen lassen wollen. Es heißt, der Name Windflower sei deshalb gewählt worden, weil ihre Blüten sich nur dann öffnen, wenn der Wind weht.

Windflower-Essenz bringt die Sicherheit, die wir benötigen, unser spirituelles Wesen nach außen ausdrücken zu können. Sie ermöglicht der Seele zu tanzen ganz wie die Blume im Wind tanzt.

Wenn wir uns erst mit unserem eigenen Wesen sicher fühlen, harmonisieren sich auch unsere Gefühlsreaktionen. Windflower bringt Selbstannahme und Selbstausdruck, dadurch ermöglicht sie die eindeutige Annahme auch anderer.

Diese Essenz wirkt auf das innere Selbst, sie verbindet einen mit dem Sein.

In der Pflanzenheilkunde wird Windflower wegen ihrer beruhigenden und schmerzstillenden Wirkung eingesetzt. Das Schlüsselwort für den Gebrauch ihrer homöopathischen Zubereitung lautet Menstruationsbeschwerden. Als Blütenessenz lindert sie Magenprobleme sowohl körperlicher wie emotionaler Ursache. In der Chinesischen Medizin beeinflusst sie den Magen-Meridian, der unsere Fähigkeit sowohl Nahrung wie auch Erlebnisse zu verdauen steuert und diese in Nährstoff für Körper und Geist umwandelt. Erst wenn wir uns genährt fühlen, erleben wir echte Erdung und Sicherheit.

Chakren:	Kehl-Chakra, Herz-Chakra
Meridian:	Magen
Schlüsselworte:	Erdung, Seele
Herausforderungen:	Zerstreutheit, geistige Abwesenheit
Affirmation:	Ich weiß, wer ich bin.

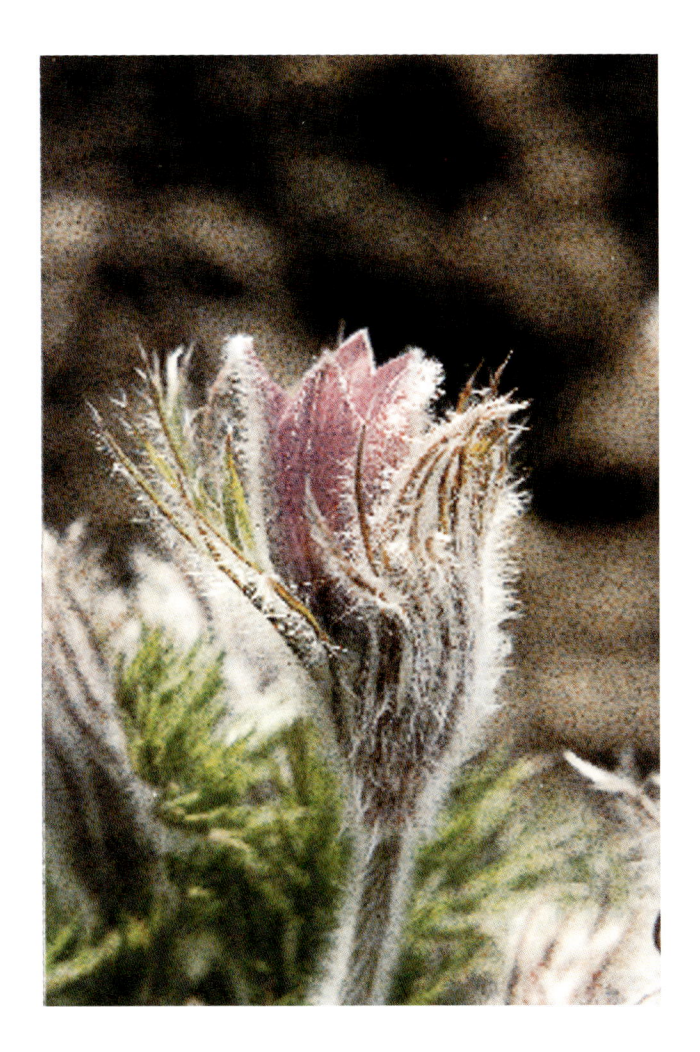

Windflower – *Seele*

Weich und flauschig, fein und mauvefarben,
so biete ich dir die Gelegenheit,
dich mit dem Licht deines Seins zu verbinden.
Fühle meine Energie durch deinen Körper und Geist fließen.
Erfahre meine Weichheit, meine Wurzeln, meine Fähigkeit,
zugleich Kontakt zum Himmel zu haben
und doch fest in der Erde verwurzelt zu sein.

Yellow Pond Lily *Teichrose*
nuphar polysepalum

Signatur: *Teichpflanze, deren duftende, gelbe, wächserne, becherförmige Blüten auf der Wasseroberfläche treiben. Ihre Wurzeln sind dick und fleischig und reichen bis zu 5 m tief auf den Grund des Gewässers. Das Zentrum jeder Blüte erinnert an ein dreidimensionales Mandala. Jede Blüte ist umgeben von herzförmigen Blättern.*

Diese Essenz wirkt feinstofflich auf das Herz. Sie ermöglicht es uns, frei von emotionalen Bindungen mit Anmut und Leichtigkeit zu fließen, während sie zugleich ein sicheres Gefühl für das Selbst vermittelt.

Yellow Pond Lily erinnert mich an die Worte von Tagore, der sagte: „Das Herz ist ruhig und still im Zentrum des ewigen Tanzes von Kreisen." Die Blüte ist wie ein schützender Bauch, in dem man jenseits allen Lärmes und Einflusses des Reiches der Gefühle in Kontakt zum heiligen Selbst kommen kann.

Die Energie des Blase-Meridianes erlaubt uns, die Dinge auf neue Weise zu sehen und emotionale Muster loszulassen, so dass wir furchtlos voran schreiten können und nicht länger Sklaven unserer Gefühle sein müssen.

Durch ihre Beziehung zum Kehl-Chakra lässt uns Yellow Pond Lily rein und frei von jeder Künstlichkeit uns selbst ausdrücken.

Yellow Pond Lily hilft uns bei der Zentrierung, bei neuen Sichtweisen und dem darauf beruhenden Handeln.

Chakra:	Kehl-Chakra
Meridian:	Blase
Schlüsselworte:	Kraft, Sicherheit
Herausforderungen:	Gebundenheit, Zweifel
Affirmation:	Ich bin nicht meine Gefühle.

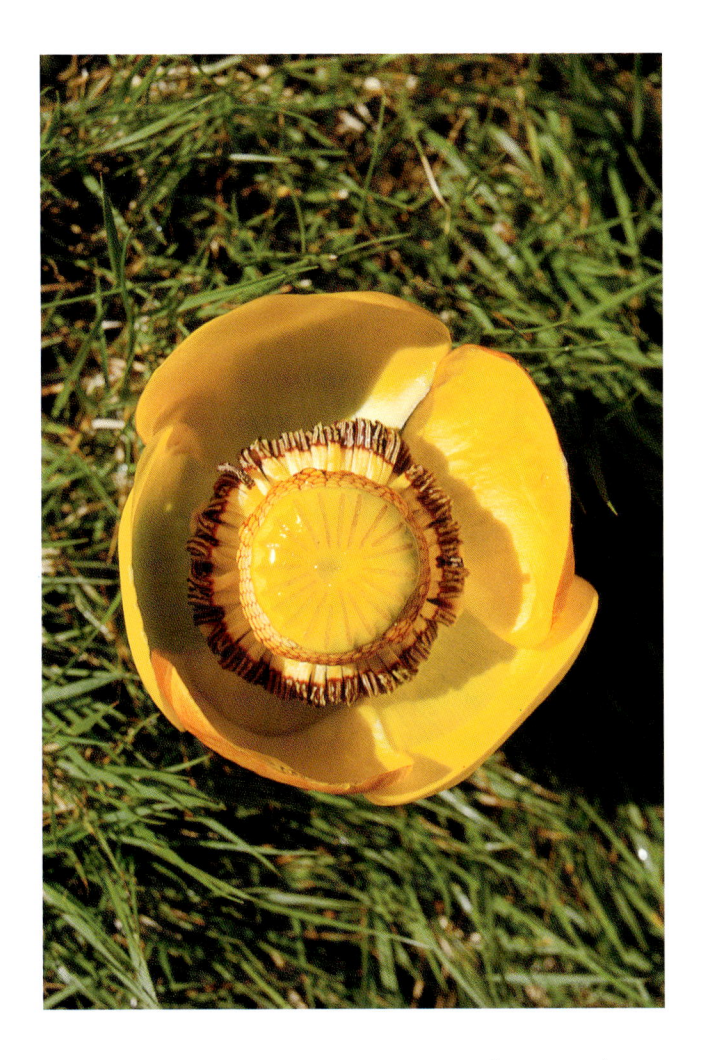

Yellow Pond Lily – *Loslassen / Zentrierung*

Ich fließe frei im Wissen, wer ich bin.

Wissend wer du bist, lasse ich los.

Keine emotionale Bürde vermag mich zu belasten.

Kein Gefühlsdrama kam mir die Energie rauben.

Blüten- & Meeresessenzen-Sets

NATIVE WILDFLOWERS KIT 1
- Bluebell 60
- Blue Camas 62
- Blue Lupin 64
- Easter Lily 76
- Fireweed 80
- Goatsbeard 86
- Harvest Lily 92
- Hooker's Onion 94
- Orange Honeysuckle 104
- Plantain 114
- Salal 128
- Snowberry 134

NATIVE WILDFLOWERS KIT 2
- Arbutus 58
- Candystick 68
- Chickweed 70
- Death Camas 72
- Grass Widow 90
- Nootka Rose 102
- Ox-Eye Daisy 106
- Pipsissewa 112
- Poison Hemlock 116
- Salmonberry 130
- Twin Flower 138
- Vanilla Leaf 140

SPRING FLOWERS KIT 3
- Camellia 66
- Forsythia 82
- Grape Hyacinth 88
- Lily of the Valley 98
- Narcissus 100
- Periwinkle 110
- Polyanthus 118
- Purple Crocus 122
- Purple Magnolia 124
- Snowdrop 136
- Viburnum 142
- Windflower 148

SEA ESSENCES KIT 4
- Anemone 154
- Barnacle 156
- Brown Kelp 158
- Jellyfish 170
- Moon Snail 172
- Mussel 174
- Pink Seaweed 176
- Sand Dollar 180
- Sea Palm 186
- Starfish 194
- Surfgrass 196
- Urchin 198

SEA ESSENCES KIT 5
- Chiton 160
- Coral 162
- Diatoms 164
- Dolphin 166
- Hermit Crab 168
- Rainbow Kelp 178
- Sea Horse 182
- Sea Lettuce 184
- Sea Turtle 188
- Sponge 190
- "Staghorn" Algae 192
- Whale 200

NATIVE WILDFLOWERS KIT 6
- Alum Root 56
- Douglas Aster 74
- Fairy Bell 78
- Fuchsia 84
- Indian Pipe 96
- Pearly Everlasting 108
- Poplar 120
- Red Huckleberry 126
- Silver Birch 132
- Wallflower 144
- Weigela 146
- Yellow Pond Lily 150

Sea Essences

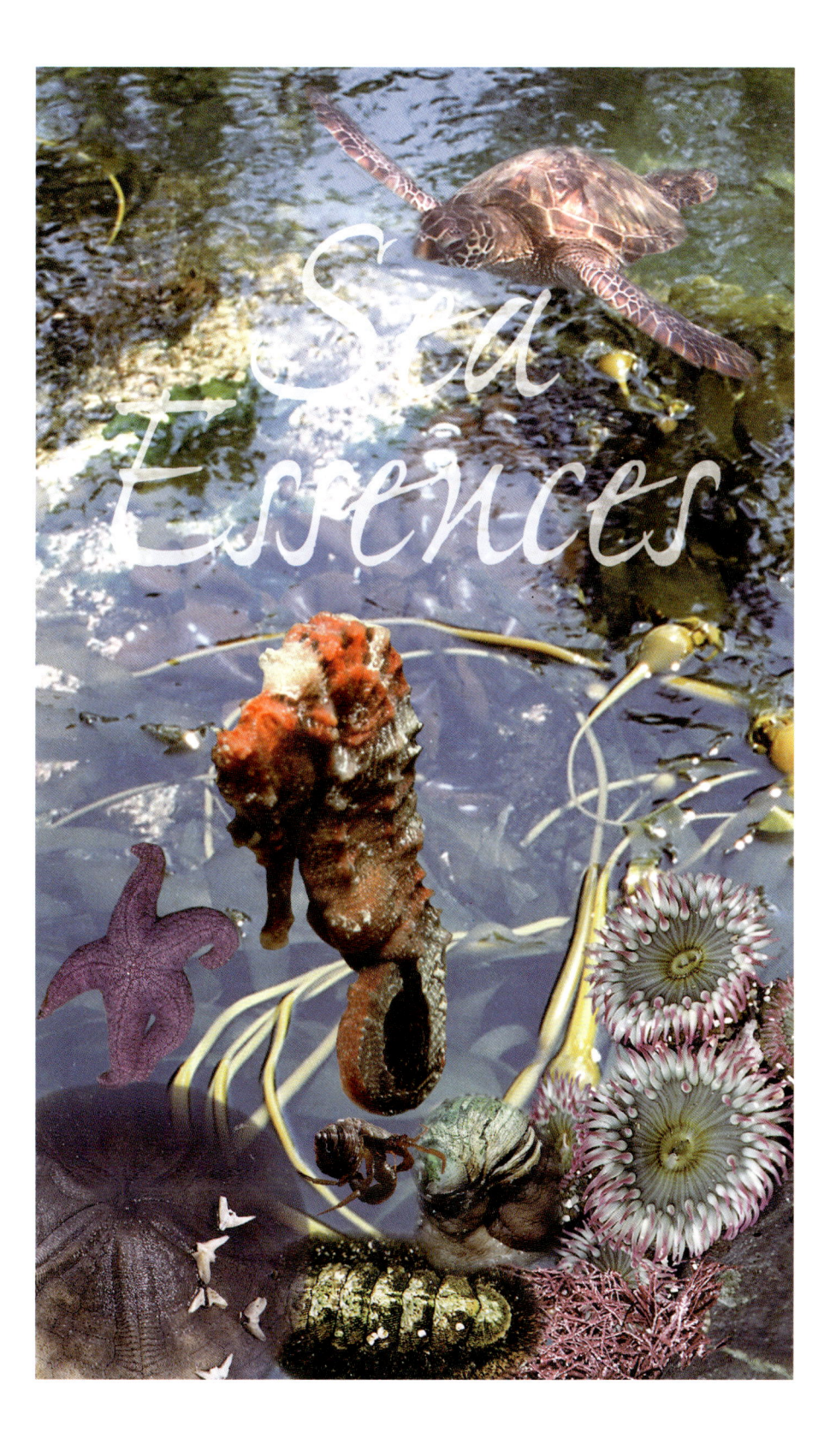

Anemone
anthopleura elegantissima
Seeanemone

Annahme seiner selbst und anderer durch Übernahme der Verantwortung für die eigene Realität; sich selbst erlauben, vom Universum gelenkt zu werden.

Signatur: Die Farben ähneln dem Wassermelonen Turmalin: ein grünes Zentrum umrahmt von rosa. Beides sind Farben des Herzens. Nähert man sich eine Seeanemone, rollt sie sich zum Selbstschutz ein und verliert dadurch ihre Verletzlichkeit und Offenheit dem Leben gegenüber. Das erinnert an ein Auge. Schließen wir unsere Augen, können wir die Wunder und Einzigartigkeit des Lebens nicht mehr sehen. Das gilt auch für unseren eigenen Beitrag bei der Erschaffung von Ereignissen. Verschlossenen Herzens lässt sich nur schlecht auf das Leben reagieren. Andererseits kann es das Leben fördern, gelegentlich die Augen zu verschließen – genau darin liegt die Weisheit von Anemone.

Wenn sich der Mentalkörper auf den höheren Lebenssinn der Seele ausrichtet, erlangen wir ein höheres Niveau unseres Bewusstseins. Das ist die Wirkung dieser Essenz. Wir erkennen, dass wir unsere eigene Realität erschaffen. Jeder unserer Gedanken und jedes unserer Gefühle beeinflusst das Ganze.

Anemone befreit uns aus karmischen Sackgassen, die im Sonnengeflecht zu lokalisieren sind. Die Ereignisse und Erfahrungen unseres Lebens, erscheinen in einem ganz anderen Licht, wenn wir zu begreifen beginnen, dass wir sie selbst dem Skript unseres Lebens hinzugefügt haben. Die Freiheit des Willens auf höchstem Niveau ist erfahrbar – „Wie soll ich reagieren?" Als Alternative bleibt nur Widerstand gegen die Erfahrungen des Lebens. Der jedoch bringt uns nichts als Spannung, Isolation und Einsamkeit.

In erster Linie ist dies eine mental wirksame Essenz. Sie ist besonders bei körperlichem Schmerz von Nutzen. Sie gibt uns die Möglichkeit, in den Schmerz hineinzugehen, anstatt ihn zu verstehen zu versuchen.

In der Chinesischen Medizin reguliert der Leber-Meridian die Augen. Anemone hilft bei Augenproblemen. Ebenso lässt sie uns selbst, andere und die Ereignisse, die sich in unserem Leben zutragen, aus einer Perspektive persönlicher Verantwortung sehen. Die Energie der Leber ist so etwas wie der General in der Chinesischen Medizin. Der General macht die Pläne. Ein weiser Plan kann jedoch nur gemacht werden, wenn die Kontrolle des persönlichen Egos aufgegeben wird und wir das große Ganze erkennen können.

Als Konstitutionsmittel hilft Anemone Menschen mit sowohl emotional wie mental übergroßem Kontrollbedürfnis. Typischerweise äußern sich ihre Probleme in Muskelkrämpfen und Sehnenverletzungen. Sie sind so sehr mit der Selbstkontrolle beschäftigt, dass sie überhören, was ihr Körper ihnen mitteilen will, z.B. dass es einmal an der Zeit wäre, eine Pause einzulegen. Häufig sind es die sportlichen Wettstreiter und Superathleten, denen es so geht.

Chakra:	Sonnengeflechts-Chakra
Meridian:	Leber
Schlüsselworte:	Erlaubnis, Ermächtigung
Herausforderungen:	Opfer, Machtlosigkeit, Schuld, Kontrolle
Affirmation:	Ich kann auf alles voller Vertrauen und Offenheit reagieren.

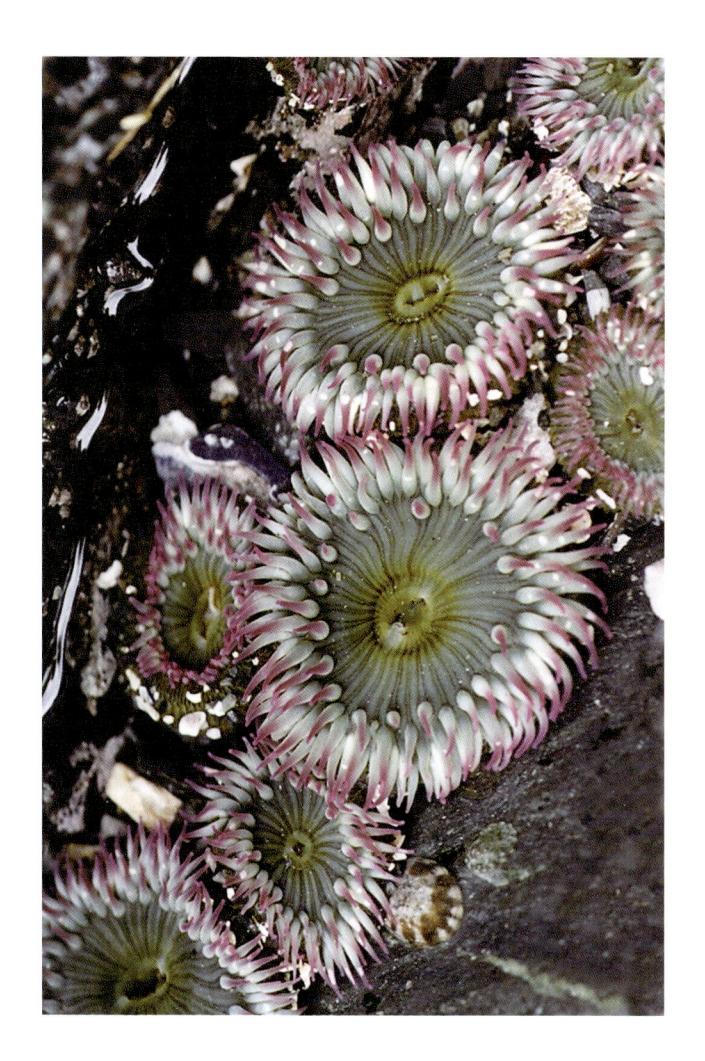

Anemone – *Verantwortungsfähigkeit*

Nur wenn du dich vom Höheren Selbst leiten lässt, führen deine
Entscheidungen zu innerem Frieden. Erst wenn du bereit bist
zu akzeptieren, dass du selbst dieses Ereignis als deine Lektion
gewählt hast, wirst du frei sein.

Widerstand führt immer zu Schmerz – auf allen Ebenen.

Geh einen Schritt zurück. Schau nochmal genau hin.
Atme noch einmal tief durch.

Und dann triff deine Entscheidung.

Barnacle
balanus glandula

Seepocke

sich auf die eigenen weiblichen Persönlichkeitsanteile einstimmen; grundlegendes Vertrauen entwickeln.

Signatur: Seepocken wirken schon beim bloßen Hinschauen sehr weiblich. Andererseits bestehen sie aus extrem hartem Material und leben auf Fels, an dem sie sich unablösbar festhalten. Diese Signatur weist symbolisch auf die Kraft des Weiblichen hin.

Beginnen bei einer schwangeren Frau die Wehen, benötigt sie ein ganz grundsätzliches Vertrauen in die Kräfte der Natur, die frei fließen müssen, um sie durch diesen Prozess führen zu können. Ein vergleichbares Urvertrauen können wir ebenfalls in Beziehung zu allen übrigen Aspekten des Lebens entwickeln, wenn die unsere weibliche Seite annehmen.

Barnacle verkörpert Weisheit, Nährung, Fruchtbarkeit und Reichtum. Sie dient sowohl Männern wie Frauen, die sich von ihrer weiblichen Seite ein bisschen im Stich gelassen fühlen. Barnacle hilft uns, die innere Mutter zu finden.

Sie ermöglicht Männern, ihre Anima oder anders ausgedrückt ihre weiblichen Seelenanteile anzunehmen. Dies bringt ihnen großen Respekt und Sensibilität gegenüber dem Weiblichen.

Körperlich wirkt diese Essenz auf die weiblichen Geschlechtsorgane. Sie ist besonders nützlich bei der Auflösung energetischer Muster, die zu Zysten und Wucherungen führen. Es ist auch eine wunderbare Geburtsessenz. Sie wirkt auf die Hirnanhangdrüse und reguliert deren Hormonproduktion und -freisetzung. Zudem koordiniert sie Vorder- und Hinterhirn, die unsere kulturellen Entwicklungen beziehungsweise unser primitives Erbe verwalten.

In der Chinesischen Medizin ist es der Dünndarm-Meridian, der die Aufgabe der Trennung des Reinen vom Unreinen wahrnimmt. In der Kindheit vertrauen wir dem Weiblichen, dass es uns nährt und dadurch Aufwachsen und zunehmende Selbstständigkeit ermöglicht.

Als Konstitutionsmittel eignet sich Barnacle für Menschen, die sich obsessiv mit dem Aussortieren bzw. Ausscheiden befassen. Solche Muster manifestieren sich bisweilen in der Unfähigkeit, Nährstoffe aus der Nahrung zu resorbieren und in Fehlfunktionen des Darmes. Emotional wirken solche Menschen immer bedürftig, sie suchen Schutz und Nahrung außerhalb ihrer selbst.

Chakra:	Herz-Chakra
Meridian:	Dünndarm
Schlüsselworte:	Intuition, Nachgiebigkeit, Aufziehen
Herausforderungen:	Härte, Widerstand, Hartnäckigkeit
Affirmation:	Ich umarme die Weichheit in mir.

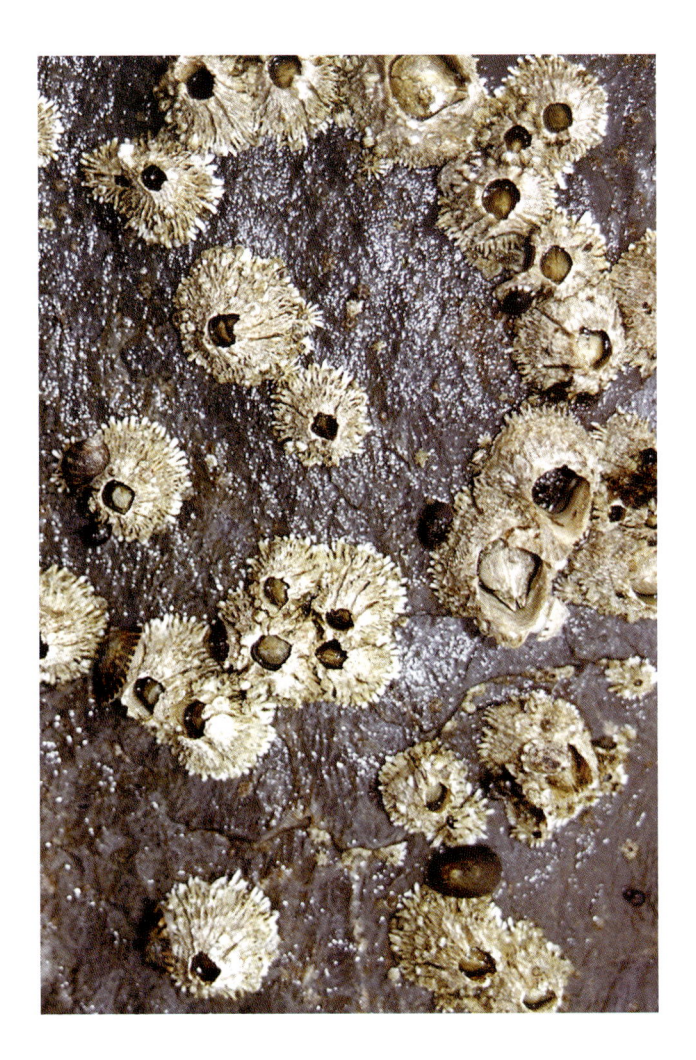

Barnacle – *Nachgiebigkeit*

Meine äußere Form ist hart und grob.
Doch in mir gibt es einen weichen und nachgiebigen Kern.

Von dort begebe ich mich in die Gewalt des Ozeans,
da finde ich Nahrung.

Lass mich dir zeigen,
wie du deine innere Weichheit finden kannst.

Brown Kelp
nereocystis luetkana

Seetang

Veränderung der Perspektive, Klarheit

Signatur: Seetang sieht aus wie eine verschlungene Masse langer, gummiartiger Strähnen mit runden knolligen Enden. Dies reflektiert die enorme mentale Verwirrung, die wir oft lange aushalten, bis wir bereit sind, den notwendigen inneren Sprung zu wagen, um die Dinge aus neuer Perspektive sehen zu können. Angst bleibt oft solange bestehen, wie wir uns auf bestimmte Ansichten fixieren, selbst wenn wir schon erlebt haben, dass diese uns nicht förderlich sind. Sogar ein kleiner Schwenk kann uns schon vollkommen neues Verständnis bringen.

Brown Kelp gibt uns das Vertrauen, das wir brauchen, um in unser Zentrum, den wahren Kern unseres Seins, zurückzukehren. Die Weisheit, die sich sonst unserem Verstand entzieht, kann nur innen gefunden werden. Diese Essenz ist besonders nützlich, wenn man neue Unternehmungen plant, besonders solche metaphysischer Art, denn sie verbessert unsere Fähigkeit, uns nach innen zu wenden und dort wohl zu fühlen.

Brown Kelp harmonisiert die Energie zwischen Basis- (oder Überlebens-) Chakra und Scheitel Chakra, unsere Verbindung zum Makrokosmos. Ängstigen wir uns, neigen wir dazu, auf alte Lebenssicherungsmuster zurückzugreifen anstatt uns dem Fluss der Ereignisse anzuvertrauen.

Der Blasen-Meridian kontrolliert den Wasserhaushalt des Körpers und sorgt für die Speicherung der wesentlichen Grundreserven. Auf symbolischer Ebene kontrolliert er, was wir aus dem Unbewussten ins Bewusstsein zu bringen bereit sind. Fürchten wir uns oder befinden uns nervlich in einem Überlebensmodus, blockieren wir solche Informationen oder verlassen im Extremfalle sogar eine Weile unseren Körper. Diese Essenz hilft uns, beim Kartografieren innerer, unbewusster Landschaften stets sicher zu fühlen.

Körperlich kann Brown Kelp zur Lösung von Spannungen im Rücken eingesetzt werden, daneben wirkt die Essenz auch bei Blasenentzündungen und Ohrproblemen, besonders wenn letztere aus einem Ungleichgewicht der Flüssigkeiten im Mittel- oder Innenohr resultieren.

Der Brown-Kelp-Konstitutionstyp tendiert dazu, seinen eigenen Weg durch Angst und Konfusion zu gehen.

Chakren:	Basis-Chakra, Scheitel-Chakra
Meridian:	Blase
Schlüsselworte:	Klarheit, Freiheit
Herausforderungen:	Konfusion, starre Fixierungen
Affirmation:	Ich kann meine Haltung auch ändern.

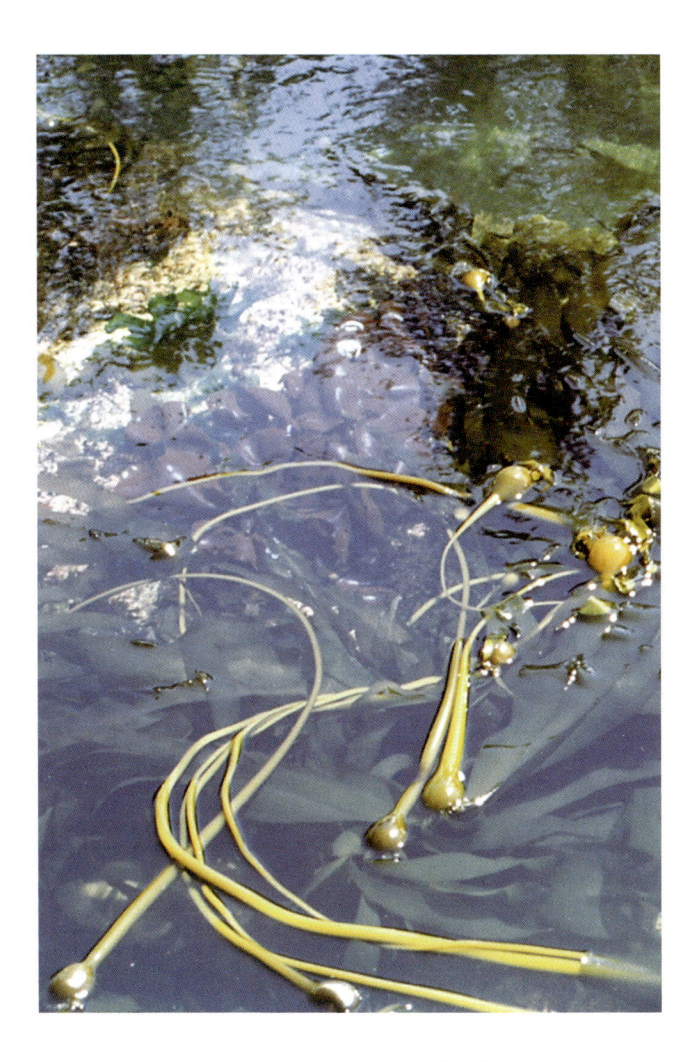

Brown Kelp – *Klarheit*

Wenn du lernst, einen Schritt zurück zu machen
und von dort aus Zeuge deiner eigenen Gedanken zu werden,
dann wird die Verwirrung ein Ende haben.
Das Leben wird einfach für dich sein und du wirst mehr Zeit
und Energie für deine Erfüllung finden.

Chiton *Käferschnecke*
mopalia muscosa

mit Sanftheit alte Blockaden und Spannung aufbrechen und auflösen

Signatur: Eine ovale Muschel mit acht fest anhängenden Segmenten. Bei Störungen rollt sie sich zum Schutz ihres weichen Inneren ein. Meistens aber bewegt sie sich völlig unauffällig und passt sich ihrer felsigen Umgebung in Ufernähe zwischen den Gezeitengrenzen an.

Chiton ist in erster Linie eine körperlich wirksame Essenz. Sie hilft uns, sanft mit unserem Körper umzugehen. Statt uns unter Stressbedingungen innerlich anspannen zu müssen, können wir mit ihrer Hilfe locker bleiben. Die Signatur dieser Muschel macht deutlich, dass ihre Essenz in Beziehung zu Halswirbelsäule und Nacken sowie zur Schilddrüse steht. Daher ist es das Mittel der Wahl bei Hals- und Wirbelverletzungen aber auch bei Störungen der Schilddrüsenfunktion, die körperliche Muster aufrechterhalten wie beispielsweise Übergewicht. Chiton gibt ein wunderbares Beispiel für Flexibilität innerhalb fester Strukturen, als Essenz lässt sie uns beweglich bleiben, sowohl körperlich wie auch geistig.

Auf der emotionalen Ebene ermöglicht ihr ovales Schutzschild, ein gewisses Maß schützender Energie bei emotionalen Traumen und Schmerz aufrechtzuerhalten. Daher empfiehlt sich auch die vorbeugende Einnahme, wenn einem möglicherweise emotional aufgeladene Situationen bevorstehen.

Auf der metaphysischen Ebene bedeuten die acht Anhängsel einerseits Fülle und Reichtum, die liegende acht dagegen steht zudem für Unendlichkeit. Diese Essenz ermöglicht uns, uns über unsere erworbenen kulturell bedingten Begrenzungen und starren Überzeugungen hinausbewegen und das volle kreative Potenzial des Leber-Meridians ausdrücken zu können. Wir werden in die Lage versetzt, neue Informationen aufzunehmen, Dinge auf eine neue Art und Weise wahrzunehmen, einen Kurswechsel vorzunehmen und aus neuer Einsicht heraus handeln zu können.

Chakra:	Kehl-Chakra
Meridian:	Leber
Schlüsselworte:	Flexibilität, Sanftheit
Herausforderung:	Starre
Affirmation:	Ich bleibe flexibel innerhalb meiner körperlichen Strukturen.

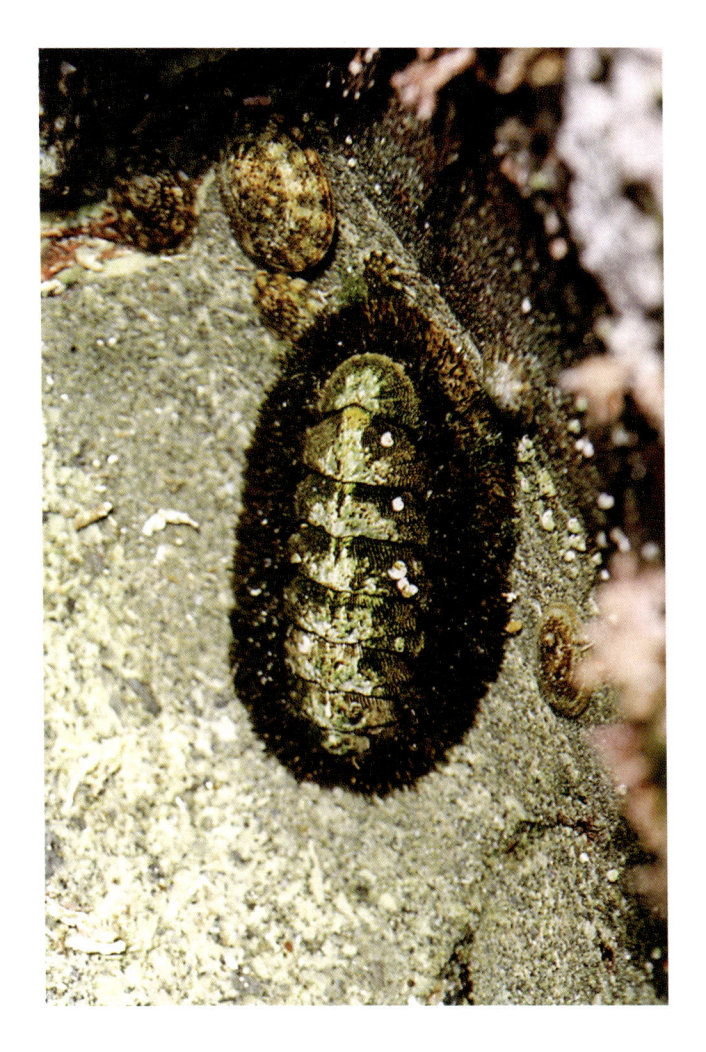

Chiton – *Sanftheit*

Gehe sanft mit deinem Körper um.
Er ist das Haus, der Tempel deiner Seele.

Lass ihn nach außen strahlen, wer du wirklich bist.

Coral
Koralle
pocillopora meandrina

in Gemeinschaft leben können; Respekt vor anderen wie vor sich selbst

Signatur: Winzige Tiere, die sich zu Kolonien zusammenschließen und eine an Blumenkohl erinnernde Gestalt annehmen. Sie scheinen unbelebt und wie aus Stein zu sein und besitzen eine symbiotische Beziehung zu winzigen Algen. Trotz ihre verkalkten Struktur sind sie doch lebendig, und wenn man auf sie tritt oder sie abbricht, stirbt die ganze Gemeinschaft.

Abgesehen vom leuchtenden Orange-rot erinnern Korallen an die Struktur des menschlichen Gehirnes. Die Essenz ermöglicht uns Zugang zu sehr alten Erinnerungen und stellt die Verbindung zur Erde wie zum Dasein als Erdling wieder her. Sie bringt unseren Selbstausdruck (durch ihre Beziehung zum Kehl-Chakra) in Einklang mit den göttlichen Anteilen in uns und unseren Mitwesen. Sie erinnert uns daran, dass wir keine Feinde haben, nur Mitlebewesen, die sich bereit erklärt haben, bestimmte Rollen auf unserem Lebens- und Entwicklungsweg zu übernehmen. Coral räumt alten Müll aus unserem Sonnengeflecht, so dass wir nicht länger von alten, lange zurückgehaltenen, emotionsgeladenen Erinnerungsmustern dominiert werden.

Sowohl ihre Signatur wie ihre Beziehung zum Nieren-Meridian in der Chinesischen Medizin macht diese Essenz zu einem kraftvollen Mittel für Gehirn und Zentrales Nervensystem (ZNS). Der Nieren-Meridian speichert unser ererbtes Qi, das körperliches Wachstum und geistiges Potenzial bestimmt. In dieser Hinsicht könnte Coral das Mittel der Wahl bei Erkrankungen des ZNS sein wie Wachstumsstörungen nach Kinderlähmung, Parkinsonscher Krankheit, Multipler Sklerose usw.

Es könnte auch ein wirkungsvolles Mittel für Menschen sein, die einen Teil ihres Gehirnes eingebüßt haben oder gar ohne geboren wurden. Z.B. können Kinder mit Hydrocephalus[1] gewisse Funktionsausfälle des betroffenen Hirnareales durch andere Bereiche des Gehirnes ausgleichen. Diese Essenz stärkt die Anpassungskraft der Zellen, so dass lebensfähige Zellen die Aufgaben fehlender übernehmen können.

Chakren:	Sonnengeflechts-Chakra, Kehl-Chakra
Meridian:	Niere
Schlüsselworte:	Harmonie, Zusammenarbeit
Herausforderungen:	Konflikt, Furcht
Affirmationen:	Ich kann harmonisch in Gemeinschaft leben.
	Nur meine Furcht hält mich vom Leben im Paradies ab.

---

[1] Wasserkopf

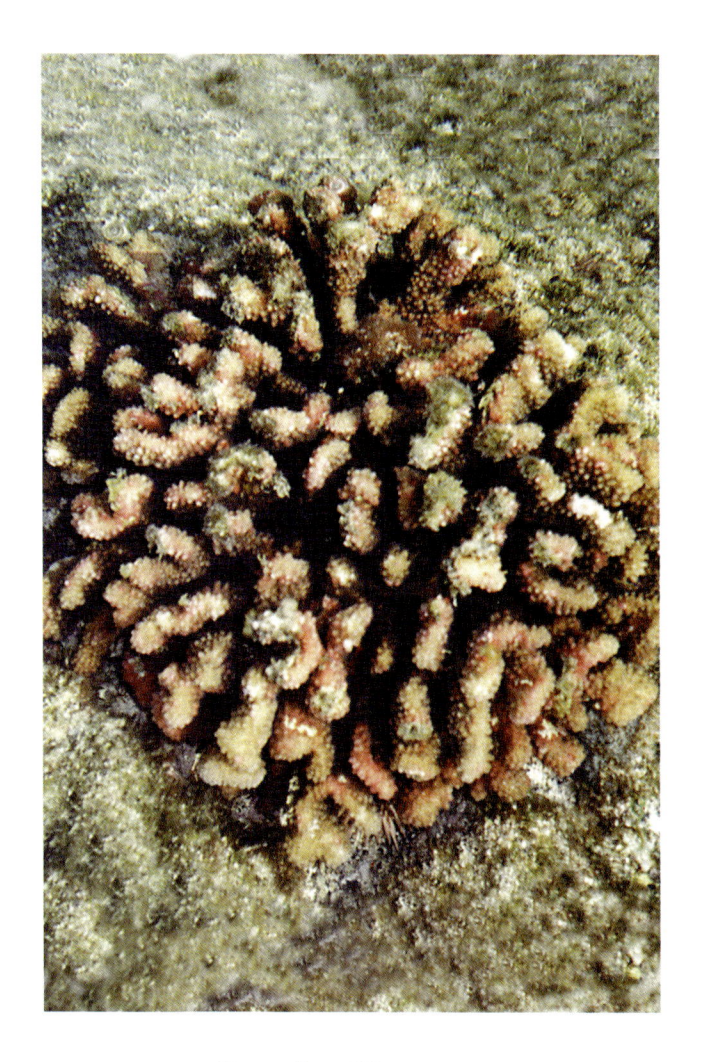

Coral – *Harmony*

Einheit und Verschiedenheit leben miteinander in Harmonie.

Wir sind viele, und wir sind eins.

Vergiss nicht, dass du dich selbst verletzt,
wenn du jemand anderen verletzt.

Wenn du anderen hilfst,
vergrößerst du deine eigene innere Schönheit.

Diatoms
amphipleura pellucida

Kieselalge

das Zellgedächtnis neu ordnen; Licht einlassen

Signatur: *Einzellige Lebewesen, die wie Licht aussehen und für die schimmernde Phosphoreszenz der Ozeane der Welt verantwortlich sind. Starke Vergrößerung unter dem Mikroskop enthüllt die einzigartige dreidimensionale Mandalaform der Kieselalgen.*

Diatoms sind unsterblich. Einzellige Lebewesen sterben nicht. Sie reproduzieren sich selbst als Kopie des allerersten Diatoms. Auf diese Weise manifestieren sie ihr unendliches Potenzial durch ihre Anpassungsfähigkeit. Sie weisen sehr unterschiedliche Formen und Größen auf: Spiralen, Dreiecke, Kreise mit komplizierten Mustern, von denen es keine zwei identischen gibt. Mit dem bloßen Auge sind sie gar nicht zu sehen, man nimmt sie nur als Lichtschimmer wahr.

Diatoms-Essenz wird dann eingesetzt, wenn das Dharma oder der Lebenssinn einer Zelle vergessen wurde, wie es bei Krebs oder degenerativen Krankheiten der Fall ist. Diatoms bringt Licht in die Zelle und unterstützt sie dabei, ihre ursprüngliche Funktion wieder aufzunehmen, wenn dies das Ziel der Seele ist.

Der phosphoreszierende Schimmer des Indischen Ozeanes diente einem der Space Shuttles als Leitsignal für den Weg zurück zur Erde. Als Essenz vermag Diatoms, Erdlinge zurück zum Himmel und/oder den Himmel auf die Erde zu bringen.

Chakra:	Herz-Chakra
Meridian:	Herz
Schlüsselworte:	Quelle, Liebe, Bewusstsein, Anmut
Herausforderungen:	Dunkelheit, Feststecken
Affirmation:	Das Herz ist mein Zentrum.

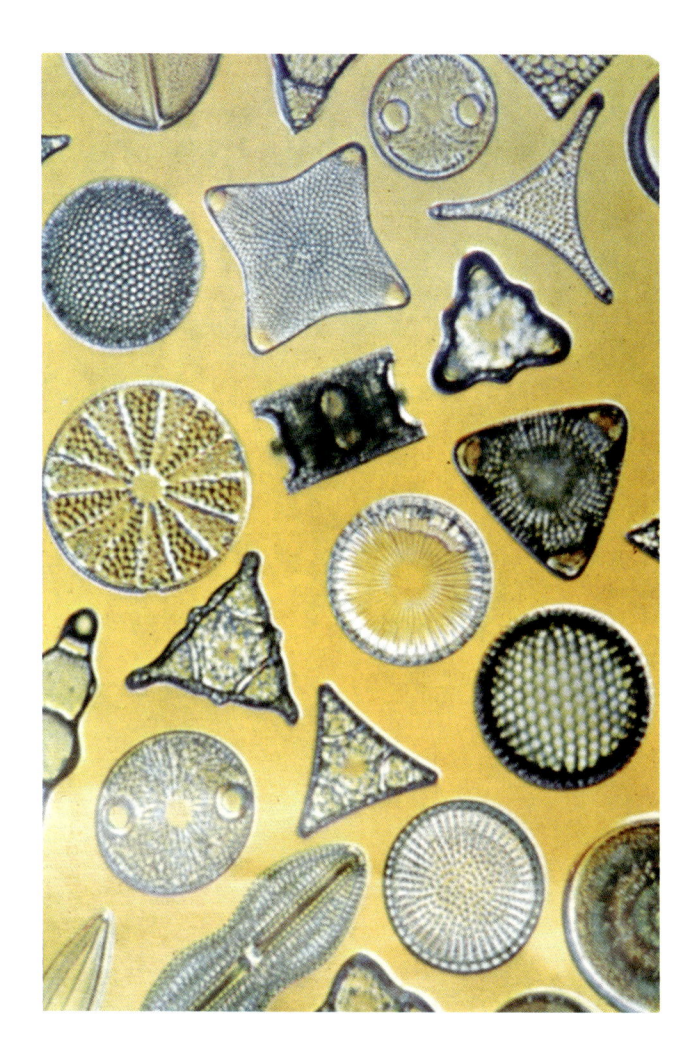

Diatoms – *Dharma / Lebenszweck*

Ich bin Licht. Ich bin formlos und zugleich jede Form.

Meine Schwingung bringt jede Zelle deines Körpers dazu,
sich des göttlichen Planes zu erinnern.

Dolphin
stenella longirostris

Ostpazifischer Delfin

dankbare Akzeptanz alles dessen, was ist; spielerisch, leichtherzig; Kommunikation über die Grenzen zwischen den Spezies hinweg

Signatur: Spinner Dolphins heißen (im Englischen) so, weil sie in der Lage sind, bei ihren hohen Sprüngen ihrem Körper eine besondere Drehung um die eigene Achse (= spin) zu geben. Diese verspielten Wesen werden bis zu 2 m lang und leben in Gemeinschaften aus bis zu 40 Mitgliedern. Zuweilen kann eine solche auch auf bis zu 200 Delfine anwachsen. Sie haben ein langes, schmales Maul und einen grauen Körper, der am Bauch etwas heller wird.

Delfine sind im Wasser lebende Manifestationen der Engel. Deren Energie bringen sie uns nahe – Verspieltheit, Unbeschwertheit, Tanz, Flug, Spaß. Vermutlich sind sie die ersten Wesen des Tierreiches, deren Bewusstsein den Menschen zugänglich ist. Es gibt eine Menge erstaunlicher Geschichten von Delfinen, die erschöpfte und verlorene Schwimmer sanft zurück ans Land transportierten. Die Essenz schafft eine lebendige Verbindung für alle, die sich entfremdet und einsam fühlen und das Gefühl von schwerem Verlust und Verlassenheit auf der Erde haben.

Delfine besitzen riesige Gehirne. Menschen, die mit ihnen Kontakt hatten, berichten immer von einer Beziehung des Herzens zu ihnen und dem tiefen Eindruck, Delfine seien mehr als sie nach außen scheinen. Die Dolphin-Essenz erweitert Herz und Verstand und bringt uns Transformation. Sie wirkt zuerst auf das limbische System, jenem Teil des Gehirnes, in dem wir unsere Emotionen von Vergnügen und sexueller Ekstase bis zu Zorn und Angst wahrnehmen. Dolphin-Essenz transformiert durch ihre alchemistische Bindung an die Herzenergie lineares in holistisches Denken. Viele Menschen haben die Erfahrung gemacht, dass die Energie dieser Essenz über das Herz eintritt, dann weiter zum Kopf fließt und sich von dort spiralig in andere Dimensionen ausdehnt. Das zeigt ihre Macht zur Erweiterung des Bewusstseins.

Chakren:	Sakral-Chakra, Sonnengeflechts-Chakra, Herz-Chakra, Kehl-Chakra, Stirn-Chakra, Scheitel-Chakra
Meridiane:	Milz, Herz
Schlüsselworte:	verspielt, leichtherzig, höhere Kommunikation
Herausforderungen:	übergroße Ernsthaftigkeit, Melancholie
Affirmation:	Leichten Herzens tanze ich durch's Leben.

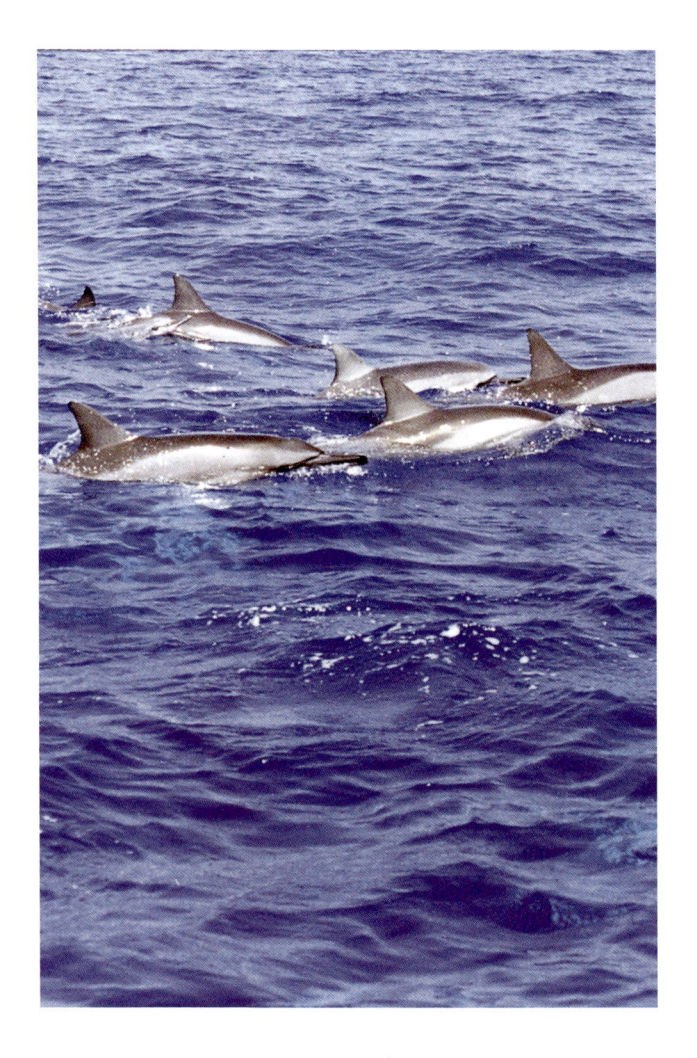

Dolphin – *Leichtherzigkeit*

Ich bin der Engel des Meeres.
Ich verbringe meine Tage in Harmonie.

Lass mich dir zeigen, wie du deine Schwere ablegst und tanzen kannst wie ich. Nichts ist so ernst oder furchtbar, dass es das Licht deiner Seele verdunkeln kann.

Wenn du dich schwer fühlst, rufe mich. Ich erhebe deine Seele und nähre sie. Was glaubst du, warum ich sonst so hoch aus dem Wasser springe? – Doch nur um mein Entzücken über diese Fähigkeit auszudrücken.

Hermit Crab *Einsiedlerkrebs*
pagurus granosimanus

sich am Alleinsein erfreuen können; Zufriedenheit und Sensibilität

Signatur: *Wie der Name schon sagt, lebt der Einsiedlerkrebs sein Leben allein. Er geht den Strand entlang von einer leeren Muschel zur nächsten. Gemeinhin sieht man seine Zangen und/oder Fühler aus einem verlassenen Schneckenhaus oder einer Muschel herausschauen. Bemerkenswert erscheint seine merkwürdig anmutende Seitwärtsbewegung, seine Art, Gefahren auszuweichen, und keinem anderen Wesen mit dem Kopf voran zu begegnen.*

Hermit Crab hilft uns durch jene dunklen Nächte der Seele, in denen uns die Einsamkeit überwältigt. Sie hilft uns, mit denen in Kontakt zu treten, deren Reise durch das Leben ebenso alleine, individuell und einzigartig vonstatten geht. Das dadurch gewonnene Verständnis bringt uns Freiheit. Diese Freiheit und das damit einhergehende höhere Bewusstsein für die eigene Integrität hilft, sich in vielen unterschiedlichen Situationen sowohl körperlich, wie emotional und geistig wohl zu fühlen. In dieser Beziehung eignet sich diese Essenz besonders für Reisende, egal ob die Reise nach innen geht oder in andere Länder.

Hermit Crab verringert die Angst

In einem nur scheinbaren Gegensatz zur Qualität, das Alleinsein genießen zu können, steht der andere Aspekt dieser Essenz, den alles vermeidenden Menschen Energie zu geben für neue Beziehungen, für das Leben selbst, für innere Fortschritte. Hermit Crab dient jenen, die bestimmte Bereiche des Lebens umgehen und so unsicher sind, dass es ihnen nicht gelingt, authentische Beziehungen einzugehen und aufrechtzuerhalten.

Hermit Crab hilft uns, mit uns selbst zufrieden zu sein, egal wie die Umstände sein mögen. Sie hilft, den Geist still werden zu lassen und die Stille dankbar anzunehmen.

Chakra:	Kehl-Chakra
Meridian:	Magen
Schlüsselworte:	Zufriedenheit, Leichtigkeit, sich mit sich selbst wohl fühlen
Herausforderungen:	Einsamkeit, Vermeidung
Affirmation:	Ich fühle mich wohl und bin in Frieden mit meiner Einsamkeit.

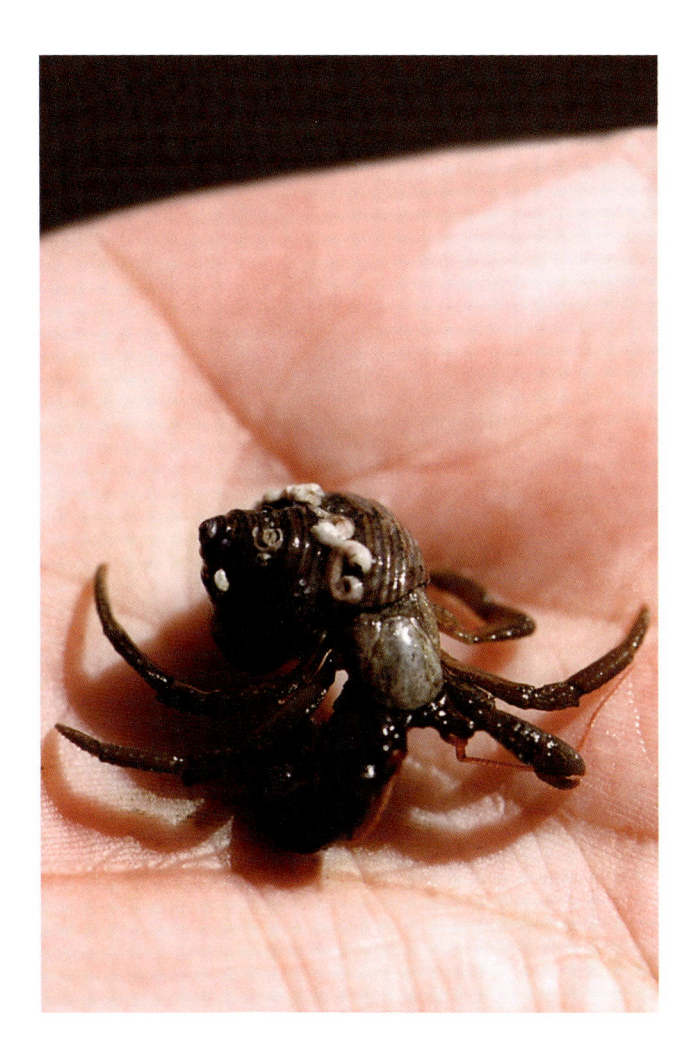

Hermit Crab – *Zufriedenheit*

Weil ich mich daran erinnere, wer ich bin,
kann ich mich überall zu Hause fühlen.

Weil ich mir selbst als Begleitung genüge,
bin ich niemals ganz allein.

Meine Seele singt eine Hymne
zum Lob des Göttlichen in aller Schöpfung.

Jellyfish *Qualle*
aurelia aurita

sich fließend und gelöst den Erfahrungen des Lebens hingeben können

Signatur: Wenn die Flut zurückgeht, findet man oft auf dem Sand liegen gebliebene Quallen wie unbedeutende große Klecksen Gelee. Wenn Quallen dagegen mit der Strömung fließen, sehen sie anmutig aus wie tanzende Engel. Man kann ihre fransenartigen Tentakel erkennen sowie vier klar von einander getrennte Kammern, die an die menschlichen Herzkammern erinnern. Tatsächlich aber sind es die Reproduktionsorgane.

Jellyfish ist eine Essenz für Geburt und Wiedergeburt.

Widerstand erzeugt Schmerz. Sich an Dingen festklammern, die im Augenblick gar nicht da sind, erschafft Blockaden und Stagnation.

In erster Linie ist dies eine spirituelle Essenz. Sie verbindet uns mit den Rhythmen unseres Seins und beugt starren emotionalen und mentalen Mustern vor, die bei der Erfahrung des JETZT störend wirken würden.

Jellyfish steht in Beziehung zum Kehl-Chakra, unserem Zentrum des Selbstausdruckes und der Kommunikation.

In der Chinesischen Medizin ist das Herz der Sitz der Seele. Ist das Herz gesund, kann die Seele ruhig und voller Freude sein und alle Lebenserfahrungen so annehmen, wie sie sich vor einem entfalten.

Auf der körperlichen Ebene löst Jellyfish Energien auf, die zu Arterienverkalkung und -verhärtung führen. Überdies bewirkt diese Essenz die Heilung aller seelischen Störungen, die ihren Ursprung in einer Störung des Herzzentrums haben wie z.B. Depressionen.

In Mental- und Emotionalkörper löst Jellyfish alle Bitterkeit und jede Härte auf, bevor sie sich als Krankheit im materiellen Körper manifestieren können.

Chakra:	Kehl-Chakra
Meridiane:	Herz, Meister des Herzens
Schlüsselworte:	flüssig, beweglich, gegenwärtig
Herausforderungen:	feststeckend, starr
Affirmation:	Sei jetzt hier.

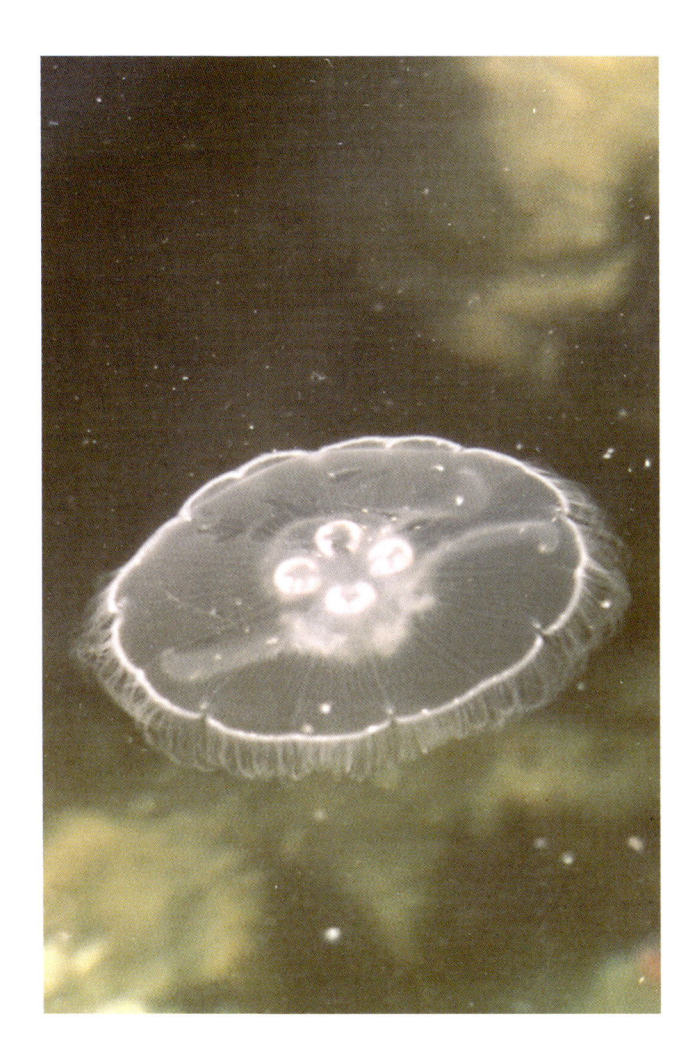

Jellyfish – *Umarmung*

Da ich selbst durchsichtig bin,
kann ich auch durch das Fenster meines Herzens schauen.

Durch meine Flüssigkeit erkenne ich unendliche Möglichkeiten.

Ich biete dir die Gabe bedingungsloser Liebe.

Moon Snail
polinices lewisii

Mondschnecke

ein klarer Geist, der das Licht hereinlässt

Signatur: *Moon Snail besitzt ein Spiralmuster auf seinem ausgehärteten Gehäuse. Symbolisch kann uns dies tief nach innen oder auf meditative Reisen führen, um uns mit dem universellen Licht zu verbinden.*

Unser materieller Köprer wird über den Meridian Dreifacher Erwärmer harmonisiert. Wird dieser ausreichend mit Energie versorgt, findet der Geist darin ein behagliches Heim. In alten chinesischen Büchern findet man oft Illustrationen, die drei Feuer innerhalb des menschlichen Körpers zeigen. Lokalisiert sind diese Feuer im Unterbauch, im Bereich des Sonnengeflechts und in der Brust. Sie repräsentieren folglich unser Reproduktions-, Verdauungs- und Atmungssystem. In der Chinesischen Medizin reguliert der Dreifache Erwärmer die innerkörperliche Kommunikation bzw. Koordination, um Ausgleich und Harmonie zwischen diesen Zentren herzustellen. Geht es einem Teil des inneren Ökosystemes schlecht, hat dies stets Auswirkungen auch auf den Geist. Moon Snail vertreibt die den Verstand trübenden dunklen Wolken, wenn sie durch körperlich wirksame Gifte verursacht werden. Geistig dient diese Essenz der Meditation und Reise nach innen. Wir haben also wieder einmal ein Mittel, das hilft, unbekanntes Territorium des Unbewussten zu kartografieren. Es macht uns die Kreativität des Sakral-Chakra zugänglich und nutzbar und hilft uns, alle möglichen Aspekte des kreativen Ausdruckes zu erforschen.

Die Herausforderung für Moon-Snail-Typen liegt darin, sich eine Einstellung kindlichen Erstaunens anzueignen anstatt sich von rigiden Denkmustern dominieren zu lassen.

Chakra:	Sakral-Chakra
Meridian:	Dreifacher Erwärmer
Schlüsselworte:	Neugier, Unschuld
Herausforderungen:	starre Überzeugungen und Einstellungen
Affirmationen:	Ich bin frei. Mein Geist ist erfüllt von Licht.

Meeresessenzen   173

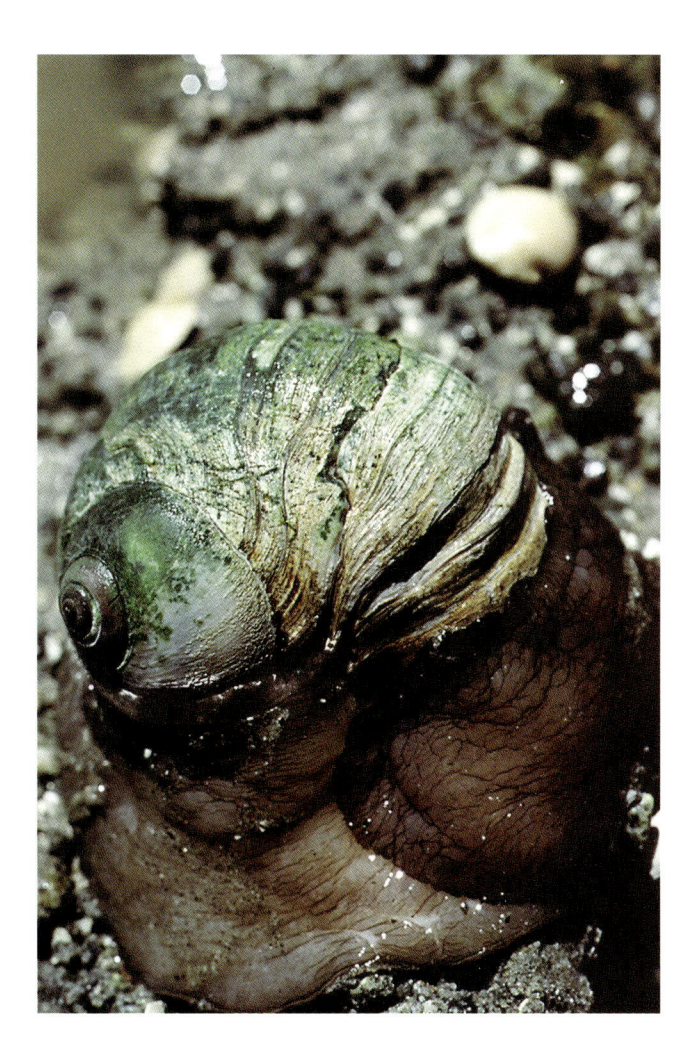

Moon Snail – *Erleuchtung*

Lass mich dich in den Tanz der Spirale führen –
lasse die sich ewig ausdehnenden Kreise des Lebens sich entfalten.

Lass mich dich ins Licht bringen, dort kannst du das Wunder des
Lebens selbst erleben und dankbar annehmen.

Mussel
Miesmuschel
mytilus edulis

die Last des Zornes abwerfen und aufrecht stehen können

Signatur: *Fächerförmige Muschel mit lila-schwarz gefärbtem, rauhen Äußeren. Die Auskleidung der Muschel variiert in transparenten Schattierungen farblich von rosa und blau bis violett.*

Unterdrückter Zorn ist wie die schwarze Außenseite der Muschel – dunkel, bedrohlich, beängstigend. Unerlöster Zorn ist ebenso schwarz und bedrohlich.

Die Energie des Zornes kann jedoch transformiert werden, dann steht sie der Ausstrahlung unseres inneren Wesens nicht mehr im Wege. Sie ähnelt dann eher der Innenauskleidung dieser Muschel – rosa, blau, violett, sanft und schillernd.

Dies ist ein wunderbares Mittel gegen Opfermentalität, die uns vom Zugang zu unserer inneren Macht, Kraft und Kreativität abhält. Wird der Ärger gespeichert, führt dies zu erhöhter Körperspannung vor allem in Nacken und Schultern. Muskuläre Einschnürungen in diesem Bereich unterbrechen die Verbindung von Herz und Verstand.

In der Chinesischen Medizin ist der Gallenblasen-Meridian für Entscheidungen und weise Urteile verantwortlich. Energetische Störungen auf diesem Meridian bewirken Enge und Kontrollzwang und ewige Unzufriedenheit mit der Art, wie sich die Dinge entwickeln. Es wird dann immer wieder kritisiert und verurteilt und dies obendrein in einer selbstzerstörerischen Art und Weise.

Mussel beeinflusst das Sakral-Chakra, unser Zentrum für Kreativität und Sexualität. Wut entsteht oft dann, wenn wir unsere Kreativität nicht ausdrücken können oder sexuelle Frustrationen erleben.

Auf der körperlichen Ebene entspannt Mussel Nacken und Schultern und bewirkt auf diese Weise Linderung von Kopfschmerzen und Schwindelgefühlen, die aus übermäßiger Spannung resultieren. Man kann sie auch bei Hals- und Wirbelverletzungen einsetzen.

Sie regt den Gallenfluss an und fördert die Verdauung.

Auf emotionaler Ebene löst Mussel Reizbarkeit, Frustration und Zorn auf. Diese Essenz ist zudem häufig angezeigt, wenn jemand eine niederschmetternde Diagnose wie Aids erfährt und in einen Zustand von Frustration und Hoffnungslosigkeit verfällt.

Chakra:	Sakral-Chakra
Meridian:	Gallenblase
Schlüsselwort:	Kreativität
Herausforderungen:	Reizbarkeit, Frustration
Affirmation:	Ich bin kreativ und besitze Macht.

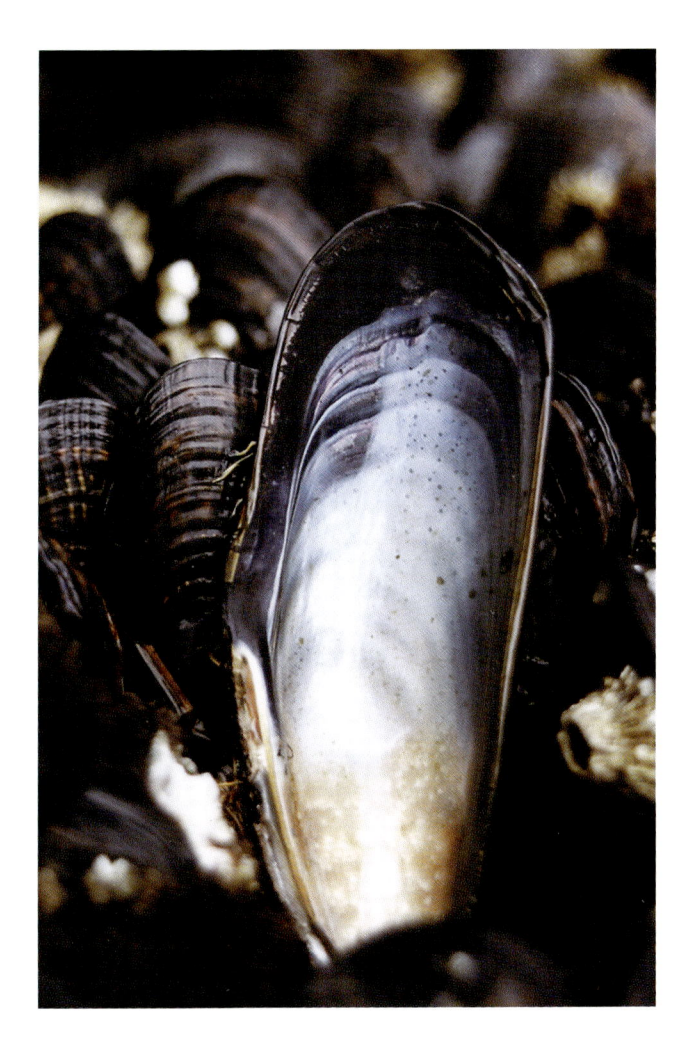

Mussel – *Transformation*

Bäng! Eine Explosion, dann ist es geschafft.

Die Energie wird bewegt, transformiert, losgelassen,
und vorbei ist's.

Jetzt bist du frei für unbelastete neue Erfahrungen.

Danke deiner Wut, dieser Energie in Bewegung.

Benutze sie.

Pink Seaweed *Korallenmoos*
corallina vancouveriensis

Erdung; Ruhe und Geduld vor neuen Unternehmungen; harmonisiert die Gedanken vor dem Handeln

Signatur: Obwohl dieses Wesen als Pflanze gilt, besteht Pink Seaweed doch im Wesentlichen aus Kalk. Ungeachtet dieser ausgehärteten Struktur besitzt sie gleichwohl eine gewisse Anmut. Das leuchtende Rosa dieser zwischen den Gezeitengrenzen siedelnden Alge tanzt mit der Energie des Wandels. Sie passt sich ihrer natürlichen Umgebung an. Die Flut strömt heran und weicht wieder zurück. In einem natürlichen Rhythmus wird der Boden überspült und wieder freigelegt. Pink Seaweed ist zugleich fest und flexibel.

Wenn wir der Macht unseres Seins ganz sicher sind, sind wir wie riesige Bäume, fest verwurzelt in der Erde und doch in der Lage, uns unterschiedlichen Bedingungen anzupassen. Sind wir gleichzeitig gut geerdet und doch beweglich, können wir alles erreichen, was wir wollen. Pink Seaweed ist eine Essenz, die man gut brauchen kann, wenn man eine neue Arbeitsstelle antritt, eine neue Schule besucht, eine neue Beziehung eingeht, neue Erfahrungen macht. Sie holt uns aus unserer Bequemlichkeit heraus und lässt uns Neues beginnen und Herausforderungen annehmen. Die Veränderung ist die Konstante im Leben. Wir können mit ihr tanzen oder ihr zu widerstehen versuchen.

Wenn wir eine Veränderung erleben, ist es meist der Meridian des Meisters des Herzens, der davon berührt wird. Dieser sendet die Herzenergie zu den übrigen Meridianen. Verkalkt dieser Meridian und wird starr, gibt es weder Freude noch Anmut in unseren Unternehmungen. Pink Seaweed hat überdies noch eine ähnlich wichtige Beziehung zum Dickdarm-Meridian. Der hat die Aufgabe, die Vergangenheit freudig loszulassen und Platz für Veränderungen zu schaffen.

Auf der körperlichen Ebene stärkt Pink Seaweed Knochen und Zähne und kann auch bei Verstopfung eingesetzt werden. Auf der Gefühlsebene macht sie den Meister des Herzens weich und ermöglicht so Veränderung voller Anmut und Freude.

Chakren:	Sakral-Chakra, Sonnengeflechts-Chakra
Meridian:	Meister des Herzens
Schlüsselworte:	Erdung, Sicherheit, Geduld
Herausforderungen:	Wandel, Unbeweglichkeit
Affirmationen:	Ich bin gut geerdet und standfest.
	Ich bewege mich mit dem Fluss des Lebens.

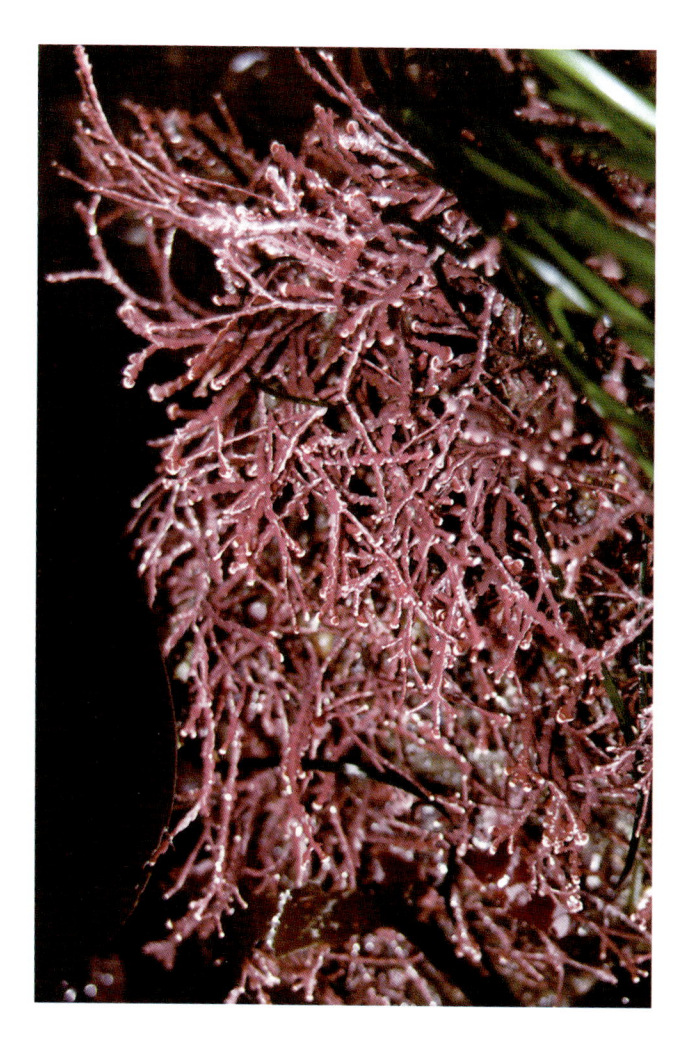

Pink Seaweed – *Erdung*

Dein Herz ist der Boden deines Seins.

Lass mich die Wärme meiner rosa Arme um dich legen.
In meiner Umarmung kannst du dich entfalten.

Akzeptiere dich selbst, gib dir Zeit und Raum,
dein ganzes Potenzial hervorzubringen.

Rainbow Kelp
iridaea cordata

Koordination von Vorder- und Hinterhirn, Sensibilität und Reaktionsfähigkeit; alchemistische Transformation

Signatur: *Diese Seetangart lebt in Ufernähe, ihr Schillern reflektiert so viele Farben wie ein Feueropal – von schimmerndem Blau, über Grün, Lila bis hin zu feurigem Rot und Orange.*

Diese Essenz stimmt uns auf höhere Wahrnehmung und die feinen Energien ein, aus denen das Leben gewebt ist. Sie erhöht die Sensibilität und koordiniert die Reaktivität unseres reptilienartig funktionierenden Hinterhirnes mit der Sensibilität und dem Potenzial des Vorderhirnes. Damit wird sie zu einem wichtigen Mittel gegen Depressionen, innere Dunkelheit und geistige Verwirrung. Rainbow Kelp bringt goldene Lichtpartikel in die Dunkelheit hinein. Sie hilft uns, loszulassen, zu entspannen und wieder Zugang zu unserer Lichtquelle zu finden.

Rainbow Kelp wirkt auf das Stirn-Chakra, was die sensorische Aufnahmefähigkeit erhöht. Sie harmonisiert das Sonnengeflechts-Chakra, die von ihm gesteuerten Adrenalindrüsen und deren „Kampf oder Flucht"-Mechanismus und lindert Angstzustände.

Diese Essenz besitzt eine Affinität zum Meridian Dreifacher Erwärmer, der alle übrigen Meridiane in Körper und Geist ausgleicht, sowie die Körpertemperatur reguliert. Überdies bringt er nach innen und nach außen gerichtete Handlungs- und Bewegungsimpulse in eine natürliche Balance, was sich natürlich auch auf unsere sozialen Beziehungen auswirkt.

Chakren:	Sonnengeflechts-Chakra, Stirn-Chakra
Meridian:	Dreifacher Erwärmer
Schlüsselworte:	Alchemie, innere Kraft
Herausforderung:	Reaktionsfähigkeit
Affirmation:	Ich reagiere stets aus meinem vollen Potenzial heraus.

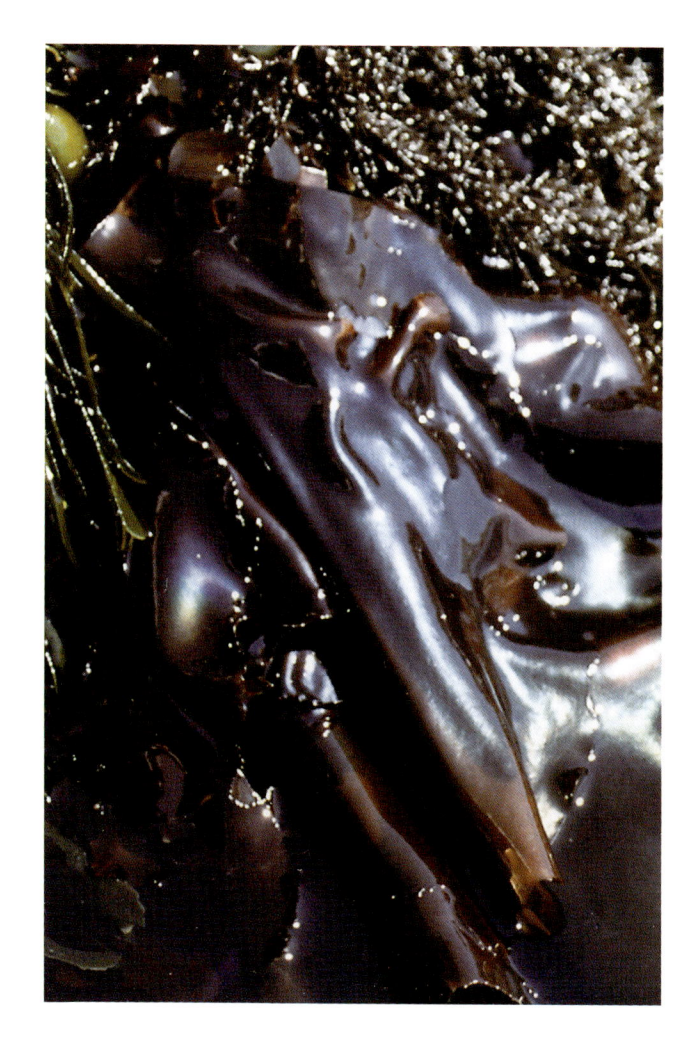

Rainbow Kelp – *Alchemie*

Dein Körper und Geist sind fein abgestimmte Instrumente.

Sie können die ganze Bandbreite menschlicher Erfahrungen erleben
– von Sinnlichkeit bis zu göttlichem Segen.

Danke dem Wunder, das du bist.

Sand Dollar *Sanddollar*
dendraster excentricus

Illusionen durchschauen; seiner Sinne sicher sein

Signatur: Charakteristisch für die Signatur des Sand Dollar sind die fünf hübschen Blütenblätter auf seiner Oberfläche. Unter jedem dieser Blätter befindet sich eine kleine Zelle, die eine winzige, taubenförmige Muschel enthält. Jede kleine Taube steht symbolisch für die Befreiung des Bewusstseins, die man erlangen kann, wenn man auf die sanften Botschaften von innen hört.

Sand Dollar hilft uns, der Wurzeln unserer Krankheit bewusst zu werden.

Dies war unsere erste Meeresessenz. Wir begegneten ihr, als eine Freundin mit einer sehr seltenen Krebserkrankung kämpfte. Sand Dollar wirkte bei ihr wie ein großer Wecker, der in ihr das Bewusstsein dafür erweckte, selbst zur Entstehung ihrer Krankheit beigetragen zu haben. Dadurch wurde sie in die Lage versetzt, diese krank machende Energie zu transformieren und in produktivere Kanäle umzuleiten.

In erster Linie ist dies eine mental wirksame Essenz. Sie stärkt das Qi des Metall im Lungen-Meridian. Sie unterstützt positives Denken, das nur dann wirklich hilfreich ist, wenn zu Grunde liegende negative Überzeugungen und Haltungen erkannt und losgelassen werden.

Unser Körper ist der sichtbare Ausdruck unserer Grundgedanken und Gefühle. Sand Dollar hilft uns, die der körperlichen Erkrankung zu Grunde liegenden Ursachen zu entdecken. Durch ihre Wirkung auf sowohl das Kehl-Chakra wie den Lungen-Meridian bietet sich der Einsatz dieser Essenz bei Bronchitis, Asthma, Kehlproblemen und solchen des Selbstausdruckes an.

Chakra:	Kehl-Chakra
Meridian:	Lunge
Schlüsselworte:	Wahrheit, Realität
Herausforderungen:	Illusion, Begrenztheit
Affirmation:	Ich bin bereit, mein Bewusstsein zu erweitern.

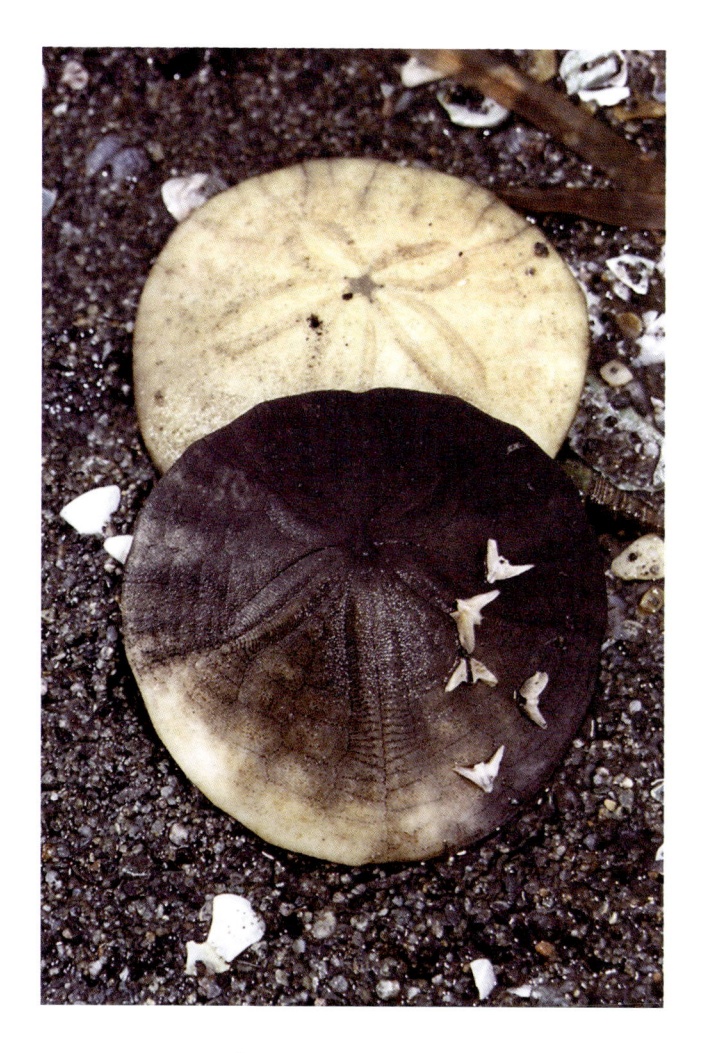

Sand Dollar – *Wahrheit*

Dies ist der Augenblick der Befreiung.
Der Augenblick wahrer Einsicht.

Umarme dein inneres Wissen und sei frei.

Sea Horse *Seepferdchen*
hippocampus

frische Energie für Wirbelsäule und Zentrales Nervensystem; Zugang zur Wildheit in sich

Signatur: Ein kleines Wesen mit pferdeähnlichem Kopf und langem sehnigen Körper galoppiert durch das Wasser. Seepferdchen sind die einzigen Lebewesen, deren männliche Vertreter nicht nur die Eier tragen, sondern auch den Nachwuchs zur Welt bringen. In China wird es seit Jahrhunderten als Nieren- und Lungenmittel benutzt.

In der Chinesischen Medizin gibt es ein Bild des Geistes des Elementes Metall. Dargestellt wird dieser von einem jungen Mädchen in einem Gewand aus weißer Spitze mit langem, fließenden blonden Haar, das auf einem mächtigen weißen Pferd reitet. Das Bild zeigt symbolisch ein starkes Yin verbunden mit einem ebenso starken Yang. Sea Horse verkörpert dieses Bild, denn seine Essenz berührt den höchstentwickelten Aspekt der menschlichen Anatomie, das zentrale Nervensystem, und durch seine Körperform ist es eines der kraftvollsten Yang-Tiere. Sea Horse löst und/oder integriert somit dies „Paradoxon" in seiner Essenz und erlaubt so jedem von uns, die eigenen einzigartigen Talente und Fähigkeiten ans Licht zu bringen, egal welche Form wir für dieses Leben einst wählten. Diese Essenz löst unsere Vorurteile darüber, wie Männer und Frauen *eigentlich* sein sollten, einfach auf.

Körperlich beeinflusst Sea-Horse-Essenz jede Erkrankung oder Störung des zentralen Nervensystemes positiv. Die Kommunikation zwischen Gehirn und motorischen und sensorischen Nerven wird verbessert. Auch die Lungenfunktion lässt sich durch Sea Horse stärken. Mit jedem Atemzug strömt mehr Qi oder Prana oder Lebenskraft oder wie immer man es nennen will in uns ein. Sea Horse ist das Mittel der Wahl für alle Sportler und Menschen, denen körperliche Ausdauer abverlangt wird.

Durch seine Wirkung auf den Gouverneurs-Meridian wird die Wirbelsäule beweglicher, und da es von dort viele Verbindungspunkte mit anderen Meridiane gibt, kann die Energie auch in alle übrigen Energiebahnen einströmen.

Chakren:	Basis-Chakra, Sakral-Chakra
Meridiane:	Lunge, Gouverneur
Schlüsselworte:	Lebenskraft, Ausdruck
Herausforderungen:	Lähmung, Faulheit
Affirmationen:	Ich fühle die Lebenskraft in meinem Körper. Sanftheit stärkt meine Kraft.

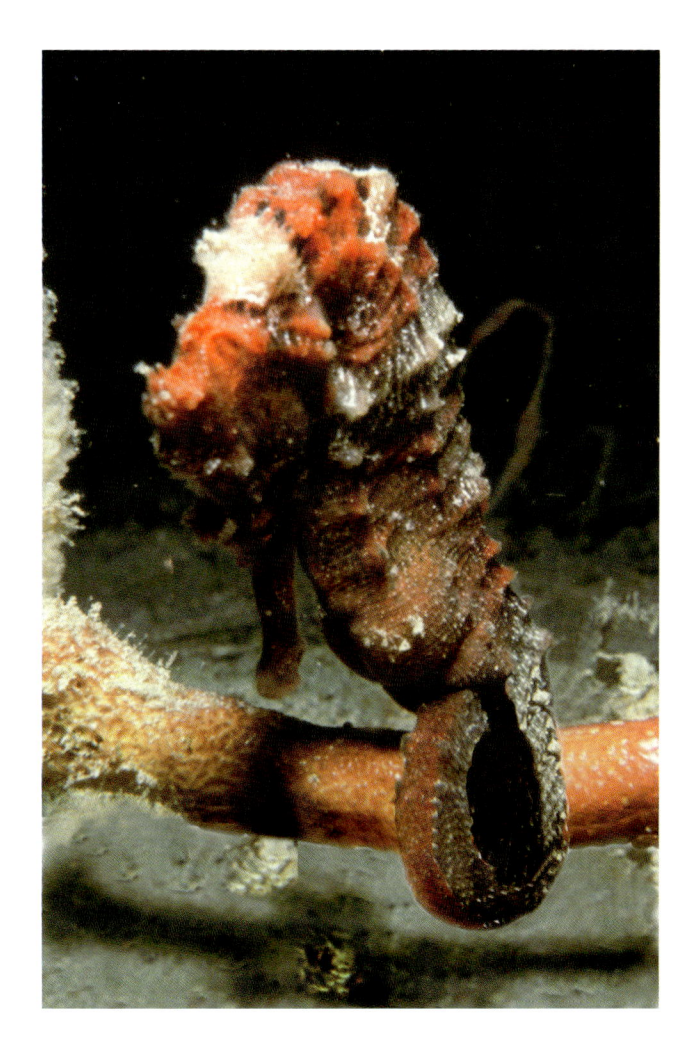

Sea Horse – *Lebenskraft*

Spring auf meinen Rücken
und gallopiere mit mir durch die Wellen.

Drück deine Vitalität und Göttlichkeit aus.

Sea Lettuce
ulva lactuca

Meerlattich

**den Schatten umarmen und heilen;
Gifte unschädlich machen und ausscheiden**

Signatur: *Was aussieht wie ein Büschel aus vier bis sechs leuchtend grünen, papierartigen Blättern, ist in Wirklichkeit ein einziges Blatt mit gekräuselten Rändern und mehreren Einschnitten. Dieses Blatt ist durchsichtig und schlüpfrig. Es hält sich mittels einer Haftscheibe an Felsen innerhalb der oberen Gezeitenzone fest. Wesentlich für die Beurteilung der Signatur ist das durchscheinende intensive Grün. In vielen Teilen der Welt verwendet man Sea Lettuce als Gewürz in Suppen und Salaten.*

Sea Lettuce schenkt uns die Gabe, die dunkle Seite in uns zu erkennen, zu heilen und zu transformieren – also jene geheimen Fehler und versteckten Schwächen unserer Persönlichkeit, die wir am liebsten sogar vor uns selbst verbergen. Betrachten wir die Dinge jedoch durch das heilende, durchscheinende Grün, wirken unsere Makel durchaus erträglich, wir kommen besser mit ihnen zurecht, und die Dunkelheit verschwindet. Grün bedeutet Sauerstoff und Heilung, als Heilfarbe eignet es sich besonders zur Fiebersenkung. Darüber hinaus beruhigt und heilt es den Unterbauch. Dadurch wird diese Essenz zu einem wertvollen Heilmittel für Geschlechtsorgane und Darm.

Bei den Indianern genießt derjenige unter den Ältesten, den sie den „Schmutzesser" nennen, besondere Hochachtung. Seine Aufgabe ist die eines Beichtvaters, er hört offenen und mitfühlenden Herzens urteilslos den schlimmsten Geschichten, übelsten Sünden und bösen Herzen zu. Dann verdaut er diesen aus finsteren Gedanken und Gefühlen bestehenden Schmutz und befreit die Beichtenden von ihrer inneren Dunkelheit. Sea Lettuce hat eine vergleichbare Wirkung, es ist die Essenz der Lösung und Reinheit.

Chakra:	Sonnengeflechts-Chakra
Meridiane:	Dünndarm, Magen
Schlüsselworte:	Reinigung, Heilung
Herausforderung:	die dunkle Seite anschauen können
Affirmationen:	Ich bringe das Licht der Heilung in meine dunkle Seite. Meine dunkle Seite wird vom leuchtenden Grün der Heilung erhellt.

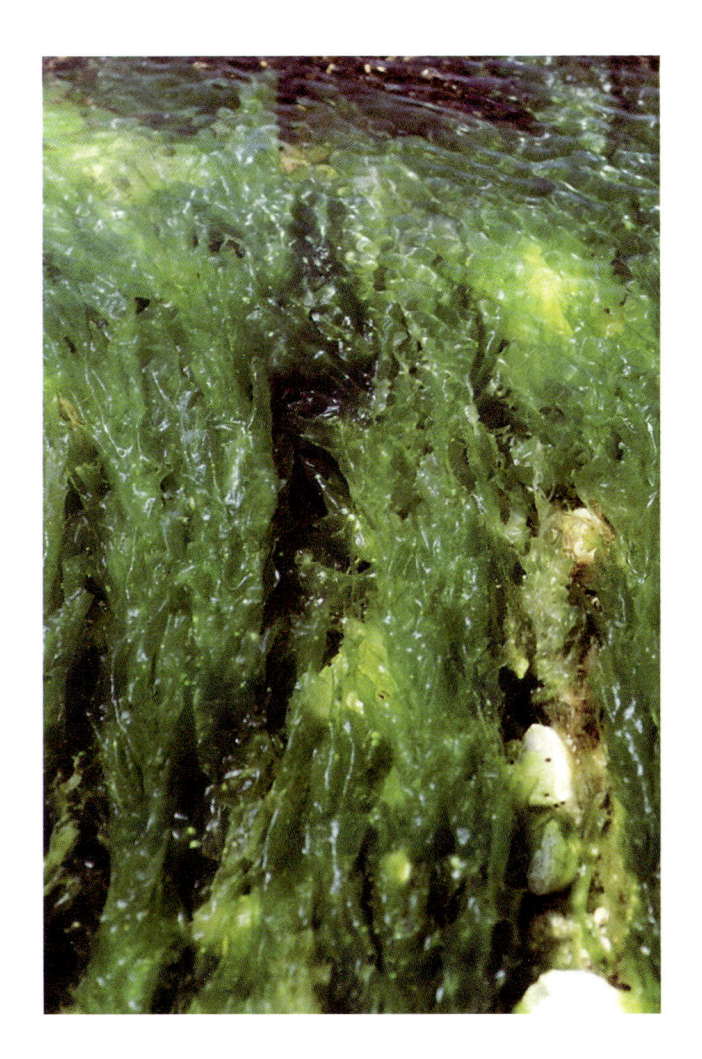

Sea Lettuce – *Reinheit*

Betrachte dich selbst durch das Licht meines Grüns
und erkenne dich selbst.

Lass mich dir helfen, dich als geheilt und ganz zu betrachten.

Lass kein dunkles Eckchen unerleuchtet.

Es gibt nichts zu verbergen.
Bade dich selbst im Licht des Seins.

Sea Palm
postelsia palmaeformis

Treffen an der Grenze zum Durchbruch des Bewusstseins; gleicht grundlose Hektik aus

Signatur: Sea Palm erinnert an sich anmutig wiegende Palmen. Sie passt sich jeder Strömung ihrer Umgebung an. Selbst bei aufgewühlter See behält sie ihre Anmut und Aufrichtigkeit.

Wenn wir aufgedreht sind und glauben, der Mittelpunkt des Weltalls zu sein, vergessen wir leicht, ganz in der Gegenwart zu bleiben. Diese Essenz wirkt auf Menschen, die sich nie die Zeit nehmen, den Blütenduft zu erschnuppern. Immer sind sie ganz und gar damit beschäftigt, den Fluss zu beschleunigen, der auch ganz ohne sie zum Meer hinfließt.

Es geht hier um Menschen, die immer in Eile, immer auf dem Sprung sind und nie Pause machen. Ihre Geschäftigkeit hindert sie oft an wirklichem Erfolg und bedeutungsvollen Beziehungen. Sie sind ein Ausbund an Effektivität – doch das geht auf Kosten von Dingen oder Menschen, die ihnen wirklich wichtig sind.

Sie machen immer weiter, egal ob es Widerstand gibt oder nicht. Muster von Kontrolle und Widerstand dominieren sie in Form von Spannung auf körperlicher, emotionaler und mentaler Ebene. Diese Spannung wird normalerweise erst dann gelöst, wenn ein einschneidendes Ereignis von außen sie zum innehalten zwingt. Werden sie krank, gehören sie zu denjenigen, die sich lautstark darüber beklagen. Meist resultieren solche Verhaltensmuster aus mangelndem Selbstwertgefühl und begleiten diese Menschen bereits seit ihrer Kindheit, in der sie sich unerwünscht und ungeliebt fühlten.

Der Sea-Palm-Typ fleht danach, körperlich wie seelisch genährt zu werden, häufig leidet er unter Verdauungs- und Essstörungen.

Chakra:	Herz-Chakra
Meridian:	Magen
Schlüsselworte:	Fließen, Erlauben, Sein
Herausforderungen:	übergroße Geschäftigkeit, Vorurteile, Kontrolle
Affirmation:	Ich bin vollkommen gegenwärtig.

Meeresessenzen 187

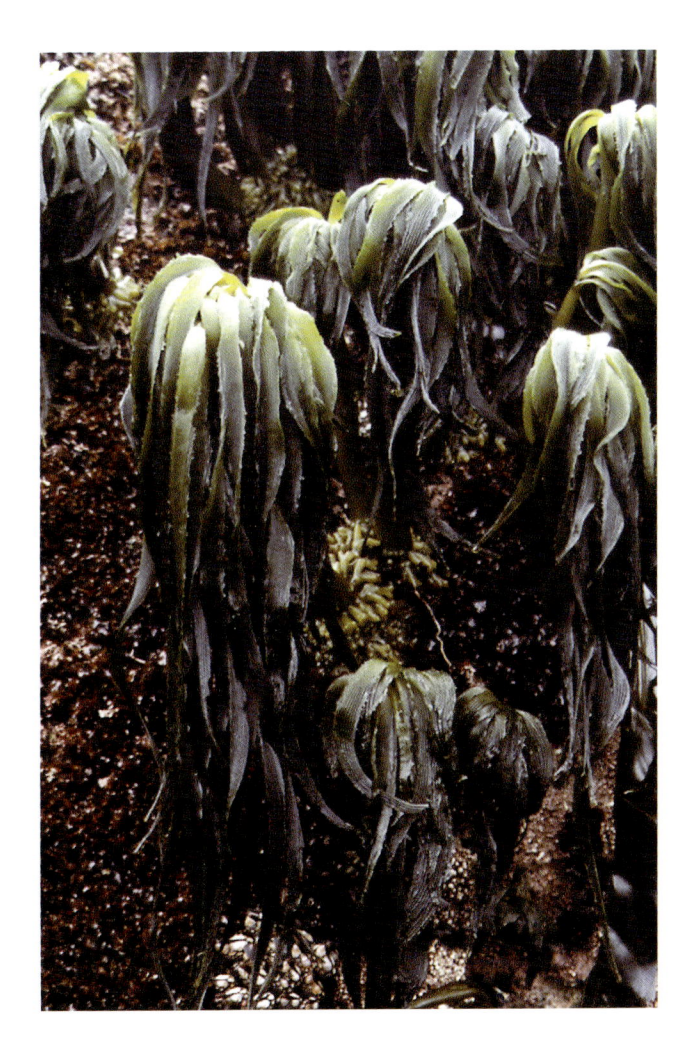

Sea Palm – *Sein*

Danke für meine Flexibilität.

Danke für meine Ausdauer.

Lerne von mir
und passe dich den Gezeiten des Lebens an.

Sea Turtle
chelonia mydas

Suppenschildkröte

Beharrlichkeit, Anmut, Verbindlichkeit

Signatur: *Suppenschildkröten wiegen zwischen 100 und 175 Kilogramm, ihr Zuhause tragen sie auf ihrem Rücken. An Land wirken sie eher schwerfällig und langsam, im Meer jedoch bewegen sie sich mit der Anmut einer Primaballerina. Ihr Rückenpanzer weist 13 klar von einander abgetrennte Segmente auf. In der Esoterik ist die 13 das Symbol für Transformation.*

In den Legenden vieler Kulturen spielen die Seeschildkröten eine bedeutende Rolle. Viele der Geschichten ähneln sich darin, dass in ihnen die Schildkröten Mutter Erde auf ihrem Rücken tragen. Ihre Fähigkeit, sowohl im Wasser wie an Land überleben zu können, sowie die Tatsache, dass sie ihr sicheres Haus stets mit sich tragen, machen sie außergewöhnlich anpassungsfähig. Ihr Panzer ist wie ein Schutzschild für ihr Herz und die anderen lebenswichtigen Organe. Das geometrische Muster ihres Panzers mit der bei allen Tieren gleichen Anzahl von 13 voneinander getrennten Zellen ist von großer Bedeutung, denn 13 ist die Zahl von Tod und Transformation. Schildkröten bewegen sich normalerweise langsam, ruhig und vorsichtig, werden sie jedoch angegriffen, ziehen sie sich entweder in ihren Panzer zurück oder sie schnappen wütend nach dem, der ihre Ruhe stört.

Als Essenz stärkt Sea Turtle die Milz und unterstützt sie bei der Aufnahme des nährenden Qi und ihren Transformationsbemühungen. Ihre Energie hilft besonders solchen Menschen, die schlecht geerdet sind und wenig Realitätsbezug haben. Sie werden mit solider Erdenergie versorgt, aus ihren Köpfen in ihre Körper geholt und können endlich ihr Leben auf der Erde beginnen.

Auf spiritueller Ebene hilft Sea Turtle uns, den göttlichen Funken in uns selbst zu entdecken, unsere Seele und die Verbindung zu unserer Quelle.

Chakra:	Herz-Chakra
Meridiane:	Milz, Meister des Herzens
Schlüsselworte:	zu Hause, gegenwärtig, ansprechbar
Herausforderungen:	Aktionismus, Ungeschicklichkeit
Affirmation:	Ich „rumple" durch's Leben voller Anmut und Charme.

Meeresessenzen 189

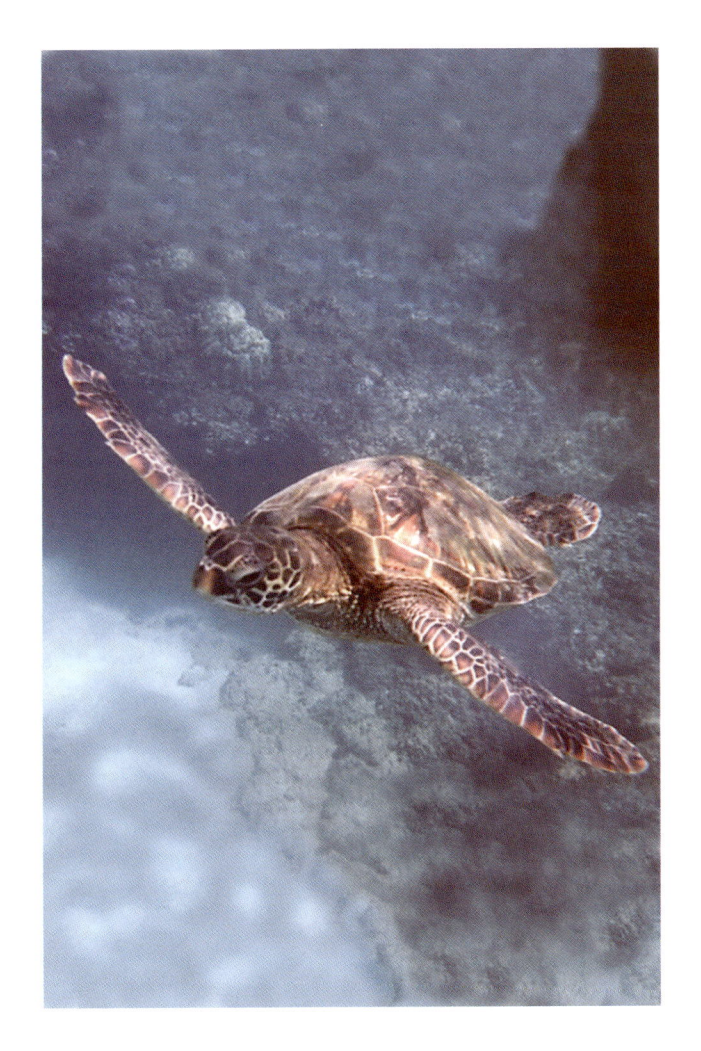

Sea Turtle – *Anmut*

Lass mich dich tragen, mein Kind.

Öffne dein Herz und folge mir durch die See,
dann führe ich dich zur Unsterblichkeit.

Sponge
myxilla incrustans

Schwamm

**alles entfaltet sich zur Perfektion;
nichts geschieht ohne mein Einverständnis**

Signatur: *Schwämme sind weich und porös, sie gehören zu den primitivsten mehrzelligen Lebewesen überhaupt. Sie leben in Kolonien, die sich nach Abbrechen eines Teiles selbst regenerieren können. Sie ähneln insofern ein wenig den Nephronen[1] der Niere, als sie im Wasser treibende Nahrungspartikelchen mit besonderen zu diesem Zweck ausgestatteten Zellen einfangen. Viele Schwämme verströmen einen strengen Geruch zum Selbstschutz vor Räubern.*

Ähnlich wie die Nieren Verunreinigungen des Blutes ausfiltern, die dann als Urin ausgeschieden werden können, hilft uns die Sponge-Essenz, Unreinheiten aus Geist und Seele zu entfernen, so dass wir wahre Freiheit erfahren. Das so erlangte Maß an Freiheit ermöglicht uns, das Leben als Ganzes anzunehmen und es gleichzeitig einfach geschehen zu lassen, ohne uns sorgen zu müssen. Sponge hilft uns, die Entfaltung zur Perfektion ganz entspannt zu erleben. Es geht hier um Verhaftung und Loslösung und die Fähigkeit, mit beiden Polaritäten zu spielen. Es ist eine wichtige Essenz für Menschen, die anderen die Energie abziehen, ohne sie selbst verwerten zu können.

Die Beziehung zum Magen-Meridian verweist auf ihre Unterstützung bei Aufnahme und Verdauung von Gefühlen und Ideen. Ihr Bezug zum Blasen-Meridian zeigt an, dass diese Essenz uns dabei helfen kann, sowohl die eigenen Energiereserven zu schonen als auch unsere Flüssigkeitsbilanz im Gleichgewicht zu halten. Sie lässt uns am Geschehen teilhaben und es gleichzeitig passiv beobachten

Die Energie der Essenz tritt über das Scheitel Chakra ein und fördert und stützt unsere Einheit mit dem Göttlichen.

Chakra:	Scheitel-Chakra
Meridiane:	Magen, Blase
Schlüsselworte:	innerer Frieden, Wunder
Herausforderungen:	Opfermentalität, Unverbesserlichkeit
Affirmation:	Durch meine Bereitschaft, allem Urteilen zu entsagen, bringe ich Hoffnung und Erstaunen zum Erblühen.

---

[1] Kleinste Funktionseinheit der Nieren

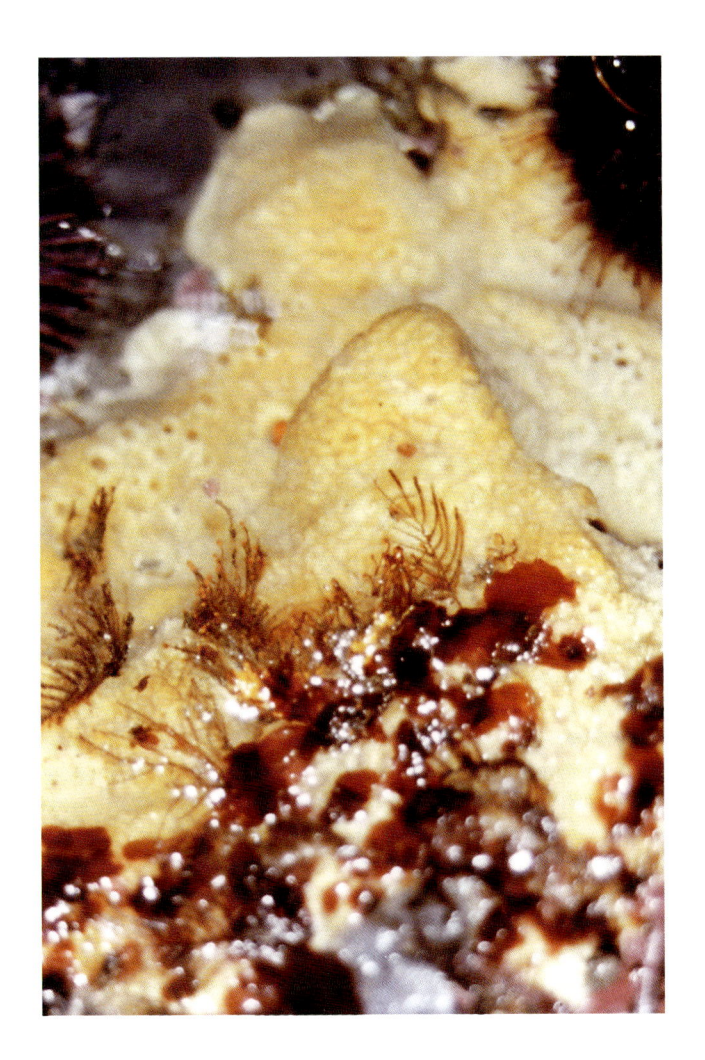

Sponge – Wunder

Mein Geschenk an dich ist der goldene Mittelweg,
ich lass dich zwischen den Polen tanzen
und deinen Weg nach Hause finden.

„Staghorn" Algae
lessoniopsis littoralis

inmitten von Turbulenzen und Konfusion einen festen Standpunkt und sicheren Sinn seiner selbst behalten; Zugang zu höherem Bewusstsein

Signatur: *Diese Algenart verfügt über derbe, an Hirschgeweihe[1] erinnernde Ausläufer, mit denen sie sich fest im Boden verankert, um nicht von den Fluten des Pazifischen Ozeanes fortgespült zu werden. Hirsche waren seit Jahrhunderten und in vielen Kulturen die Begleiter der Adligen. Mythologisch assoziiert man sie mit Sanftheit, es heißt, sie besitzen den Geist der Könige. Staghorn Algae ist eine mehrjährige, essbare Pflanze, besonders große Exemplare können bis zu 500 Blätter besitzen.*

Wenn wir uns wirklich vom Göttlichen in uns verlassen, verloren und alleine fühlen, dann kann diese Essenz die unterbrochene Verbindung für uns wieder herstellen. Das Geweih des Hirsches wirkt wie eine Antenne, über die wir Kontakt zu höheren Formen der Einstimmung und Wahrnehmung bekommen. Die Essenz fördert die Sehkraft sowohl physisch wie metaphysisch.

Staghorn-Essenz erweckt uns zu spiritueller Klarheit. Sie fördert sowohl Standfestigkeit wie Sanftheit. Werden wir auf unserem Lebensweg spröde und zerbrechlich, platzen wir auf und zerbrechen. Bleiben wir dagegen standhaft und stimmen uns auf das höhere Bewusstsein ein, dann überleben wir sogar inmitten tosender Brandung und brechender Wellen. Die Sanftheit überwindet höhere Barrieren als die Kraft.

Staghorn-Essenz wirkt auf den Gallenblasen-Meridian, das befreit angespannte und harte Schultern und verbessert die Bewegungskoordination. Mental klärt sie das Denken und erleichtert die Entscheidungsfindung, ganz besonders wenn es sich um Entscheidungen handelt, bei denen es um unsere körperliche und emotionale Gesundheit geht und die somit lebensfördernd sein sollen.

Chakra:	Basis-Chakra
Meridian:	Gallenblase
Schlüsselworte:	Beständigkeit, innere Sicherheit
Herausforderung:	Selbsterkenntnis
Affirmation:	Inmitten von Konflikten und Aufruhr erinnere ich mich daran, wer ich bin.

---

[1] Staghorn = Hirschgeweih

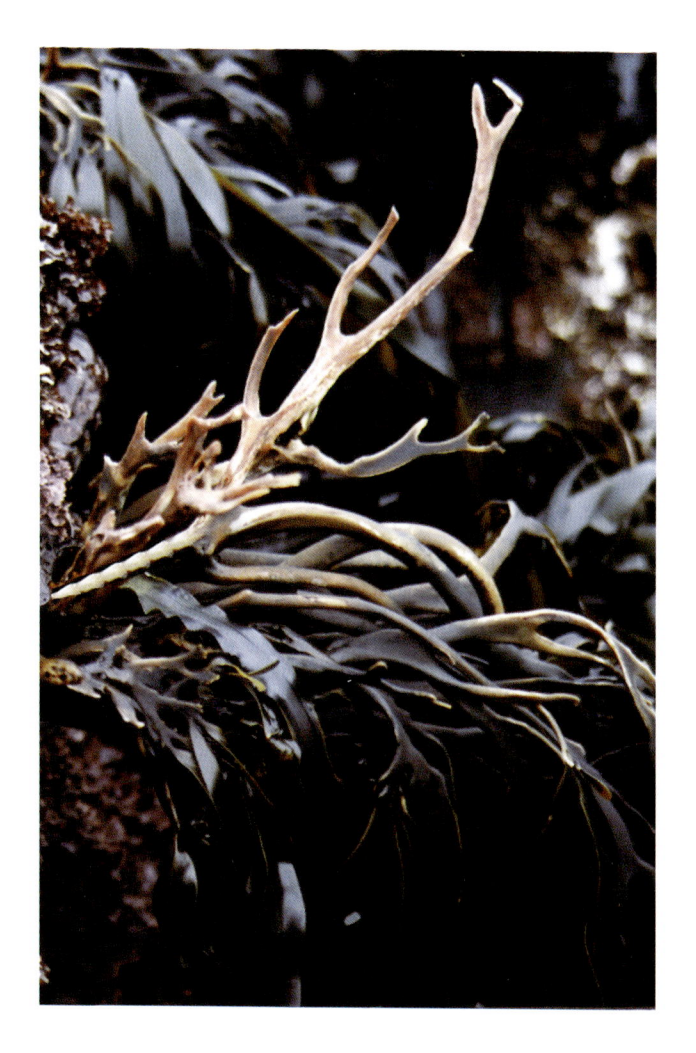

„Staghorn" Algae – *Innere Sicherheit*

Ich stehe fest verwurzelt
und bin mir der belebenden spirituellen Kraft in mir bewusst.

Lass mich deinen Körper und Geist
auf Himmel und Erde fein abstimmen.

Starfish   Seestern
pisaster ochraceus

das Alte freiwillig aufgeben und die Erfahrung zulassen können, ganz leer zu sein; ein Mittel gegen Kummer

Signatur: *Eine große Scheibe im Zentrum mit fünf spitz zulaufenden Armen in den Farben Gelb, Lila, Rot, Orange und Braun. In der Numerologie ist die Fünf die Zahl der Freiheit und der Veränderung. In der Symbolik des Tarot steht die Fünf für den inneren Lehrer und dessen Weisheit. Somit geht es bei Starfish um in innerer Weisheit verwurzelte Freiheit.*

Seesterne haften an Land fest am Gestein, bewegen sich jedoch tänzerisch und leicht, wenn sie sich im Ozean im Spiel von Ebbe und Flut wieder finden. In dieser Weise kann auch die Essenz verstanden werden: Wir können uns mit ihrer Hilfe durch unsere Erfahrungen bewegen, ohne uns irgendwo festhalten zu müssen und dadurch unsere inneren Ressourcen zu blockieren. Häufig lähmt uns z.B. der Tod einer geliebten Person. Mit Starfish-Essenz können wir die Gelegenheit ergreifen, die verstorbene Person loszulassen und den Schmerz des Verlustes zu erfahren. Leere ist die Voraussetzung für Fülle.

Starfish hilft uns, den einzigartigen Seelenweg jedes Individuums anerkennen zu können. Er erinnert uns daran, dass für alles auf Erden eine Zeit der Reife kommt. Dies gilt für Dinge wie für Pläne.

In erster Linie ist dies eine spirituelle Essenz. Ihre Energie tritt über das Scheitel-Chakra in uns ein und ermöglicht eine tiefe, spirituelle Verbindung zu jenen, die wir lieben, auch wenn sie ihren materiellen Körper bereist verlassen haben sollten.

Der Dickdarm-Meridian ist der große Eliminator. Er steuert die Ausscheidung aller Unreinheiten aus Körper, Geist und Seele, dadurch macht er uns rein und strahlend.

Kummer setzt oft den Anfang für etwas Neues. Wenn wir ihn akzeptieren, bleibt schließlich nichts mehr für uns zu tun, als reine Liebe zu erfahren.

Chakra:	Scheitel-Chakra
Meridian:	Dickdarm
Schlüsselworte:	Bereitschaft, Lösung
Herausforderungen:	innere Verhaftung, Festhalten
Affirmation:	Ich akzeptiere, wie das Leben sich entfaltet.

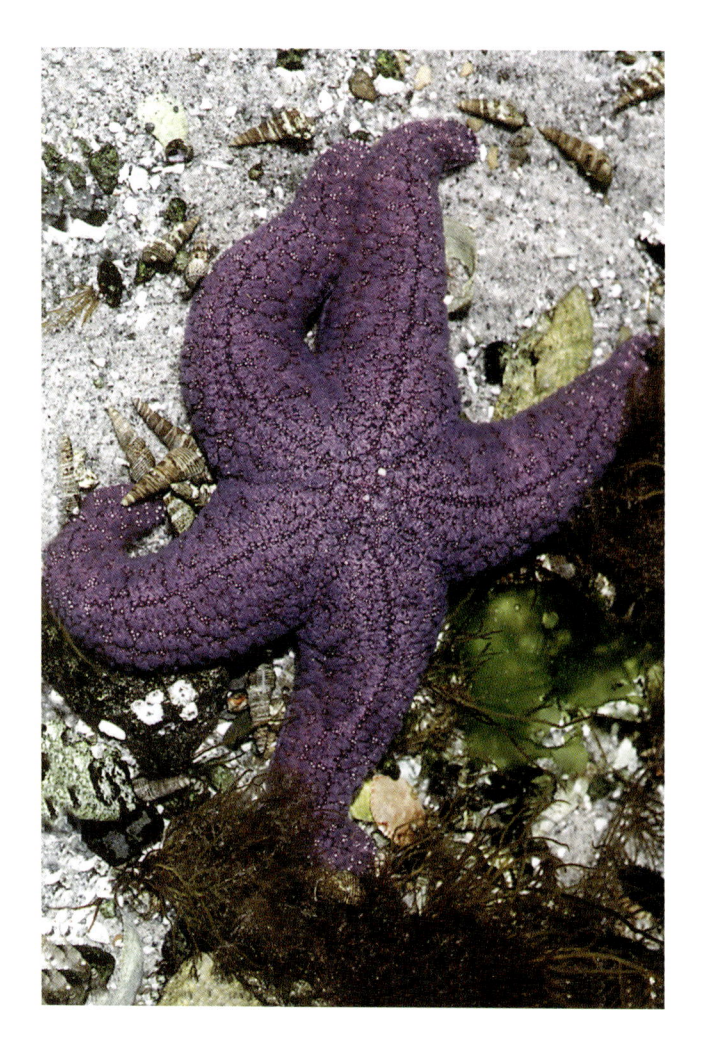

Starfish – *Lösung*

Lass meinen Stern dich mit der Fähigkeit loszulassen segnen.

Das Leben ist ein Tanz, eine Reise, eine Symphonie.

Wie willst du es ganz auskosten,
wenn du dich an einen einzelnen Moment klammerst?

Surfgrass
phyllospadix scouleri

Mut, Kraft und Macht verwurzelt in Stabilität und Flexibilität

Signatur: Surfgrass besitzt ein kräftiges Smaragdgrün, das unser Herzzentrum ausgleicht und harmonisiert. Daraus entsteht Furchtlosigkeit.

Surfgrass lässt einen das Paradoxe annehmen, indem es beide Pole integriert. Dadurch kann wahrer Mut erreicht werden – der Mut zu sein.

Surfgrass ist eine Essenz, die einem hilft, seine Ziele zu erreichen. Dabei geht es nicht um Befriedigung der Wünsche des Egos, sondern um solche, die mit unserem Lebensplan in Übereinstimmung stehen. Die finden wir tief in uns selbst. In dieser Hinsicht ist dieses Mittel gerade Sportlern besonders hilfreich, die nach Perfektion streben – sie drücken ihr göttliches Selbst in ihrer Aktivität aus. Surfgrass stärkt den Willen und bringt uns die in Sportlerkreisen so genannte „zweite Luft".

Auf der körperlichen Ebene profitieren besonders die Nieren von der Surfgrass-Energie. Wir können sie bei allen Nierenleiden, -infektionen, -entzündungen und auch bei Nierensteinen einsetzen. Zudem werden die Nebennieren ausbalanciert, so dass wir deren Hormon Adrenalin in einer dem Leben förderlichen Weise einsetzen können – Eustress statt Distress. Auf emotionaler Ebene lindert Surfgrass Angst und bringt uns in unser Mutzentrum, das Herz-Chakra.

In der Chinesischen Medizin speichern die Nieren die Lebensenergie und regulieren deren Reserven im ganzen Körper. Somit spielen die Nieren eine ganz wesentliche Rolle bei der Aufrechterhaltung der Homöostase im Körper. Surfgrass bewirkt überdies in einem übergeordneten Sinne Homöostase, es sorgt für Ausgleich und Balance in Körper, Geist, Seele und Gefühlsleben.

Surfgrass-Typen können ein bisschen wischi-waschi sein, ziellos oder eigensinnig und sogar selbstzerstörerisch. Diese Essenz harmonisiert ihre innere Polarität.

Chakra:	Herz-Chakra
Meridian:	Niere
Schlüsselworte:	Mut, Flexibilität
Herausforderungen:	Stolz, Egoismus
Affirmation:	Ich bin mächtig und flexibel.

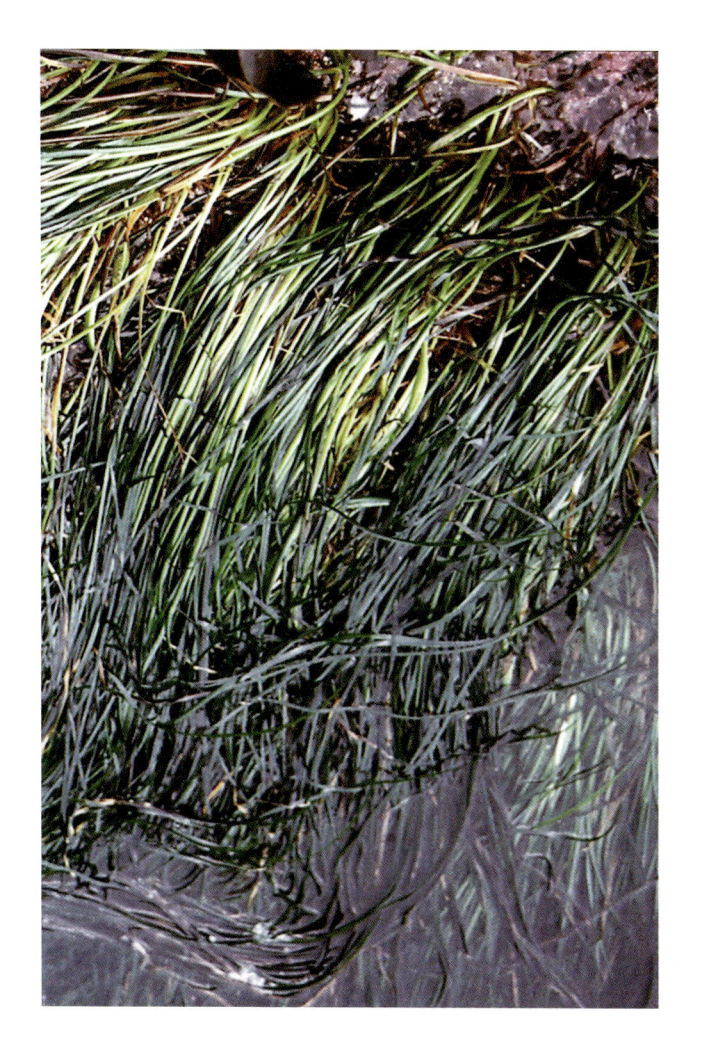

Surfgrass – *Mut*

In meinem wässrig grünen Gras
findest du die Nahrung deiner eigenen Essenz.

Ich segne dich mit Mut und Ausdauer und dem Willen,
deine Entwicklung zur Perfektion zu verfolgen.

Urchin   Seeigel
strongylocentrotus purpuratus

Sicherheit und psychischer Schutz

Signatur: *Das Wesentliche der Signatur der Seeigel liegt in ihren scharfen lila Stacheln. Innerhalb dieses Abwehrkreises ist die kleine Kreatur weich und verletzlich. Wir Menschen sind geschützt, wenn wir in Kontakt mit dem universellen Licht über unser Scheitel-Chakra bleiben.*

Eine machtvolle Essenz, wenn es darum geht, unbekanntes Territorium zu kartografieren, wie es zum Beispiel in der Reinkarnationsarbeit geschieht oder wenn nach den zwischenmenschlichen Energieverbindungen geforscht wird.

In erster Linie ist dies eine spirituelle Essenz, sie erweitert unseren Geist, so dass wir Zugang zu abgespeicherten Erinnerungen vergangener Inkarnationen oder unserer frühen Kindheit erlangen.

Personen, die in ihrer Kindheit missbraucht wurden, flüchten sich oft in missbräuchliches Verhalten sich selbst gegenüber – Alkoholismus, Essstörungen und sogar Selbstmordtendenzen. Urchin verschafft uns die Sicherheit, die wir benötigen, wenn wir uns mit solchen Themen auseinandersetzen. Dadurch können wir die zerstörerischen Energiemuster identifizieren und auslöschen. Auf einer ganz anderen Ebene bringt Urchin einem besondere Sicherheit, wenn man sich vor psychischen Angriffen schützen muss.

Auf der mentalen Ebene zerstreut Urchin Kummer und obsessive Gedanken. Emotional befreit diese Essenz aus Zwangsverhalten und Abhängigkeiten.

Urchin löst darüber hinaus Panikattacken auf und lindert Atemstörungen, die aus Unsicherheit resultieren. Vermutlich findet sich dafür die Erklärung im Zyklus der fünf Elemente der Chinesischen Medizin. Erde/Milz gilt als Mutter von Metall/ Lunge. Ein ernsthaftes Ungleichgewicht im Milz-Meridian kann sich leicht als Lungen- beziehungsweise Atemstörung manifestieren.

Chakren:	Scheitel-Chakra, Sonnengeflechts-Chakra
Meridian:	Milz
Schlüsselworte:	Erforschung, Sicherheit, Konzentration
Herausforderungen:	Angst vor dem Unbekannten
Affirmationen:	Ich bin sicher bei der Erforschung meines geheimen Potenzials. Ich werde geschützt, wenn ich größere Bewusstheit ans Licht bringe.

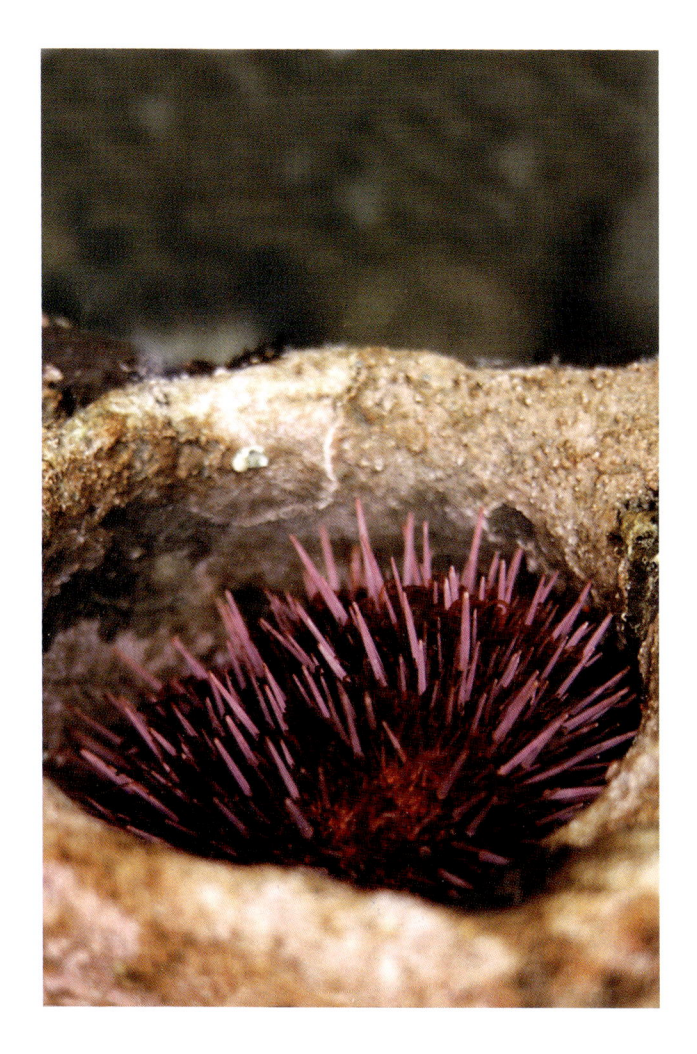

Urchin – *Sicherheit*

Komm und ruh dich in der Weichheit des Zentrums
zwischen meinen Stacheln aus.

Inmitten meines dreidimensionalen Mandalas
bist du vollkommen sicher.

Lass mich dich schützen mit meinen lila Stacheln.

So wie ich kleineren Kreaturen der See Zuflucht
zwischen meinen Stacheln biete,
habe ich auch ein sicheres Asyl für dich.

Whale
globicephala macrocephalus
Indischer Grindwal

**verbessert die Fähigkeit durch Vibration und Klang zu kommunizieren;
Erweiterung des menschlichen Bewusstseins;
Fähigkeit zum Kontakt zu den Bewahrern der Chroniken**

Signatur: Grindwale werden bis zu 5,50 m lang und leben in Familien aus bis zu 20 Mitgliedern vor der Küste Hawaiis. Sie sind schwarz und haben große runde Köpfe. Diese Walart besitzt Zähne und ernährt sich vorwiegend von Tintenfisch, Fisch und manchmal auch anderen Meeressäugern. Sie kommunizieren durch Klang über Entfernungen von bis zu 3 km.

Wal-Essenz ist für Heiler das Mittel der Wahl. Sie verbessert sowohl das auditive[1] wie die kinästhetische[2] Wahrnehmungsvermögen. Wal hilft einem, die Sensibilität der Hände für feine Energien zu erhöhen und die Energieübertragung über die Hände zu verstärken. Wenn man auch die feinen Klänge selbst im Herzen einer Großstadt wahrnehmen möchte, sollte die Essenz entweder eingenommen oder aber direkt äußerlich im Bereich der Ohren aufgetragen werden.

Die Einnahme dieser Essenz vergrößert auch das eigene Vermögen, Eindrücke feinerer Art aufzunehmen und zu interpretieren – Informationen und Wissen über unsere Herkunft, unseren Lebensweg und sogar unser zukünftiges Potenzial werden zugänglich, wenn man nur für diese Möglichkeit offen ist. Wenn wir Wal-Essenz einnehmen und gleichzeitig mit den Wächtern der Chroniken meditieren, helfen uns Quartzkristalle bei der Dekodierung der im Kristall enthaltenen Botschaft.

Als körperlich wirksames Mittel steigert Wal sowohl die Energie des Konzeptions- wie der Gouverneurs-Meridianes, von denen ersterer über die Mittellinie der Körpervorderseite, letzterer über die des Rückens verläuft. Beide Meridiane bilden nicht nur den ersten energetischen Kreislauf des Qi im Körper, sie steuern darüber hinaus auch alle übrigen Meridiane.

Chakren:	Stirn-Chakra, Scheitel-Chakra
Meridiane:	Konzeption, Gouverneur
Schlüsselworte:	Telepathie, Klarsichtigkeit, menschliches Potenzial
Herausforderungen:	Ethnozentriertheit[3], Arroganz
Affirmation:	Ich finde Zugang zu meinem vollen geistigen Potenzial.

---

[1] Gehör
[2] Körpergefühl
[3] Unfähigkeit eine andere als die menschliche Perspektive anzunehmen

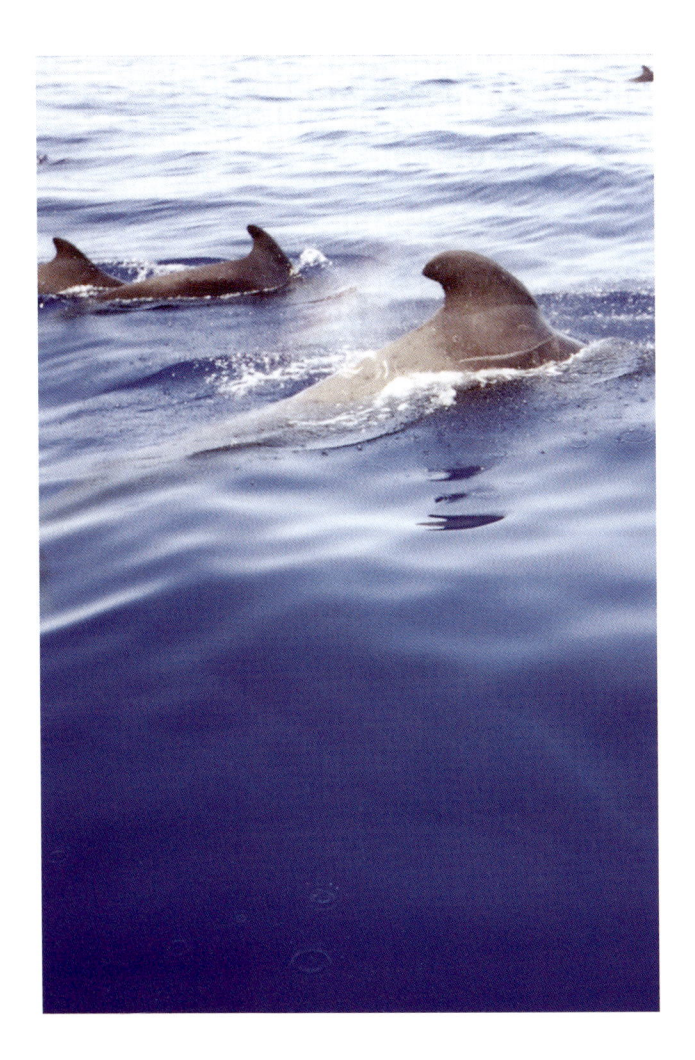

Whale – *Ausdehnung*

Ich bin der Riese der See.

Wenn du wissen willst,
was du wirklich zu leisten vermagst,
dann komme zu mir.

Verzeichnis der Schlüsselbereiche und Positivqualitäten der Blüten- und Meeresessenzen

Mentale, emotionale und spirituelle Qualitäten

ALCHEMIE
- Rainbow Kelp

ANFANGEN
- Death Camas

ANMUT
- Alum Root, Diatoms, Sea Turtle, Camellia, Pink Seaweed, Sea Palm, Yellow Pond Lily

ANNAHME
- des Selbst; Fähigkeit, Selbstachtung zu entwickeln – Vanilla Leaf
- des Selbst aus tiefer innerer Sicherheit heraus – Windflower
- anderer durch Einblick in deren Sichtweise – Harvest Lily
- von Situationen, indem man die Verantwortung für sie übernimmt – Anemone
- dessen was ist; Urteilslosigkeit – Twin Flower
- des Augenblickes – Snowberry

ANPASSUNGSFÄHIGKEIT
- Douglas Aster, Coral, Diatoms

AUFMERKSAMKEIT
- Blue Lupin

AUFNAHMEFÄHIGKEIT
- Zugang zum Femininen/Intuitiven – Barnacle
- offen für die Annahme von Wohlstand – Polyanthus

AUSDAUER
- siehe Willenskraft

AUSDEHNUNG
- Douglas Aster, Whale

AUSDRUCK
- Sea Horse, Wallflower
- in der Kommunikation – Chiton, Moon Snail, Orange Honeysuckle
- Freiheit des – Candystick, Hooker's Onion, Weigela
- körperlicher – Salmonberry, Snowdrop
- Selbstausdruck – Easter Lily, Jellyfish, Sand Dollar, Coral
- des Selbst – Camellia, Windflower, Sea Horse
- sexueller – Mussel, Purple Magnolia

AUSRICHTUNG
- Weigela

BALANCE
- Blue Camas, Fuchsia, Grape Hyacinth
- nach Schock oder Trauma – Grape Hyacinth
- zwischen Intuition und Ratio – Blue Camas
- zwischen Vorder- und Hinterhirn – Rainbow Kelp
- zwischen Aktivität und Passivität – Sponge
- emotionaler Reaktionen – Windflower
- inmitten von Veränderungen – Twin Flower
- der Energien – Brown Kelp, Moon Snail
- insgesamt – Fuchsia

BEREITSCHAFT
- Starfish, Alum Root, Fairy Bell, Polyanthus

BESTÄNDIGKEIT
- „Staghorn" Algae

BEWUSST
- Blue Camas

BEWUSSTHEIT
- Achtsamkeit – Purple Magnolia
- höheres Bewusstsein – Anemone, Viburnum
- erweitertes Bewusstsein – Sand Dollar
- Einsicht – Chiton, Viburnum
- Perspektive, Wahrnehmung – Twin Flower
- spirituelle Wahrnehmung – Death Camas

BEWUSSTSEIN
- Diatoms
- Wohlstandsbewusstsein – Polyanthus
- Durchbruch des Bewusstseins – Sea Palm
- Erweiterung des Bewusstseins – Dolphin, Whale
- höheres Bewusstsein – „Staghorn" Algae
- Befreiung des Bewusstseins – Brown Kelp, Sand Dollar
- Opfermentalität – Mussel, Sponge

BEZIEHUNGEN
- Vermeidung von – Hermit Crab
- Verbindlichkeit in – Pearly Everlasting
- Gruppenenergie – Harvest Lily
- neue – Death Camas, Pink Seaweed
- Freiheit in Beziehungen – Yellow Pond Lily
- Transformation von Beziehungen – Rainbow Kelp

BONDING (EINE INNERE BINDUNG HERSTELLEN)
- mit der Mutter – Barnacle
- mit dem Vater – Arbutus

CHANNELN (INFORMATION AUS ANDEREN REICHEN EMPFANGEN)
- Virbunum

DANKBARKEIT
- Polyanthus

DEMUT
- Twin Flower

DIENEN
- Pearly Everlasting

EHRLICHKEIT
- Easter Lily

EINFACHHEIT
- Lily of the Valley

EINSAMKEIT
- Hermit Crab

EINSICHT
- Viburnum

EINSTIMMUNG
- auf die weiblichen Persönlichkeitsanteile (Anima) – Barnacle
- auf die männlichen Persönlichkeitsanteile (Animus) – Arbutus

EKSTASE
- Death Camas
- den Augenblick umarmen – Snowberry

EMPFÄNGNIS
- Silver Birch

ENTHUSIASMUS
- durch Kontakt zu den inneren göttlichen Anteilen – Nootka Rose
- durch spielerische Erforschung von Erfahrungen – Snowdrop
- durch Akzeptanz dessen, was ist – Snowberry

ENTSCHEIDUNGEN
- Mussel, „Staghorn" Algae

ENTSCHLOSSENHEIT
- Pipsissewa

ENTSPANNT
- Viburnum

ENTSPANNUNG
- Goatsbeard

ENTZÜCKEN
- Snowdrop

ERDUNG
- Pink Seaweed

ERFORSCHUNG
- Urchin, Snowdrop

ERINNERN
- Periwinkle
- Wer wir sind – Blue Lupin

ERINNERUNG
- Periwinkle

ERMÄCHTIGUNG
- Anemone

FANTASIE
- Goatsbeard

FLEXIBILITÄT
- Chiton, Jellyfish, Pink Seaweed
- aufgrund eines offenen Herzens – Jellyfish
- als Quelle persönlicher Macht – Surfgrass

FLIESSEN
- Sea Palm

FLÜSSIG
- Jellyfish

FREIER WILLE
- den individuellen Weg jeder Seele anerkennen – Candystick
- durch verantwortungsbewusste Entscheidungen – Anemone

FREIHEIT
- durch Auflösung einschränkender Überzeugungen – Grass Widow
- durch kreativen Ausdruck – Hooker's Onion
- durch klares Denken – Brown Kelp
- anders zu denken – Moon Snail
- Gefühle vollständig zu erleben – Starfish
- persönliche Freiheit – Hermit Crab
- der Wahl – Lily of the Valley

FREUDE
- aus dem Gefühl der Verbindung zur Spiritualität – Nootka Rose
- Feiern der eigenen Einzigartigkeit – Vanilla Leaf
- das Leben mit Spaß und Enthusiasmus erforschen – Snowdrop
- durch Umarmen aller Lebenserfahrungen – Jellyfish
- die Freude durch Aktivitäten ausdrücken – Pink Seaweed

FÜHLEN
- Purple Crocus

GEBORGENHEIT
- „Staghorn" Algae, Yellow Pond Lily, Windflower

GEBURT, WIEDERGEBURT
- Candystick, Hooker's Onion, Jellyfish

GEDULD
- Pink Seaweed

GEGENWÄRTIG
- Jellyfish, Sea Turtle, Chickweed, Sea Palm

GEMEINSCHAFT
- Gruppenenergien vereinigen – Harvest Lily
- Leben in Gemeinschaft – Coral

GROSSZÜGIGKEIT
- Douglas Aster

HARMONIE
- Coral
- in Körper und Geist – Moon Snail, Surfgrass, Viburnum
- der Energiezentren/Chakren – Hooker's Onion
- in Beziehungen – Coral, Pearly Everlasting, Silver Birch

HINGABE
- Pearly Everlasting

HOCHACHTUNG
- Indian Pipe

HOFFNUNG
- Snowdrop, Sponge

HUMOR
- Hooker's Onion

IMAGINATION
- Fähigkeit, zu visualisieren; Fantasie – Goatsbeard

IM JETZIGEN AUGENBLICK
- die Macht zu wählen wahrnehmen – Pipsissewa
- ganz gegenwärtig und reaktionsfähig sein – Chickweed
- alle Erfahrungen mit ganzem Herzen annehmen – Snowberry
- alles loslassen, was von der ganzen Erfahrung abhält – Jellyfish
- die Erfahrung des Kummers annehmen – Purple Crocus
- Vermeidung, ganz da zu sein – Poison Hemlock, Sea Palm

INDIVIDUALITÄT
- Windflower

INNENSCHAU
- Red Huckelberry

INNERE AUSRICHTUNG
- Orange Honeysuckle

INNERE SICHERHEIT
- „Staghorn" Algae
- sich fest verwurzelt und sicher fühlen – Pink Seaweed
- der Seele zu tanzen erlauben – Windflower

INNERER FRIEDEN
- Sponge, Twin Flower

INNERES WISSEN
- Zugang zu innerem Wissen – Blue Camas, Periwinkle
- Vertrauen in die innere Stimme – Viburnum

INSPIRATION
- für kreative Unternehmungen – Hooker's Onion
- zu Fortschritt und Ausdruck des vollen Potenzials – Snowdrop

INTEGRATION
- Weigela

INTEGRITÄT
- durch innere spirituelle Verbindung – Arbutus
- durch Integration verschiedener Aspekte des Selbst – Easter Lily
- bewahren inmitten von Aufruhr und Erregung – Sea Palm

INTIMITÄT
- Purple Magnolia

INTUITION
- Viburnum, Barnacle, Blue Camas, Whale

INTUITIV
- Barnacle

KLARHEIT
- Blue Lupin, Brown Kelp
- des Ausdruckes – Lily of the Valley
- der Gedanken – Blue Lupin
- Auflösung mentaler Konfusion – Brown Kelp
- spirituelle Klarheit – „Staghorn" Algae

KLARHÖREN
- Whale

KOMMUNIKATION
- Bluebell, Wallflower
- Höhere Kommunikation; Kommunikation über die Grenzen der Spezies hinweg – Dolphin
- energetische Botschaften verstehen – Whale
- innerhalb Körper und Geist – Moon Snail, Sea Horse

KONZENTRATION
- Blue Lupin, Urchin

KRAFT
- Yellow Pond Lily, Barnacle, Mussel, Silver Birch, Surfgrass

KREATIVER AUSDRUCK
- Orange Honeysuckle, Chiton, Hooker's Onion, Moon Snail

KREATIVITÄT
- fördert den kreativen Ausdruck – Hooker's onion
- Zugang zum kreativen Potenzial des zweiten Chakras – Orange Honeysuckle
- Erforschung der kreativen Ausdrucksmöglichkeiten – Moon Snail
- durch die Transformation von Zorn – Mussel

LEICHTES HERZ
- Alum Root, Dolphin, Hooker's Onion

LEICHTIGKEIT DES SEINS
- Fairy Bell

LEIDENSCHAFT
- Snowberry, Nootka Rose

LICHT
- Hooker's Onion

LIEBE
- Diatoms, Fireweed
- geben – Douglas Aster
- in Beziehungen – Pearly Everlasting
- zum Leben – Nootka Rose
- seiner Selbst – Vanilla Leaf
- bedingungslose Liebe – Lily of the Valley

LIEBENSWERT
- Fireweed

LIEBEVOLL
- Fireweed

LOSLASSEN
- Poison Hemlock, Snowdrop
- einfach die Erfahrungen machen – Jellyfish
- störender Verhaltensmuster – Fuchsia
- von Kummer und Klagen – Salal
- begrenzender Überzeugungen und Einstellungen – Grass Widow

LÖSUNG
- Poison Hemlock
- von Zorn – Mussel
- von der Vergangenheit – Chickweed, Starfish
- von Gedanken – Fairy Bell
- mentaler Blockaden – Plantain
- von Überzeugungen – Grass Widow
- von Gefühlen – Yellow Pond Lily

MACHT
- persönliche Macht für den eigenen Fortschritt – Snowdrop
- Ausrichtung auf die innere Macht – Camellia

MEDITATION
- als Mittel zur Selbstheilung – Goatsbeard
- leichter nach innen gehen können – Viburnum
- Zugang zum Unbewussten – Moon Snail

MITGEFÜHL
- für sich selbst durch Heilung des inneren Kindes – Fireweed
- durch das Sehen mit dem Herzen – Salal
- durch Urteilslosigkeit – Twin Flower
- für die dunkle Seite – Sea Lettuce

MOTIVATION
- Forsythia

MUT
- Surfgrass, Douglas Aster
- für den Wandel – Death Camas

NACHGEBEN
- Barnacle, Poplar, Silver Birch

NÄHRUNG/NÄHREN
- Barnacle, Narcissus, Red Huckleberry
- sehnt sich nach Nährung – Sea Palm

NEUGIER
- Moon Snail
- freudige Erforschung von Erfahrungen – Snowdrop

OFFENHEIT
- Anemone, Bluebell, Camellia

ÖFFNUNG
- Purple Magnolia
- für Reichtum – Polyanthus
- für das Mysterium des Lebens – Pearly Everlasting

OPTIMISMUS
- Twin Flower

PERSPEKTIVE
- aus der Sicherheit im Herzen des Lebens – Ox-Eye Daisy
- durch Zugang zum ganzen Gehirn
- Erweiterung der Perspektive – Anemone, Candystick, Pearly Everlasting
- in traumatischen Zeiten – Grape Hyacinth

POTENZIAL
- Rainbow Kelp, Whale

PSYCHISCHE ENTWICKLUNG
- Viburnum

QUELLE
- Diatoms, Arbutus, Douglas Aster, Pearly Everlasting, Rainbow Kelp

RATIO/LOGIK
- Blue Camas

REALITÄT
- Sand Dollar

REINHEIT
- Easter Lily

REINIGUNG
- Plantain
- des Geistes – Moon Snail
- emotionale Reinigung – Coral

SANFTHEIT
- Chiton, Lily of the Valley, Poplar, Sea Horse, „Staghorn" Algae

SCHÖNHEIT
- Alum Root, Harvest Lily, Indian Pipe

SEIN
- Sea Palm

SELBSTAKTUALISIERUNG
- Fuchsia

SELBSTACHTUNG
- Vanilla Leaf

SELBSTAUSDRUCK
- Bluebell, Camellia, Coral, Sand Dollar, Weigela, Windflower
- soziale Masken ablegen – Easter Lily
- Freiheit, sich selbst auszudrücken – Weigela
- freier Wille – Candystick
- körperliche Ausrichtung – Salmonberry

SELBSTVERWIRKLICHUNG
- Camellia

SELBSTWERTGEFÜHL
- Mangel an Selbstwertgefühl, der sich als Unfähigkeit anzunehmen manifestiert – Polyanthus
- Mangel an Selbstwertgefühl, weil man ein unerwünschtes Kind war – Sea Palm
- sich durch das Selbstwertgefühl genährt fühlen – Indian Pipe

SICHER
- Pink Seaweed

SICHERHEIT
- Narcissus, Urchin
- während der Kartografierung des Unbewussten – Brown Kelp
- mit intuitivem Wissen – Viburnum

SINN
- Ausrichtung auf das Seelenziel – Anemone
- Akzeptanz des Lebenszieles anderer – Starfish
- aus tiefstem Inneren den eigenen Lebenssinn kennen – Surfgrass

SORGLOSIGKEIT
- Hermit Crab

SPIRITUALITÄT
- Arbutus, Windflower
- anrufen – Indian Pipe
- in Kontakt kommen – Poplar
- Essenz für – Hooker's Onion, Jellyfish, Starfish, Urchin

SPIRITUELLE KLARHEIT
- „Staghorn" Algae

SPIRITUELLES TONIKUM
- Windflower, Arbutus

SPONTANITÄT
- Leichtigkeit und Freiheit des Ausdruckes – Hooker's Onion
- sich seiner Körperlichkeit erfreuen – Purple Magnolia

TEILEN
- Wallflower

TELEPATHIE
- Whale

TRANSFORMATION
- Verhaltensmuster loslassen – Forsythia
- der Energie des Zornes – Mussel
- der Energie der Krankheit – Sand Dollar
- spirituelle Wiedergeburt – Death Camas
- alchemistische Transformation – Rainbow Kelp
- durch dienen – Pearly Everlasting
- von Verstand und Herz – Dolphin

TRÄUME
- leicht erinnern können – Periwinkle
- programmieren – Viburnum

ÜBERGANG
- Katalysator des Wandels – Forsythia
- mit Leichtigkeit Veränderungen durchleben – Poison Hemlock
- plötzlicher und unerwarteter Wandel – Death Camas

UNBEWUSST
- Brown Kelp, Moon Snail, Sand Dollar, Urchin

UNSCHULD
- Lily of the Valley, Moon Snail, Poplar

VERANTWORTUNG
- für die Geistesgegenwärtigkeit und Reaktionsfähigkeit genau im jetzigen Augenblick – Chickweed
- persönliche Verantwortung – Anemone, Candystick, Pipsissewa, Weigela

VERGEBUNG
- Salal

VERPFLICHTUNG
- Pearly Everlasting, Sea Turtle
- einem Ziel – Forsythia
- der richtigen Handlung für das Selbst – Surfgrass

VERSÖHNUNG
- Indian Pipe

VERSPIELTHEIT
- Dolphin, Hooker's Onion

VERSTEHEN
- durch Veränderung der Perpsektive – Brown Kelp
- durch das Wissen, dass man seinen Weg selbst gewählt hat – Anemone

VERTRAUEN
- Alum Root, Lily of the Valley
- zu sich selbst – Camellia, Pipsissewa
- in den Fluss des Lebens – Anemone, Barnacle, Brown Kelp, Weigela
- in die innere Stimme – Viburnum
- in die eigene Entscheidungsfähigkeit – Pipsissewa

VERWANDLUNG
- emotionaler Gifte – Blue Lupin

VERWIRKLICHUNG
- Silver Birch
- des inneren Schamanen – Douglas Aster
- unserer Göttlichkeit – Alum Root, Wallflower

VISION
- Perspektive – Ox-Eye Daisy
- die eigene Einzigartigkeit sehen können – Camellia
- mit den Augen eines Kindes sehen können – Lily of the Valley
- andere als Spiegelung seiner selbst sehen können – Weigela
- das große Ganze sehen können – Anemone

VISUALISIEREN
- Goatsbeard

WAHL
- Entscheidungsfähigkeit – Pipsissewa
- die einfachste Lösung finden – Lily of the Valley
- in Übereinstimmung mit der inneren Reise – Twin Flower
- begrenzende Muster loslassen – Grass Widow

WAHRHEIT
- Easter Lily, Sand Dollar

WEISHEIT
- des inneren Kindes – Lily of the Valley
- Integration inneren Wissens und äußerer Erfahrung – Weigela
- Zugang zu innerer Weisheit – Fairy Bell, Grass Widow, Periwinkle
- des Weiblichen – Barnacle
- spirituelle Weisheit – Arbutus, Red Huckleberry
- des Körpers – Orange Honeysuckle

WERTSCHÄTZUNG
- Dolphin, Purple Magnolia, Wallflower

WIEDERGEBURT
- Death Camas

WILLENSKRAFT
- destruktive Verhaltensmuster zu ändern – Forsythia
- Stärkung des Willens – Bluebell
- sich in der Arbeit zu verwirklichen – Surfgrass
- alte Überzeugungen aufzugeben – Grass Widow

WOHLSTANDSBEWUSSTSEIN
- Polyanthus, Barnacle, Fireweed

WUNDER
- Sponge

ZENTRIERT
- Periwinkle, Douglas Aster

ZENTRIERUNG
- durch Einnahme einer weiteren Perspektive – Ox-Eye Daisy
- als Teil der Meditation – Goatsbeard
- zur Erlangung gechannelter Informationen – Viburnum
- zur Verbesserung der Fähigkeit der Innenschau – Brown Kelp

ZUFRIEDENHEIT
- Hermit Crab

ZUGÄNGLICHKEIT
- Chickweed, Sea Turtle

ZUHAUSE
- Sea Turtle
- im Körper – Purple Magnolia
- in der Welt – Arbutus

ZULASSEN
- Kontrolle aufzugeben – Anemone, Sea Palm
- von Kummer – Starfish
- höhere Kräfte zu kanalisieren – Barnacle

ZUSAMMENARBEIT
- Coral, Harvest Lily

ZUVERSICHT
- Brown Kelp, Poison Hemlock

Geistige, emotionale und spirituelle Herausforderungen

ABGEDREHT
- Windflower, Sea Turtle

ABTRENNUNG
- Indian Pipe, Poplar, Fireweed, Hooker's Onion

ANGST
- Narcissus, Periwinkle
- emotional; Panikattacken und Atemstörungen – Bluebell, Urchin
- spirituelle Angst – Arbutus

APATHIE
- Periwinkle

ARROGANZ
- Whale

BEGRENZUNGEN
- Bluebell, Sand Dollar, Camellia, Chiton, Hooker's Onion, Grass Widow

BESCHRÄNKUNG
- Snowdrop

BITTERKEIT
- Chickweed, Jellyfish, Plantain

DEPRESSION
- Fairy Bell, Periwinkle, Blue Lupin, Grape Hyacinth, Jellyfish, Rainbow Kelp
- postnatale Depression – Hooker's Onion

DISSOZIATION[1]
- Weigela

DOPPELZÜNGIGKEIT
- Easter Lily

DUMMHEIT
- Hooker's Onion

DUNKELHEIT
- Diatoms, Sea Lettuce, Easter Lily, Fairy Bell, Forsythia, Rainbow Kelp, Snowberry

EGO
- Douglas Aster, Sea Lettuce, Surfgrass, Harvest Lily

EIGENSINN
- Sponge

EINSAMKEIT
- Hermit Crab, Dolphin

EMOTIONALE VERLETZUNG
- Fireweed

---

[1] Dissoziation: innerlich vom Geschehen abgespalten sein

ERMÜDUNG
- Nootka Rose

ERSTARRUNG
- Fuchsia

ETHNOZENTRIERTHEIT[1]
- Whale

FAULHEIT
- Fuchsia

FESTHALTEN
- Douglas Aster, Starfish

FESTIGKEIT
- Goatsbeard

FESTSTECKEN
- Hooker's Onion, Diatoms, Jellyfish, Anemone, Chickweed, Plantain, Poison Hemlock, Salal

FRUSTRATION
- Blue Lupin, Mussel, Hooker's Onion
- aufgrund Verwirrung über den Lebenssinn – Candystick
- aufgrund blockierter Kreativität – Orange Honeysuckle
- angesichts des Unerwarteten – Pipsissewa
- über das eigene negative Verhalten – Plantain

FURCHT
- Coral, Grass Widow, Snowdrop, Urchin, Blue Camas, Brown Kelp, Fireweed, Hermit Crab, Hooker's Onion, Jellyfish, Narcissus, Ox-Eye Daisy, Rainbow Kelp, Surfgrass
- Phobien – Poison Hemlock
- Stimulation durch Furcht; Erregung durch Furcht – Poison Hemlock
- vage und unspezifische Furcht – Surfgrass
- lähmende Furcht – Snowdrop
- Panikattacken – Bluebell

FURCHT VOR:
- Aufgabe – Nootka Rose
- Leben/Tod – Snowdrop
- Mangel – Polyanthus
- verurteilt zu werden – Grass Widow, Bluebell
- von der Gruppe getrennt zu sein – Grass Widow

GROLL
- Salal

HALTEN
- Goatsbeard, Poison Hemlock, Chiton, Grape Hyacinth, Jellyfish, Salmonberry, Snowdrop

HASS
- Vanilla Leaf, Forsythia

---

[1] Ethnozentriertheit: Sicht der Dinge ausschließlich aus menschlicher Perspektive im Gegensatz zu ganzheitlicher Perspektive

HEIMWEH
- Arbutus

HYPERAKTIVITÄT
- Sea Palm, Sea Turtle, Fuchsia, Red Huckleberry

IDENTITÄT
- Orange Honeysuckle

KÄLTE
- Fireweed, Purple Magnolia

KONFLIKT
- Alum Root, Coral, Narcissus, „Staghorn" Algae

KONTROLLE
- Anemone, Lily of the Valley, Mussel, Silver Birch, Chickweed, Poison Hemlock

KRITIKSUCHT
- Twin Flower, Plantain

KUMMER
- Purple Crocus, Starfish

LÄHMUNG
- Sea Horse
- Lähmende Angst – Snowdrop
- Lähmende Schüchternheit – Wallflower

LERNSTÖRUNGEN
- Blue Camas

MACHTKÄMPFE
- Alum Root

MASSENBEWUSSTSEIN
- sich von den Überzeugungen anderer nicht anstecken lassen – Grass Widow
- den eigenen individuellen Weg verfolgen – Bluebell
- individuelle Überzeugen hinterfragen – Death Camas

MELANCHOLIE
- Dolphin

MISSBRAUCH
- Nootka Rose, Urchin

MÜDIGKEIT
- Bluebell

NEGATIVES DENKEN
- Plantain

NEUBEGINN
- Death Camas, Pink Seaweed

OBSESSIONEN
- obsessives Denken – Forsythia
- beim Aussortieren – Barnacle
- Gedanken wie mit „einem Sprung in der Platte" – Pipsissewa

OPFERMENTALITÄT
- Anemone, Sponge, Mussel, Pipsissewa

PSYCHISCHER SCHUTZ
- Urchin

REAKTIONSFÄHIGKEIT
- Rainbow Kelp

REINIGUNG
- des Mentalkörpers – Plantain
- Veränderung als Katalysator der Reinigung – Death Camas
- Körpergifte ausscheiden – Sea Lettuce

REIZBARKEIT
- Mussel

RESIGNATION
- Arbutus, Nootka Rose, Barnacle, Dolphin

SCHAM
- Camellia

SCHOCK
- Grape Hyacinth, Fireweed

SCHÜCHTERNHEIT
- Bluebell, Windflower

SCHULD
- Camellia

SCHWERE
- Hooker's Onion

SEHNSUCHT
- Arbutus

SELBSTERKENNTNIS
- „Staghorn"" Algae

SELBSTGERECHTIGKEIT
- Salal

SELBSTHASS
- Vanilla Leaf, Forsythia

SELBSTZERSTÖRUNG
- Forsythia, Urchin

SELBSTZWEIFEL
- Viburnum

SORGEN
- Narcissus, Death Camas, Pipsissewa, Urchin

SOZIALE INTERAKTION
- Harvest Lily, Weigela

SPANNUNG
- Goatsbeard, Brown Kelp, Candystick, Chiton, Harvest Lily, Mussel, Purple Crocus

SPRACHLOSIGKEIT
- Weigela

STARRE
- Chiton, Lily of the Valley, Jellyfish, Moon Snail
- aufgrund mentaler Blockierung, Bitterkeit – Plantain
- aufgrund mangelnder innerer Integration – Camellia
- des Herzzentrums – Jellyfish
- aufgrund fester Urteile – Twin Flower

STOLZ
- Surfgrass

STRESS
- Goatsbeard, Grape Hyacinth

STUMM
- Bluebell

STURKÖPFIGKEIT
- Barnacle, Camellia

TRÄGHEIT
- Sea Horse

TRAUMA
- Grape Hyacinth, Candystick, Chiton, Hooker's Onion, Nootka Rose, Weigela

TRAURIGKEIT
- aufgrund Verlust eines geliebten Menschen – Purple Crocus
- wenn man sich isoliert und heimwehkrank fühlt – Arbutus

ÜBERKONZENTRATION
- Ox-Eye Daisy

ÜBERLEBEN
- Candystick

ÜBERWÄLTIGUNG
- Hooker's Onion

UNBEQUEMLICHKEIT
- Bluebell

UNBEWEGLICHKEIT
- Pink Seaweed, Silver Birch

UNEHRLICHKEIT
- Easter Lily

UNENTSCHLOSSENHEIT
- Pipsissewa

UNERREICHBARKEIT
- Chickweed

UNGEERDET
- Windflower

UNGESCHICKLICHKEIT
- Sea Turtle

UNSICHERHEIT
- Viburnum

URTEIL
- Twin Flower, Mussel, Salal
- Angst, verurteilt zu werden – Bluebell
- andere verurteilen – Plantain

VERÄNDERUNG
- Death Camas, Pink Seaweed, Forsythia, Fuchsia, Grass Widow, Orange Honeysuckle, Poison Hemlock

VERHAFTUNG
- Douglas Aster, Starfish, Yellow Pond Lily, Hooker's Onion, Sponge

VERKRUSTUNG
- Fuchsia

VERLOREN
- Orange Honeysuckle

VERMEIDUNG
- Hermit Crab

VERSCHLOSSENHEIT
- Camellia

VERWIRRUNG
- Blue Lupin, Brown Kelp, Periwinkle, Pipsissewa, Rainbow Kelp, „Staghorn" Algae

VERZWEIFLUNG
- Blue Lupin, Grape Hyacinth, Periwinkle, Fairy Bell

WERTLOSIGKEIT
- Polyanthus

WIDERSTAND
- Fairy Bell, Snowberry, Anemone, Jellyfish, Purple Crocus, Sea Palm, Twin Flower

WIDERSTEHEND
- Barnacle

WUT
- Blue Lupin, Candystick, Mussel, Orange Honeysuckle, Pearly Everlasting

ZERSCHLAGEN
- Windflower

ZWEIFEL
- Yellow Pond Lily
- Selbstzweifel – Viburnum

ZWIESPÄLTIGKEIT
- Fairy Bell

ZORN
- Chickweed, Plantain, Salal, Nootka Rose

Körperliche Herausforderungen auf der Basis der Chinesischen Medizin

ATEMSYSTEM:
- Bronchitis, Asthma, Kehlkopferkrankungen – Polyanthus, Sand Dollar
- allgemeines Mittel für die Atmungsorgane – Polyanthus, Sand Dollar
- Einatmung – Sea Horse
- leichtes Atmen – Bluebell, Fairy Bell, Purple Crocus
- allgemeines Tonikum für die Lungen – Arbutus

AUSSCHEIDUNG:
- Anregung des Dickdarmes – Polyanthus, Starfish
- Darmprobleme aufgrund von Stress und Emotionen – Camellia, Starfish
- Unfähigkeit, Reines von Unreinem zu trennen – Barnacle
- erhöhte Temperatur und Entzündung im Darm (Colitis Ulcerosa, Morbus Crohn) – Sea Lettuce
- Obstipation – Pink Seaweed, Poison Hemlock

GEHIRN:
- Koordination von Vorder- und Hinterhirn – Barnacle, Rainbow Kelp
- Links-Rechts-Koordination – Blue Camas
- Hydrocephalus[1] und Gehirnzellenverlust aufgrund eines Schlaganfalls – Coral
- Limbisches System[2] – Dolphin
- klares Denken – „Staghorn" Algae
- Erweiterung des Gehirnpotenzials – Whale
- Entscheidungsfindung – Pipsissewa
- Sucht, Abhängigkeit – Forsythia
- Depression – Grape Hyacinth, Periwinkle
- Gedächtnis – Periwinkle
- Autismus – Bluebell, Wallflower

HAUT, KNOCHEN, MUSKELN:
- Muskel- und Sehnenkrämpfe – Anemone
- Spannung im Rücken – Brown Kelp
- Knochen und Zähne – Pink Seaweed
- Aufrichtung der Wirbelsäule – Salmonberry, Sea Horse
- Brust und oberer Rücken – Fireweed, „Staghorn" Algae
- Nacken- und Schulterspannung – Mussel
- Halswirbelsäule – Chiton
- körperliche Spannung aufgrund von Kummer – Starfish
- allgemeine Körperspannung – Chiton
- verbesserte Koordination – „Staghorn" Algae
- Kreuzbein und Becken – Candystick
- Hautprobleme – Vanilla Leaf

---

[1] Wasserkopf
[2] Im zentralen Bereich befindliches Hirnareal, das Gefühle steuert und koordiniert.

HERZ-KREISLAUF-SYSTEM:
- Arterienverkalkung – Jellyfish
- Körpertemperatur – Moon Snail, Rainbow Kelp
- Schwindel – Mussel
- Bluthochdruck – Periwinkle, Surfgrass
- Sauerstoffversorgung des Blutes – Fireweed
- Anregung – Lily of the Valley

HORMONSYSTEM:
- Hirnanhangdrüse – Barnacle, Viburnum
- Zirbeldrüse – Grape Hyacinth, Periwinkle, Whale
- Schilddrüse – Sand Dollar, Chiton
- Thymusdrüse – Jellyfish
- Nebennieren – Surfgrass, Rainbow Kelp

IMMUNSYSTEM:
- Lymphzirkulation und -drainage – Moon Snail
- Stärkung des Immunsystemes – Goatsbeard
- Chronisches Müdigkeits Syndrom – Snowberry
- SAD (Seasonal Affected Disorder)[1] – Red Huckleberry, Snowberry

NERVENSYSTEM:
- Zentrales Nervensystem – Sea Horse
- sensorische und motorische Neuronen[2] - Sea Horse
- Krankheiten (Post Polio Syndrom, Parkinsonsche Krankheit, Multiple Sklerose) – Coral
- Lähmung – Poison Hemlock, Snowdrop
- Nervenstörungen – Periwinkle
- Degeneration des Nervensystemes – Snowdrop

REPRODUKTIONSSYSTEM:
Weiblich:
- Zysten und Wucherungen – Barnacle
- Entzündungen – Sea Lettuce
- PMS (Prämenstruelles Syndrom) – Easter Lily
- Menstruationskrämpfe – Sea Lettuce
- Operation – Sea Lettuce
- Geburt – Barnacle, Jellyfish
- Geburtstrauma (Kind oder Mutter) – Hooker's Onion, Urchin
- Menopause – Orange Honeysuckle
- Operation, Fehlgeburt, Abtreibung – Candystick
- Wehenstillstand – Poison Hemlock
- allgemeines Tonikum – Silver Birch

Männlich:
- Fruchtbarkeit – Sea Horse
- Entzündungen – Sea Lettuce
- Operation – Candystick, Sea Lettuce

---

[1] jahreszeitlich bedingte Störungen
[2] Nervenzellen, die Empfindungen bzw. Bewegungsimpulse weiterleiten

SINNESORGANE:
- verfeinerte Sinneswahrnehmung – Douglas Aster, Purple Magnolia, Rainbow Kelp, Wallflower
- Augen – Anemone, Ox-Eye Daisy, Purple Magnolia, „Staghorn" Algae
- Ohren – Brown Kelp, Ox-Eye Daisy, Whale
- Tastsinn – Purple Magnolia, Whale
- Geruch – Purple Magnolia
- Sprechen – Bluebell, Yellow Pond Lily

VERDAUUNGSSYSTEM:
- verbesserter Gallenfluss – Mussel
- Magensäure, Aufstoßen – Sea Palm
- mangelhafte Nährstoffresorption – Barnacle
- Essstörungen (zu wenig oder zuviel essen) – Urchin
- Gewichtsproblem (exzessiv) – Chickweed, Poison Hemlock
- Aufnahme und Verwertung von Nährstoffen – Sea Turtle
- Verdauungsstörungen aufgrund emotionaler Ursachen – Sponge
- Verdauungsstörungen aufgrund Vergiftung – Blue Lupin, Plantain
- Blut- und Lebervergiftung – Plantain
- Kopfschmerzen – Blue Lupin, Plantain
- Fasten und Reinigung – Death Camas
- Nahrungsmittelunverträglichkeit – Grass Widow
- nervöser Magen – Narcissus
- verbesserte Verdauung – Windflower
- generelle Anregung – Red Huckleberry

UROGENITALSYSTEM:
- Blasenprobleme – Brown Kelp
- Nierensteine und Entzündungen – Surfgrass
- fördert die Blutreinigungs- und Entgiftungsfunktion der Nieren – Coral
- Flüssigkeitsausgleich und Energiereserven – Sponge
- allgemeines Nierentonikum – Fuchsia, Snowdrop

Weitere körperliche und Lebensherausforderungen

ABTREIBUNG/FEHLGEBURT
- Candystick, Sea Lettuce

ALKOHOLISMUS
- Nootka Rose, Urchin

ANGST
- Narcissus, Periwinkle, Urchin

AUTISMUS
- Bluebell, Wallflower

BLUTHOCHDRUCK
- Periwinkle, Surfgrass

CHRONISCHES MÜDIGKEITS SYNDROM
- Diatoms, Dolphin, Snowberry

DEGENERATIVE ERKRANKUNGEN
- Diatoms

DEPRESSION
- allgemein – Blue Lupin, Fairy Bell, Grape Hyacinth, Jellyfish, Periwinkle, Rainbow Kelp
- schweres Herz – Dolphin
- nach der Geburt – Hooker's Onion

ENERGIE, VITALITÄT
- Mangel an Energie – Bluebell, Coral
- Verjüngung – Dolphin, Goatsbeard
- Körperliche Ausdauer – Sea Horse

ERSCHÖPFUNG
- müde – Bluebell
- allgemeines körperliches Tonikum – Whale

ESSSTÖRUNGEN
- Forsythia, Sea Palm, Urchin

GEBURT
- Barnacle, Candystick, Hooker's Onion, Jellyfish
- Wehenstillstand – Poison Hemlock

GEWICHTSREGULATION
- Chickweed, Chiton, Poison Hemlock, Urchin

HOMÖOSTASE
- Surfgrass

JAHRESZEITLICH BEDINGTE STÖRUNGEN
- Diatoms, Grape Hyacinth, Periwinkle, Snowberry

KOPFSCHMERZEN
- Blue Lupin, Plantain, Mussel

KÖRPERLICHER SCHMERZ
- Anemone

MENOPAUSE
- Orange Honeysuckle

MISSBRAUCH
- körperlich, sexuell, emotional – Nootka Rose, Sponge, Urchin
- Selbstmissbrauch – Forsythia, Nootka Rose

NACHGEBURTLICHE DEPRESSION
- Hooker's Onion

NEUANFANG
- Death Camas, Pink Seaweed

OBSESSIONEN
- Barnacle, Narcissus, Urchin

PANIKATTACKEN
- Bluebell, Urchin

PRÄMENSTRUELLES SYNDROM (PMS)
- Easter Lily

RESIGNATION:
- sich verloren und heimwehkrank fühlen – Arbutus, Dolphin
- emotional oder körperlich aufgeben – Nootka Rose
- sich als Kind unerwünscht und ungeliebt fühlen – Sea Palm

SCHEIDUNG
- loslassen – Starfish
- Bitterkeit und Groll loslassen – Jellyfish

SCHLEUDERTRAUMA
- Chiton, Mussel

SCHWINDELGEFÜHL
- Mussel

SEXUALITÄT, SINNLICHKEIT
- sich seiner Sinne erfreuen können – Dolphin, Purple Magnolia, Whale
- sexuelle Frustration – Mussel
- Unfähigkeit, sexuelle Energie ausdrücken zu können – Dolphin, Purple Magnolia
- sexuelle Energie in kreative Kanäle leiten – Orange Honeysuckle

SUCHT, ABHÄNGIGKEIT
- Forsythia, Urchin

TOD EINER GELIEBTEN PERSON, SCHWERES HERZ
- Dolphin, Purple Crocus
- den Kummer zulassen können – Starfish

TRAUMA
- Selbstmordtendenz – Urchin

ZELLGEDÄCHTNIS (VERLUST ODER FÄHIGKEIT DER ZELLEN, IHRE AUFGABE WAHRZUNEHMEN)
- Diatoms

Anhang A

Edelstein- und Kristallessenzen

Die Mutteressenzen der Edelstein- und Kristallessenzen von Pacific Essences werden liebevoll mit Hilfe von sowohl Sonnen- wie auch Mondkraft hergestellt. Sowohl Edelsteine als auch Kristalle besitzen besondere Schwingungsfrequenzen, die auf die Chakren und die mit ihnen verbundenen Drüsen im menschlichen Körper wirken. Sie lösen im menschlichen Energiefeld aufgrund ihrer Farbe, Chemie und Kristallstruktur besondere Resonanz aus. Durch die kristallinen Strukturen senden die Steine dauerhafte und sich wiederholende Schwingungsmuster aus. Das Energiefeld des menschlichen Körpers passt sich diesen an und kommt so ins Gleichgewicht.

AMBER – Erleuchtung von Verstand und Herz
AMETHYST – Transformation von Energie; Schutz
APOPHYLITE – klärt Resonanzen „alter Geschichten" sowohl körperlich wie geistig
AQUAMARINE – friedlich, beruhigend, besänftigend; Thymusausgleich
ARAGONITE – Selbstvertrauen und innere Sicherheit
AVENTURINE – hilft bei Meditation und Visualisierung
AZURITE – besänftigt Einstellungen und Haltungen; Bewusstheit der Perfektion in allen Dingen
BLOODSTONE – Harmonisierung der Energiezentren
BLUE LACE AGATE – Verbindung des sechsten und siebten Chakras; Inspiration und Anmut
CALCITE – lindert Angst; verbessert das Traumgedächtnis
CARNELIAN – erhöht die Vitalität; stimuliert die Leber zur Ausscheidung von Unreinheiten
CELESTITE – bringt das Bewusstsein in himmlische Reiche; verbessert die Wahrnehmung
CHRYSOCOLLA – Harmonie, Balance, Ganzheit, Integration; vereinigt viertes und fünftes Chakra
CITRINE – Gedankenmuster klären, um durch Einstimmung auf die kreative Lebenskraft das zu realisieren, was man wirklich will
CORAL – sich mit den inneren Tiefen verbinden; symbolisiert die Energie der Lebenskraft
CROCOITE – Kummer loslassen; lernen, vor dem emotionalen Reagieren erst nachzudenken
EMERALD – Weisheit erlangen und Liebe ausstrahlen
FIRE AGATE – Transformation zu Harmonie und Liebe; Herzmittel

FLUORITE – Transformation und Hingabe; materielles und geistiges über das Scheitel-Chakra in Verbindung bringen
FUCHSITE – erhebt Emotionen aus dem Unbewussten ins Bewusstsein und weiter in die Psyche und Intuition
GALENA – Aufnahmefähigkeit und mikroskopische Intensität; hilft Gedanken zu verändern
GREEN GARNET – reinigt die Gedanken
GREEN TOURMALINE – eliminiert mentale und emotionale Gifte
HEMATITE – verbessert den Energiefluss der Meridiane
IOLITE – verknüpft Vision und Kommunikation
JADE – emotionale Erdung; heilt tiefe emotionale Wunden
JASPER – Körpermittel; harmonisiert Körperenergien
KUNZITE – stabilisiert reine Liebe und Freude im Herzen
LAPISLAZULI – Transzendenz des Egos; zu einem klaren Kanal werden und andere sehen können, ohne zu urteilen
LARIMAR – ein kleines Kind werden; Entzücken und Freude, Weisheit und Unschuld
LEPIDOLITE – Integration der Hirnhälften; lindert Depressionen und ermöglicht eine größere Perspektive
MALACHITE – was innen ist, nach außen reflektieren
MOONSTONE – Vision und Selbstbewusstsein
MUSCOVITE – Harmonisierung des Hormonsystemes und der Chakren
OBSIDIAN – Erdung und Manifestation spiritueller Qualitäten
ONYX – Schwingungen aufnehmen und transformieren
OPAL – körperlich und spirituell eins sein; erhöht die Bewusstheit
PEARL – Liebesenergie aufnehmen und festhalten; Reinheit, Schönheit, Mitgefühl
PERIDOTE – spirituelle Unsicherheit auflösen
QUARTZ CRYSTAL – verstärkt Gedanken und Gefühle; wirkt über die Thymusdrüse auf das ganze Immunsystem; Verschwiegenheit; Verstopfung dekristallisieren
RED GARNET – erweckt große Liebe und Mitgefühl
RHODOCHROSITE – verbindet die Chakren über das Sonnengeflecht
ROSE QUARTZ – Selbsterfüllung und innerer Frieden; die Macht der Vergebung, die Selbstliebe zurückgewinnen; löst alles auf, was das Geben und Nehmen aus ganzem Herzen verhindert
RUBELLITE – Freude an der Liebe und Überschwänglichkeit ausdrücken
RUBY – Liebe und Mut, sein höchstes Potenzial auszudrücken
RUTILE – Angst und Furcht lindern; gestörte Energiemuster ausgleichen
SAPPHIRE – Vertrauen und Hingabe; sich seiner spirituellen Natur öffnen
SELENITE – sich auf die innere Wahrheit konzentrieren; in Kontakt mit der Quelle seiner Gedanken stehen
SERPENTINE – stimuliert psychische Fähigkeiten, lindert Angst in Bezug auf größere Visionen
SILICA – geistige Verwirrung klären
SMOKY QUARTZ – Adrenalinausgleich; vernebelte Gedanken klären; das Bewusstsein erhöhen

SUGELITE – auf den Mentalkörper einstimmen, dadurch erkennen, was das körperliche Problem verursacht hat; Unschuld und Weisheit
SULPHUR – Starre erweichen, Beweglichkeit sowohl körperlich wie geistig verbessern
TIGER'S EYE – die Verschiedenheit in der Einheit erkennen und akzeptieren, dadurch richtig handeln können
TOPAZ – Licht, Freude, Liebe; christusartige Qualitäten
TOURMALINE – Chakren und Meridiane ausgleichen
TURQUISE – Stärke, Ausgleich, Vitalität
UNAKITE – aus der rechten Einstellung zum rechten Handeln finden
WAVELLITE – Widerstand aufgeben und sich auf den Fluss des Lebens einlassen

Anhang B

Die Göttinnenessenzen

Die neun Göttinnenessenzen wurden in der Silvesternacht 1990 mit der Energie des blauen Mondes hergestellt. Jede dieser Essenzen besitzt entweder die Qualitäten des assoziierten Göttin-Archetyps oder unterstützt bei der Bewältigung der von ihnen gestellten Herausforderungen.

Die Essenzen können sowohl von Frauen wie Männern eingenommen werden. Sie helfen den Frauen, die Energie der jeweiligen Göttin zu entwickeln, wenn sie durch verschiedene archetypische Lebensstadien gehen. Männer können mit ihrer Hilfe die innere Göttinenergie in sich entdecken und fühlen. Die Wirkung dieser Essenzen zielt auf ein besseres Verständnis und eine bessere Kommunikation der Geschlechter untereinander. Sie bringen die Menschen wieder zusammen. Zudem helfen sie, die inneren göttlichen Anteile in sich selbst wie in anderen zu bemerken und anzuerkennen.

Die neun Göttinnenessenzen sind:

Kali
- Hindu Göttin der Schöpfung und Zerstörung
- Themen von Macht und Zerstörung, besonders der Selbstzerstörung
- Ausdruck ursprünglicher Energie; den Tanz des Lebens mit Leidenschaft und Anmut tanzen

Maya
- Weberin des Netzes der Illusion auf der Erde
- Annahme des Selbst als Ausdruck der Göttlichkeit
- Fähigkeit, die pure Essenz des Seins zu erleben

Radha
- der weibliche Aspekt Krishnas; gemeinsam repräsentieren sie die große Liebe in Beziehungen
- Hingabe zum Selbst, zu anderen, zu Gott/Göttin, zu allem, was ist

Shakti	• die sich windende Schlange an der Basis der Wirbelsäule – Kundalini
	• machtvolle sexuelle Energie der Schöpfung
Isis	• ägyptische Göttin der Fruchtbarkeit, hingabevolle Liebhaberin/ Gattin des Osiris
	• kann benutzt werden, um verwandte Seele anzuziehen; für Selbsttransformation durch Kummer über den Verlust eines Seelenpartners
Sita	• Tochter der Erde, Freundin der Pflanzen und Tiere
	• unterstützt die Kommunikation mit Wesen des Pflanzen- und Tierreiches
	• bringt Sanftheit hervor
Demeter	• griechische Göttin der Landwirtschaft und Fruchtbarkeit
	• Themen der Kreativität, Produktivität und Fruchtbarkeit
	• hilft bei der Abnabelung nach der Geburt und anderen Trennungen, wie sie im Laufe des Lebens zwischen Eltern und Kindern vorkommen
Persephone	• griechische Göttin der Unterwelt
	• Zugang zu Weisheit und Unbewusstem
	• Heilung des inneren Kindes
Kuan Ying	• chinesische Göttin des Mitgefühles und der Gnade
	• diese Qualitäten entwickeln, uns nähren, wenn unsere Last zu schwer geworden ist

Anhang C

Wohlstand

Die Abundance[1]-Essenz ist eine Kombination aus pflanzlichen und mineralischen Essenzen auf einer Basis von 60 % reinem Quellwasser und 40 % Brandy zur Konservierung. Sie stimmt unsere vier Körper (materiell, emotional, mental, spirituell) aufeinander ab, so dass wir ihre konzentrierte Kraft für unsere Ziele einsetzen können, während wir zugleich unsere Verbindung zum Fluss des Lebens festigen. Diese Essenz vermittelt Wohlstandsbewusstsein.

Oral eingenommen lindert die Abundance-Essenz Selbstzweifel und bestärkt das Selbstwertgefühl. Dadurch wird die innere Bereitschaft gefördert, am Fluss des Lebens teilzuhaben und seine Fülle anzunehmen. Es ist eine Essenz, die unser Bewusstsein transformiert.

Das Abundance-Öl ist ein reines ätherisches Öl, das man für Massagen und Bäder oder in der Duftlampe benutzen kann. Enthalten ist neben der Abundance-Essenz noch das ätherische Öl der Mandarine, deren Orange für die Heilung der

---

[1] Wörtlich: Reichtum, Fülle, Überfluss

Kreativität und Produktivität steht. Ihr angenehmer Duft bringt einem das Wunder und die Freude der Weihnacht näher – das Fest der Liebe, Freude und der Fülle. Er wärmt und besänftigt die Körper/Geist-Einheit und hält einen auf dem schmalen Grat zwischen der Erregung und der Angst, die immer mit neuen Unternehmungen einhergehen. Wir werden frei und können voll am Abenteuer des Lebens teilhaben, indem wir alle begrenzenden Überzeugungen sanft aufgeben.

Das Abundance-Programm dauert genau 22 Tage. Sowohl die Abundance-Essenz wie auch das Abundance-Öl werden während dieser Zeit täglich verwendet.

Der Sinn dieser 22-tägigen Kur ist der Aufbau eines neuen Rahmens innerer Überzeugungen, innerhalb dessen Wohlstand sich auf allen Ebenen des Lebens manifestieren kann. Man kann die Übungen des Abundance-Programms auf einen bestimmten Lebensbereich konzentrieren, z.B. Geld, Beziehungen, Arbeit, Familie oder jeden anderen Bereich, in dem man Mangel erfährt.

Jede Übung ist speziell darauf konzipiert, alte Überzeugungen, die einem nicht mehr helfen, sondern eher schaden, loszulassen und eine neue Erfahrung des Reichtumes im gleichen Bereich zu erschaffen. Die Übungen, die Essenz und das Öl gemeinsam bewirken eine Neuausrichtung des Zellgedächtnisses, so dass man die eigene innere Kraft tatsächlich erfahren kann, die das entstehen lässt, was man sich wirklich wünscht.

Das 22-tägige Abundance-Programm wurde ins Spanische, Portugiesische, Französische, Deutsche und Japanische übersetzt. Darüber hinaus entwickelten wir ein Ausbildungsprogramm für künftige Abundance-Trainer, deren erste Absolventen 1997 in Argentinien ihr Abschlusszertifikat erhielten.

Bezugsadressen für Pacific Essences®

CANADA

Pacific Essences®

Box 8317, Victoria, B.C., V8W 3R9, CANADA

Tel. (001) 250 384-5560, Fax: (001) 250595-7700

Websites: http://www.pacificessences.com,
http://www.energymedicine.bc.ca

EUROPA

Hans Finck, Zephir Aps

Treenering 105 – Postfach 22, D-24581 Eggebek, DEUTSCHLAND

Tel. (0049) 4609 1526, Fax (0049) 4609 1535

Jörg Egger, Chrüter Drogerie Egger

Unterstadt 28, CH-8200 Schaffhausen, SCHWEIZ

Tel. (0041) 52624 5030, Fax (0041) 52624 6457

Bram Zaalberg

St. Hanstraat 3, NL-5964 AA Horst-Meterik, NIEDERLANDE

Tel. (0031) 77398 7826, Fax (0031) 77398 7827

Alain Wauters

22 Ave. A. Demeurs, B-1060 Bruxelles, BELGIEN

Tel. (0032) 2 539 2487, Fax (0032) 2 539 1311

Don Dennis, International Flower Essence Repertoire

Milland Liphook, Hants GV30 7JS, ENGLAND

Tel. (0044) 1428 741572, Fax (0044) 1428 741679

Wir führen das gesamte Sortiment der Pacific Essences

48 Blütenessenzen, 24 Meeresessenzen
im Set zu 7,4 ml und 30 ml oder als Einzelfläschchen 30 ml

Blütenessenzen und Elixiere aus aller Welt

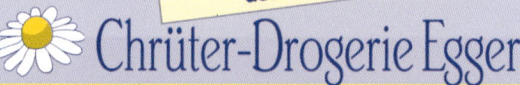

Chrüter-Drogerie Egger

Unterstadt 28 CH-8202 Schaffhausen Tel. 0049-(0)52-624 50 30 Fax -624 64 57 e-mail: egger@swissworld.ch

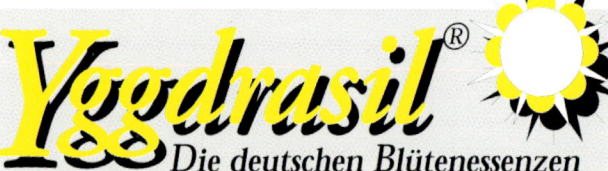

Yggdrasil®
Die deutschen Blütenessenzen

Dipl.-Ing. Ute Janson, Talpromenade 2b, 90765 Fürth
Tel. (0911) 76 35 17, Fax (0911) 7 65 92 73

e-mail: yggdrasil.essenzen@t-online.de

- Blütenessenzen nach Dr. Bach
- Weitere heimische Blütenessenzen
- Ätherische Öle
- Blütenessenzmischungen

Horus Blütenessenzen

Blütenessenzen
für die Geburtsvorbereitung
Essenzen aus aller Welt
Living-Essences
Oele
Cremes
Fachliteratur

Informationen und Versand:

Dirk Albrodt
Wittener Straße 80a
42279 Wuppertal
Tel.: 02 02 - 64 97 09
Fax: 02 02 - 66 31 20

Blütenessenzen aus aller Welt

LF
Naturprodukte

Treenering 105
D-24852 Eggebek
Telefon: 04609-9102-0
Telefax: 04609-9102-34

---

www.bach-bluetenessenzen.de

MEGS Bachblüten und Essenzen
Internationaler Fachhandel SCCI
Versand Beratung Kurse

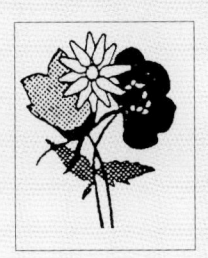

Original Bachblüten aus England
sowie
Blütenessenzen aus aller Welt

Info BRD: Tel. 07244-609486 / Fax 07244-609487
E-mail: MegsFairsand@compuserve.com
Postanschrift: B.P. 12, F-67161 Wissembourg - Cedex

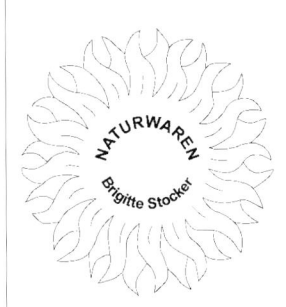

Blütenessenzen aus aller Welt
NATURWAREN Brigitte Stocker
http://www.webb.at/stocker

Blütenberatung und Kurse
BLÜTENZENTRUM
Verein f. Ernährung und Blütenberatung
http://www.webb.at/bz

Tel./Fax.: +43 1 5230330   A-1070 Wien, Gutenberggasse 17

Keilholz Blütenessenzen

- werden von uns ausschliesslich von Hand hergestellt
- keine chemischen Wirkstoffe
- werden von uns innerhalb von zwei Tagen nach Bestelleingang verschickt
- liefern wir auch in Kleinmengen ab einer Flasche (5ml, 10ml, 20ml, 30 ml, 40ml, bis 500ml)
- liefern wir zu günstigen Komplettsatz - Preisen, bzw. zu verbilligten Mengenkonditionen

Blütenmittel - Zubehör
Leerflaschen von 5 - 50ml und Pipettenverschlüsse für Tropfflaschen

Literatur
Ausgewählte spirituelle Literatur

Salzkristall - Leuchten
Natürliches Licht mit Salzleuchten von Zauberstein

Echte Dänische Kerzen - Faszination aus Licht
Faszination aus Licht und Form mit handgearbeiteten Kerzen

Pro - Sil
Handgearbeitete therapeutische Kissen und Auflagen

NEU: Bachblüten - Lieder
Lieder und Texte von Ursula Keilholz über alle 38 Bachblüten
Erhältlich als Doppel-CD

Informationen und Bestelllisten erhalten Sie auf Anfrage bei:

Blütenwelt Keilholz
Oberrödel 11
91161 Hilpoltstein

Tel.: 09177 - 815
Fax: 09177 - 9542

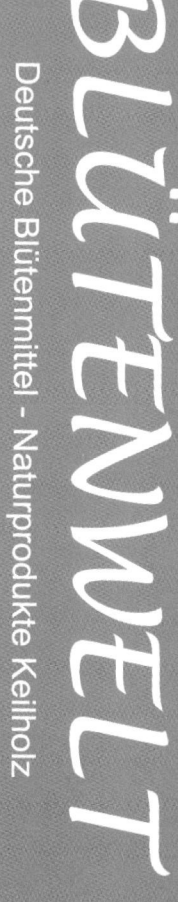

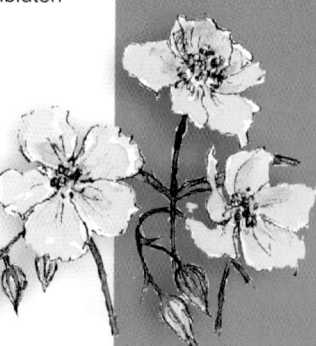

BLüTENWELT — Deutsche Blütenmittel - Naturprodukte Keilholz

Bibliografie

Bach, Richard. *Illusions*.
Delacorte Press: 1977.

Clark, Lewis. *Wild Flowers of the Pacific Northwest*. Sidney, B.C. Canada: Gray's Publishing Limited, 1976.

Choa Kok Sui. *Pranic Healing*
Samuel Weiser, Inc. York Beach, Maine 1990.

_____ *Advanced Pranic Healing*
Institute of Inner Studies, Inc. Manila, Philippines 1992.

Chopra, Deepak. *Unconditional Life*
Bantam Books, New York 1991.

_____ *Ageless Body, Timeless Mind*
Harmony Books / New York 1993.

_____ *The Seven Spiritual Laws Of Success*
Amber-Allen Publishing, San Rafael, California 1994.

Connelly, Dianne. *Traditional Acupuncture*. The Law of the Five Elements. Columbia, Maryland: Centre for Traditional Acupuncture, 1975.

Gerber, Richard, M.D. *Vibrational Medicine*. Santa Fe, New Mexico: Bear & Company, 1988.

Harbo, Rick. *Tidepool & Reef*. Surrey, B.C. Canada: Hancock House, 1980.

Judith, Anodea. *Wheels of Life*. St. Paul, Minnesota: Llewellyn Publications, 1987.

Lao Tsu. *Tao Te Ching*. New York: Random House, 1972.

McConnaughey, Bayard & Evelyn. *Pacific Coast*. New York: Alfred A. Knopf, 1985.

Raheem, Aminah, Ph.D. *Soul Return*. Boulder Creek, California: Aslan Publishing, 1991.

Siegel, Bernie, M.D. *Love, Medicine & Miracles*. New York: Harper & Row, 1986.

Stark, Raymond. *Guide to Indian Herbs*. Surrey, B.C. Canada: Hancock House, 1981.

Stuart, Malcolm, editor. *The Encyclopedia of Herbs and Herbalism*. London: Orbis Publishing Limited, 1979.

Teeguarden, Iona. *The Joy of Feeling*. Tokyo: Japan Publications, 1986.

Thie, John, D.C. *Touch for Health*. Marina del Rey, California: DeVorss & Company, 1973.

Underhill, J.E. *Roadside Wildflowers of the Northwest*. Surrey, B.C. Canada: Hancock House, 1981.

_____ *Northwest Wild Berries*. Surrey, B.C. Canada: Hancock House, 1981.

Wanless, James. *Voyager Tarot*. Carmel, California: Merrill-West Publishing, 1989.

Westlake, Aubrey. *The Pattern of Health*. Berkeley & London: Shambhala, 1973.

Wood, Matthew. *SEVEN HERBS Plants As Teachers*. Berkeley, California: North Atlantic Books, 1986.

Edition Tirta: Die Enzyklopädien

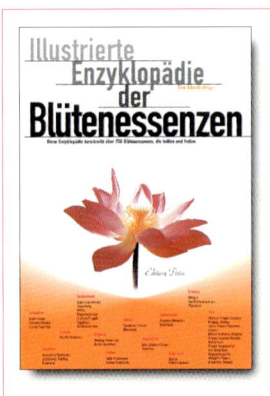

Band 1 der *"Illustrierten Enzyklopädie der Blütenessenzen"*:
Der Herausgeber *Dirk Albrodt* ist bekannt durch Veröffentlichungen zum Thema Blütentherapie und hat in diesem Werk ca. **750 der wichtigsten Essenzen** der Welt beschrieben: sowohl, was den botanischen Hintergrund der Pflanze betrifft, als auch die Anwendungsbereiche und „Themen" der Blüten bzw. ihrer Essenzen. **Mehrere Register** erleichtern den schnellen Zugriff, und über **600 ansprechende Farbfotos** ermöglichen den wichtigen visuellen Eindruck.
„Kompliment zur einmaligen Gliederung und zum Layout, vor allem zur gelungenen Konzeption! Danke für das Lesevergnügen, interessant endlich auch mal über Bach hinaus!" (Jost Kröger, HP Freie Heilkunde).

830 Seiten,
Format: 23 x 16 cm
Ausstattung: komplett 4farbig, über 600 Fotos, zusätzlich Zeichnungen, Fadenheftung, Hardcover

ISBN: 3-89416-780-7
DM 89,-, SFr 81.-, ÖS 650

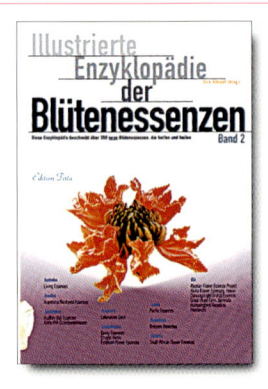

Band 2 der *"Illustrierten Enzyklopädie der Blütenessenzen"*
ergänzt die erfolgreiche Enzyklopädie um ca. **380 Essenzen internationaler Hersteller**. Darunter bekannte Namen wie *Findhorn Essenzen* (GB), *Korte PHI* (D) oder *Perelandra* (USA). Hierzulande noch unbekanntere wie *South African Essences, Green Hope Farm*, Bermuda, oder *Laboratoire Deva* aus Frankreich u.a. werden ebenso ausführlich präsentiert.
Außerdem bringen die Beschreibungen der **neuesten Essenzen** von *Aloha, Hawaii*, bis *Pacific Essences* aus Kanada das Gesamtwerk wieder auf den aktuellsten Stand.
Ein **gemeinsames Repertorium für Band 1 und 2** erleichtert den Zugriff auf die Informationsfülle beider Bände.

544 Seiten,
Format: 23 x 16 cm
Ausstattung: komplett 4farbig, über 380 Fotos, zusätzlich Zeichnungen, Fadenheftung, Hardcover

ISBN: 3-89416-787-4
DM 48.-, SFr 46.-, ÖS 350.-

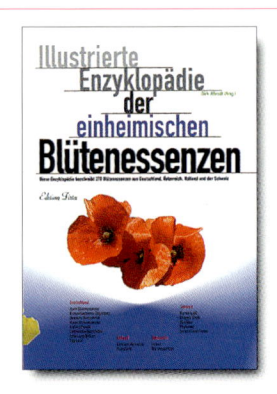

Die *"Illustrierte Enzyklopädie der einheimischen Blütenessenzen"* gibt erstmals einen umfassenden und aktuellen Überblick über den Stand der Blütentherapie in unseren Breiten. Neben bebilderten Porträts von **über 250 Blütenessenzen** beinhaltet das Buch den geschichtlichen Rück- und Ausblick dieser Therapie und Selbstbehandlungsweise, schildert verschiedene Auswahlverfahren und Anwendungsformen und bietet darüber hinaus nicht nur ein **ausführliches Symptomverzeichnis** sondern zudem weitere Register, die eine Anwendung der einheimischen Essenzen sowohl dem professionellen Behandler wie dem Laien wesentlich erleichtern. Diese Enzyklopädie ist das aktuellste Handbuch zur Blütentherapie in unserer Region.

432 Seiten,
Format: 23 x 16 cm
Ausstattung: komplett 4farbig, über 300 Fotos, zusätzlich Zeichnungen, Fadenheftung, Hardcover

ISBN: 3-89416-784-X
DM 48.-, SFr 46.-, ÖS 350.-

Edition Tirta: weitere Fachbücher

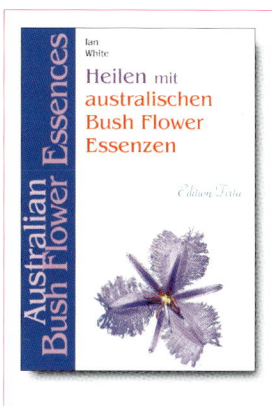

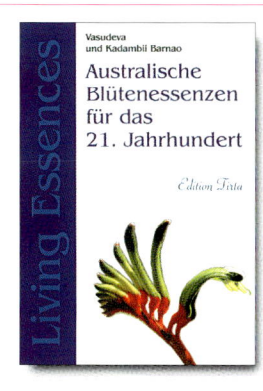

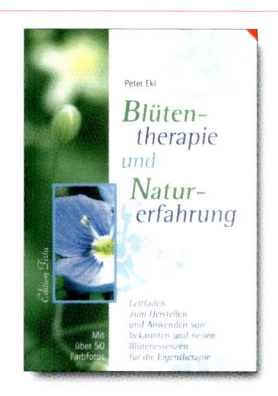

Ian White:
Heilen mit australischen Bush-Flower-Essenzen
Nach seinem ersten Buch "Australische Bush-Blütenessenzen" (1991), das weltweit ein Bestseller wurde, liegt nun der langerwartete Folgeband vor.

Aus dessen Inhalt:
- **Die Heilqualitäten von 12 neuen Bush-Blütenessenzen**
- **Neueste Forschungsergebnisse aus der Anwendung der ersten 50 Bush-Flower-Essenzen**
- **Rezepturen für Kombinationsmittel und Begleiter-Essenzen**
- **Repertorien der körperlichen und emotionalen Symptome**
- **Gefühlsstörungen und deren Ausgleich während der Schwangerschaft und im Arbeitsleben**
- **Iris-Diagnose**
- **Ziele setzen und Ziele erreichen**
- **Astrologie, Gesundheit und Essenzen**

336 Seiten,
Format: 23 x 16 cm
Ausstattung: teilweise 4farbig, 25 Fotos, 12 Zeichnungen, 150 Seiten Repertorium, Fadenheftung, flexibler Einband

ISBN: 3-89416-789-0
DM 48.-, SFr 46.-, ÖS 350.-

Vasudeva und Kadambii Barnao:
Die **Australischen Blütenessenzen für das 21. Jahrhundert** (Living Essences) zählen zu den bestdokumentierten nach-Bach'schen Essenzen. *Vasudeva Barnao* leitet seit 1983 gemeinsam mit seiner Frau die *Australasian Flower Essence Academy*. Als erste untersuchten sie die Möglichkeiten eines Zusammenwirkens von Blütenessenzen und Akupunkturpunkten und entwickelten spezielle Techniken der äußerlichen Anwendung. Das Buch beschreibt detailliert **90 australische Essenzen**, Anwendungsmöglichkeiten bei Mensch und Tier und erstmals ausführlich die **Kombinationsmöglichkeiten mit Akupressurbehandlung.**
Ein Meilenstein!

288 Seiten,
Format: 23 x 16 cm
Ausstattung: komplett 4farbig, 150 Fotos, 40 florale Akupunkturkarten Fadenheftung, flexibler Einband

ISBN: 3-89416-785-8
DM 48.-, SFr 46.-, ÖS 350.-

Peter Ekl:
Blütentherapie und Naturerfahrung
Wer sich mit der **Blütentherapie nach Dr. Bach** befaßt, steht bald vor der Frage, wie Dr. Bach erkennen konnte, welche Blütenessenzen seelische Zustände des Menschen harmonisieren können. *Peter Ekl* hat erkannt, daß **grundsätzlich jeder Mensch die Fähigkeit besitzt**, solche Entsprechungen zu erspüren, auch bei anderen (neuen) Pflanzen, die nicht von Dr. Bach beschrieben wurden. *Peter Ekl* erläutert **alle Methoden der Herstellung** von Blütenessenzen. **Fallgeschichten** von Menschen, die mit der beschriebenen Methode praktisch gearbeitet haben, vertiefen das Verständnis. **Ein komplettes Blütenseminar, erstmals in Buchform.**

240 Seiten,
Format: 23 x 16 cm
Ausstattung: s/w, 32 Farbseiten mit 71 Farbfotos, zusätzlich Zeichnungen, Fadenheftung, flexibler Einband

ISBN: 3-89416-782-3
DM 29,80, SFr 29.-, ÖS 218

Edition Tirta: Bachblüten-Fotokarten

**Die Blüten des Edward Bach,
Foto-Kartenset für Diagnose und Meditation**
Die Serie zeigt alle Bachblüten, wunderschön fotografiert von Helmut Maier
Eines der schönsten Bachblüten-Kartensets überhaupt!
Die Karten ergänzen jedes Buch über Bachblüten.

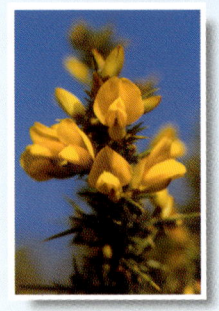

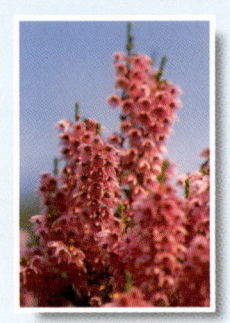

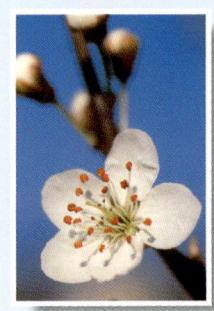

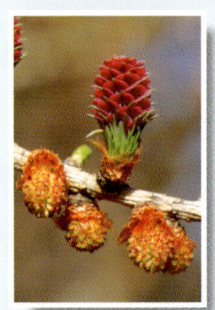

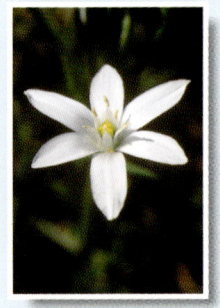

Gorse	Heather	Cherryplum
Larch	Star of Bethlehem	Mustard
Centaury	Rock Rose	Honeysuckle

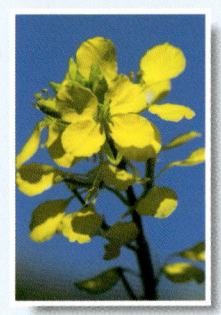

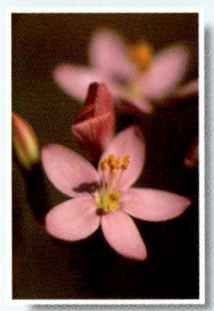

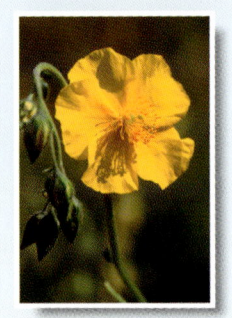

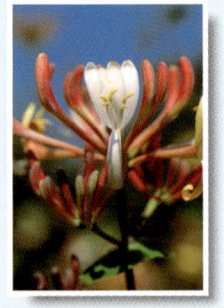

Die Blüten des Edward Bach
Foto-Kartenset zur Meditation und Diagnose.
38 Karten im Etui
Format: 10,5 x 15 cm
ISBN. 3-89416-788-2
DM 29.80, SFr 29.-, ÖS 218
empf. Verkaufspreis

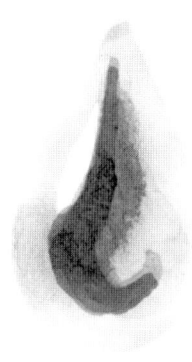

Blütenessenzen

Wir führen alle bekannten, empfehlenswerten Essenzen der Welt.

England: Milagra-Bach Essenzen, Nelson-Bach, Healing Herbs
weltweit: Alaska, Aloha, Araretema, Aum Himalaya, Aurin, Bailey, Bloesem Remedies, Blütenarbeitskreis, Australian Bush, Desert Alchemy, F.E.S. Quintessenzen, Flores de Avalon, Findhorn, Fox Mountain, Green Man Tree, Healing Herbs, Himalaya Flower Enhancers, Horus, Irisflora, Australian Living, Master's, Milagra, Nelson, Orchideen, Pacific, Petite fleur, Perelandra, Sardinian, South African, Star und viele andere

Ätherische Öle, Teebaumöl und Teebaumölprodukte

Milagra-Notfallcermen und Gel, Hautrcemen und Körperpflegeproducte mit Blütenessenzen Æ Schmerz-, Arthritis- und Lüstercreme Æ Massagelotionen und -öle Farbtherapieprodukte Æ Aspara Vital Kosmetikprodukte Teebaumöl-Körperpflegeprodukte Æ Heilpflanzentüchlein

Alle Essenzen aus einem Haus.
Direktlieferung zu erschwinglichen Preisen.

Gratisanruf (internationale Gratisnummer)
00800 27 72 51 27 *(00800-ESSENCES)*

Direktwahl 0034 95 668 77 03
Faxnummer 0034 95 668 78 28
e-mail: milagra@cdz.servicom.es

MILAGRA GmbH
Baumgartenstrasse 43, PF 747
CH-2540 Grenchen (Schweiz)

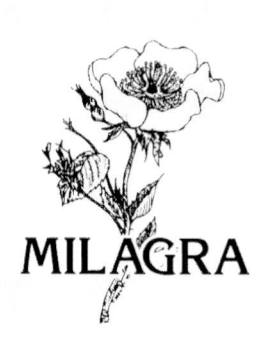

MILAGRA

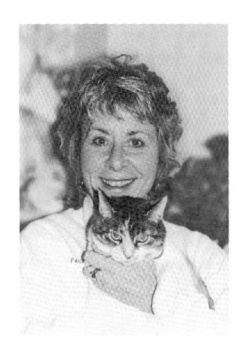

Die Autorin

Sabina Pettitt liebt das Leben, die Menschen und die Natur. All dies bringt sie in ihrer therapeutischen Arbeit zum Ausdruck – als Akupunkteurin, Beraterin, Blütentherapeutin und Forscherin.

In ihrer Arbeit dreht sich alles um Ganzheitlichkeit und Selbstaktualisierung, das gilt sowohl für sie selbst wie für ihre Klienten. Sie betrachtet das Leben, die Menschen und die Pflanzen als sich entfaltende Energien – als Mysterium. Vielleicht liebt sie gerade deshalb die Schwingungsheilkunde so sehr, dass sie dieser ihr ganzes Leben widmet.

1983 gründete sie mit einer Freundin Pacific Essences, eine Firma, die sich die Erforschung der Heilqualitäten der Pflanzen des pazifischen Nordwestens zur Aufgabe gemacht hat.

Seit 1985 stellt sie Essenzen aus Pflanzen und Meereswesen des Pazifischen Ozeanes her. Schon die ersten zwölf Meeresessenzen entpuppten sich als wertvolle Schwingungsheilmittel, die später entwickelten besitzen die erstaunlichen Energien von Pilotwalen, Seepferdchen, Delfinen und Seeschildkröten.

1991 war Sabina Gastgeberin und Organisatorin des zweiten internationalen Blütenessenzenkongresses mit 35 Referenten und über 200 Teilnehmern aus aller Welt.

1992 entwickelte sie das Abundance-Programm, das Essenzen, Aromatherapie und therapeutische Übungen umfasst. Gemeinsam helfen sie den Menschen, das Leben zu führen, das sie schon immer wollten, und am Fluss des Lebens wirklich teilhaben zu können. Das Programm wurde bereits in portugiesisch, spanisch, deutsch, französisch und japanisch übersetzt.

Seit 1993 reist sie rund um die Welt, um überall die Heilkräfte des Pflanzenreiches vorzustellen und zu unterrichten. In ihrem Heimatort Victoria in Kanada bietet sie einjährige Ausbildungen in Energy Medicine™ an.

1997 hielt sie den Hauptvortrag auf der Natural Therapies Conference in Buenos Aires vor 1200 Zuhörern. Im gleichen Jahr zählte sie auch zu den Referenten der International Flower Essence Conference in Findhorn, Schottland, zu der über 300 Teilnehmer aus aller Herren Länder angereist waren.

Bei Dr. Deepak Chopra studierte sie Ayurveda und Primordial Sound Meditation. Arhata Yoga und Prana Heilung lernte sie bei Meister Choa Kok Sui.

Sabina lebt heute mit ihrem Mann Michael in Victoria, British Columbia, und praktiziert dort Akupunktur, Blütenberatung und -therapie in eigener Praxis. Sie unterrichtet inzwischen weltweit Schüler in Energy Medicine™.